食品营养与安全检测技术

李红祥　孙蕊　李斌　著

U0309762

江西科学技术出版社

图书在版编目（CIP）数据

食品营养与安全检测技术 / 李红祥, 孙蕊, 李斌著
. -- 南昌：江西科学技术出版社，2023.10
ISBN 978-7-5390-8722-1

Ⅰ. ①食… Ⅱ. ①李… ②孙… ③李… Ⅲ. ①食品营
养②食品安全－食品检验 Ⅳ. ①R151.3②TS207.3

中国国家版本馆 CIP 数据核字(2023)第 178520 号

国际互联网（Internet）地址：
http://www.jxkjcbs.com
选题序号：ZK2023207

食品营养与安全检测技术　　　　李红祥　　孙蕊　　李斌　著
SHIPIN YINGYANG YU ANQUAN JIANCE JISHU

出版 发行	江西科学技术出版社
社址	南昌市蓼洲街 2 号附 1 号
	邮编：330009　电话：（0791）86624275　86610326（传真）
印刷	济南文达印务有限公司
经销	各地新华书店
开本	710mm×1000mm　1/16
字数	280 千字
印张	18.25
版次	2024 年 5 月第 1 版
印次	2024 年 5 月第 1 次印刷
书号	ISBN 978-7-5390-8722-1
定价	78.00 元

赣版权登字-03-2023-170

前　言

　　民以食为天，食品营养是人类健康的重要物质基础，国民食品营养事关国民身体素质的提高和经济社会的发展。近年来，我国人民的生活水平不断提高，国民的营养健康状况得到明显改善。但仍面临居民营养不足与过剩并存、营养相关疾病多发、营养健康生活方式尚未普及等问题，成为影响国民健康的重要因素。食品安全是关系国计民生的大事，食品企业的食品安全控制对于保障人民健康是至关重要的。

　　我国国民经济的发展是为了满足社会主义建设和广大人民群众不断增长的物质、文化生活的需要。在国民经济发展的整个过程中，都必须坚定不移地执行注重效益、提高食品质量、协调发展的方针。社会各方面的发展使物质越来越丰富，而食品的种类与食品质量密不可分，食品质量是前提或基础。尤其是在现代社会，没有质量的提升就谈不上数量的增加。

　　本书以食品安全为目标，从人体健康出发，介绍了食物、营养与人体健康的关系，还讲述了食品安全检测技术的方法和手段，另外还讲解了食品安全检测中需要的仪器设备及最新的食品安全方面的分析技术和要求。

　　食品安全检测技术发展至今，已成为全面推进食品生产企业进步的重要动力。食品安全检测技术通过提高食品质量和全过程验证活动，并与食品生产企业各项管理活动实现协同，从而有力地保证了食品质量的稳步提高，不断满足社会日益发展的背景下人们日益增长的物质需求。

　　本书共十三章内容，由李红祥、孙蕊、李斌所著，具体分工如下：李红祥（济南幼儿师范高等专科学校）担任第一著者，负责第一章至第三章、第九章至第十章内容的撰写；孙蕊（黑龙江工业学院）担任第二著者，负责第四章至第八章内容的撰写；李斌（兰溪市产品商品质量检测研究院）担任第三著者，负责第十一章至第十三章内容的撰写。

　　本书可供食品企业的生产技术人员、食品检验、质量保证、工商管理、

1

卫生防疫、疾病控制、环境监测和污染治理以及大专院校、科研院所的有关技术人员使用和参考。

　　本书在编写过程中参考了大量的相关文献及网上资料，在此对原作者表示衷心的感谢。由于编者水平有限，难免会有错误和疏漏，恳请广大读者批评指正。

目　录

第一章　人体组成与健康标准

第一节　人体的组成

人体是由细胞构成的。细胞是构成人体形态结构和功能的基本单位。形态相似和功能相关的细胞借助细胞间质结合起来，构成组织。几种组织结合起来，共同执行某一种特定功能，并具有一定形态特点，就构成了器官。若干个功能相关的器官联合起来，共同完成某一特定的连续性生理功能，就形成系统。人体由九大系统组成：运动系统、消化系统、呼吸系统、泌尿系统、生殖系统、内分泌系统、免疫系统、神经系统和循环系统。

一、运动系统

运动系统（motor system）由骨、关节和骨骼肌组成。全身各骨借关节相连形成骨骼，起支持体重、保护内脏和维持人体基本形态的作用。骨骼肌附着于骨，在神经系统支配下收缩和舒张，收缩时，以关节为支点牵引骨改变位置，产生运动。骨和关节是运动系统的被动部分，骨骼肌是运动系统的主动部分。

二、消化系统

人体消化系统组成如图 1-1 所示：

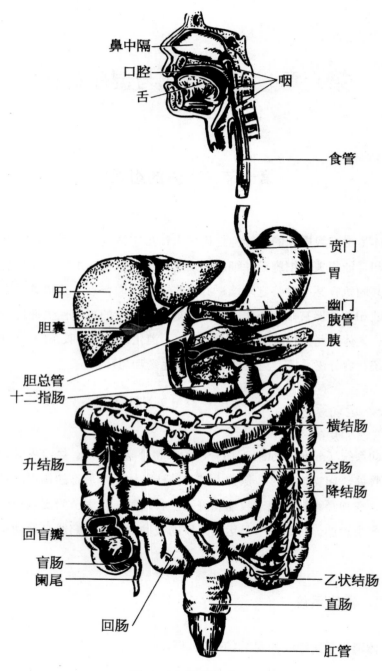

鼻中隔
口腔
舌
咽
食管
贲门
胃
肝
胆囊
幽门
胰管
胰
胆总管
十二指肠
横结肠
升结肠
空肠
降结肠
回盲瓣
盲肠
阑尾
乙状结肠
直肠
回肠
肛管

图 1-1　人体消化系统

1.消化道

口腔→咽→食道→胃→小肠→大肠→肛门

2.消化道内的消化腺及其分泌的消化液

肠腺→肠液

胃腺→胃液

唾液腺→唾液

3.消化道外的消化腺及其分泌的消化液

胰腺→胰液

肝脏→胆汁

消化道是指从口腔到肛门的管道，可分为口、咽、食道、胃、小肠、大肠和肛门。通常把从口腔到十二指肠的这部分管道称为上消化道。消化腺按体积大小和位置不同可分为大消化腺和小消化腺。大消化腺位于消化管外，如肝和胰。小消化腺位于消化管内黏膜层和黏膜下层，如胃腺和肠腺。

人是细胞外消化的。食物在消化道内，在各种消化酶的作用下消化食物。细胞外消化比细胞内消化优越：能消化细胞不能吞人的各种食物；有专门分泌酶的细胞；酶的种类多；消化腔的容积大。

三、呼吸系统

呼吸系统由呼吸道、肺血管、肺和呼吸肌组成。通常称鼻、咽、喉为上呼吸道，气管和各级支气管为下呼吸道。肺由实质组织和间质组成，前者包括支气管树和肺泡，后者包括结缔组织、血管、淋巴管和神经等。呼吸系统的主要功能是进行气体交换。

四、泌尿系统

泌尿系统是由肾、输尿管、膀胱和尿道组成。其主要功能是排出机体新陈代谢中产生的废物和多余的液体，保持机体内环境的平衡和稳定。肾产生尿液，输尿管将尿液输送至膀胱，膀胱为储存尿液的器官，尿液经尿道排出体外。

五、生殖系统

生殖系统的功能是繁殖后代和形成并保持第二性特征。男性生殖系统和女性生殖系统都包括内生殖器和外生殖器两部分。内生殖器由生殖腺、生殖管道和附属腺组成，外生殖器以两性性交的器官为主。

六、内分泌系统

内分泌系统是一种整合性的调节机制，通过分泌特殊的化学物质来实现对有机体的控制与调节。内分泌系统（Theendocrinesystem）由内分泌腺和分布于其他器官的内分泌细胞组成。内分泌腺是人体内一些无输出导管的腺体。同时它也是机体的重要调节系统，与神经系统相辅相成，共同调节机体的生长发育和各种代谢，维持内环境的稳定，并影响行为和控制生殖等。

七、免疫系统

免疫系统是人体抵御病原菌侵犯最重要的保卫系统。这个系统由免疫器官（骨髓、胸腺、脾脏、淋巴结、扁桃体、小肠集合淋巴结、阑尾、胸腺等）、免疫细胞[淋巴细胞、单核吞噬细胞、中性粒细胞、嗜碱粒细胞、嗜酸粒细胞、肥大细胞、血小板（因为血小板里有 IGG）等]，以及免疫分子（补体、免疫球蛋白、干扰素、白细胞介素、肿瘤坏死因子等细胞因子等）组成。免疫系统分为固有免疫和适应免疫，其中适应免疫又分为体液免疫和细胞免疫。

免疫系统（immune system）是防卫病原体入侵最有效的武器，它能发现并清除异物、外来病原微生物等引起内环境波动的因素。但其功能的亢进会对自身器官或组织产生伤害。

八、神经系统

神经系统是人体结构和功能最复杂的系统，由神经细胞组成，分为中枢神经系统和周围神经系统。中枢神经系统包括脑和脊髓，周围神经系统包括脑神经、脊神经和内脏神经。神经系统能协调体内各器官、各系统的活动，使之成为完整的整体，并与外界环境发生相互作用，维持机体与外环境的统一。

九、循环系统

循环系统是由人体的细胞外液（包括血浆、淋巴和组织液）及其借以循环流动的管道组成的系统。分心脏和血管两大部分，叫作心血管系统。循环系统是生物体内的运输系统，它将消化道吸收的营养物质和由肺吸进的氧输送到各组织器官，并将各组织器官的代谢产物通过同样的途径输入血液，经肺、肾排出（图 1-2）。它还输送热量到身体各部以保持体温，输送激素到靶器官以调节其功能。

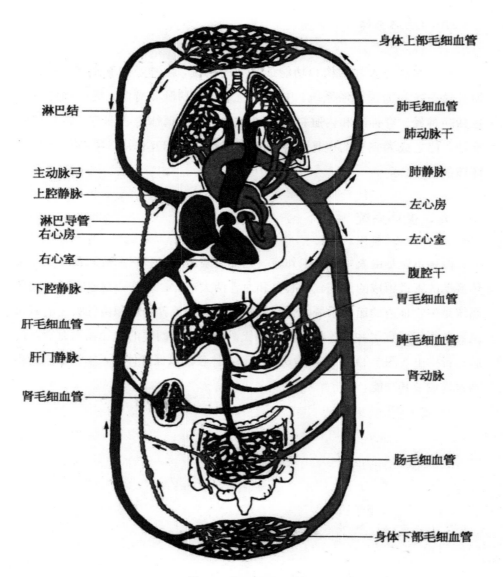

图 1-2　人体循环系统

第二节　人体的健康标准

一、人体健康标准

食品营养学的主要目的是促进人体的健康，那么，怎样才是健康的呢？

人不仅仅是生物体，而且是有复杂的心理活动，生活在一定的社会环境中的完整的人。人体健康包括身体健康和心理健康。身体健康一般指躯体健康，是指人体各系统功能正常并相互协调，在劳动、生活中所表现出的力量、速度、耐力、灵敏度、柔韧性等方面的能力，同时还能反映人体血液循环和新陈代谢的状况。例如，速度不仅表现动作快慢，它还影响到心率快慢；耐力应是指全身耐力、肌肉耐力和心肺耐力的综合，它反映人体的有氧代谢水平；关节及其周围组织（韧带、肌腱、肌肉与皮肤）的伸展性决定了柔韧性的好坏，可影响人体的协调性、动作幅度和肢体的灵活性；灵敏性反映大脑皮层的反应快慢，可在突发状况下迅速改变身体位置时表现出来，是身体素质的综合表现。

世界卫生组织（WHO）提出，健康是一种生理、心理与社会适应都臻于完美的状态，而不仅是没有疾病的状态，并进一步指出健康的新标准。

（1）有充沛的精力，能从容不迫地担负日常工作和生活，而不感到疲劳和紧张。

（2）处事乐观，态度积极，乐于承担责任，事无大小，不挑剔。

（3）精神饱满，情绪稳定，善于休息，睡眠良好。

（4）自我控制及应变能力强，善于排除干扰，能适应外界环境的各种变化。

（5）能够抵抗一般性感冒和传染病。

（6）体重适当，身体匀称，站立时，头、肩、臂位置协调。

（7）眼睛明亮，反应敏捷，眼睑不易发炎。

（8）牙齿清洁，无空洞，无痛感，无出血现象，牙龈颜色正常。

（9）头发有光泽，无头屑。

（10）肌肉和皮肤富有弹性，步伐轻松自如。

因此，健康是生理健康与心理健康的统一，二者是相互联系，密不可分的。当生理产生疾病时，其心理也必然受到影响，会情绪低落、烦躁不安、容易发怒，从而导致心理不适。因此，健全的心理有赖于健康的身体，而健康的身体有赖于健全的心理。

身体健康中的各项指标不是孤立存在的，而是相互制约、相互促进的整体。单项素质好不等于体质好。身体健康最终表现是：代谢快、力量强、免疫力强、长寿。人们常用"五快"来表示：

（1）吃得快：进食时有良好的胃口，不挑剔食物，能快速吃完一餐。说明内脏功能正常。

（2）走得快：行走自如，活动灵敏。说明精力充沛，身体状态良好。

（3）说得快：语言表达正确，说话流利。表示头脑敏捷，心肺功能正常。

（4）睡得快：有睡意，上床后能很快入睡，且睡得好，醒后精神饱满，头脑清醒。说明中枢神经系统兴奋、抑制功能协调，且内脏无病理信息干扰。

（5）便得快：一旦有便意，能很快排泄完大小便，且感觉良好。说明胃、肠、肾功能良好。

从我国传统医学角度看，一个人身体健康应具备如下生理特征：

（1）眼有神目光炯炯有神，说明视觉器官与大脑皮层生理功能良好。中国医学认为，肾开窍于耳，肝开窍于目；而且为肝气所通，肝肾之气充足，则耳聪目明。眼睛是人体精气汇集之处，目光有神是心、肝、肾功能良好的表现。

（2）声息和说话声音洪亮，呼吸从容不迫（呼吸 16～20 次/min），说明发音器官、语言中枢、呼吸以及循环系统的生理功能良好。中国医学认为声息和是正气内存的表现，正气充裕，邪不可干，就不容易得病。健康的老年人声音洪亮，呼吸均匀通畅。

（3）前门松指小便顺畅，说明泌尿生殖系统大体无恙。中国医学认为若小便淋沥不畅，可谓"膀胱气化失利"，表明泌尿或生殖系统功能有损。健康的老年人尿量每天 1 000 ~1 500mL，每次 200~ 250mL，尿色清亮。

（4）后门紧指肛门的约束力较强。中国医学认为进入老年，由于肾阳衰弱，脾阳虚导致中气下陷，脾脏和大肠传送运化失调，容易发生大便失常。但若多食少便或规律性的一两天大便一次，则说明肾、脾和大肠功能并未衰减。健康的老年人一般每天一次或两次大便，或隔日一次，大便淡黄色。

（5）形不丰千金难买老来瘦，中老年人体形应偏瘦，始终保持标准体形。中老年人肥胖容易引起"肥胖综合征"，即高血压、高血脂、冠心病、糖尿病、胆囊炎、胆石症等。在高血压、冠心病和糖尿病等疾病患者中，肥胖者的发病率明显高于体重正常者。

（6）牙齿坚说明老年人肾精充足。中国医学认为："齿为骨之余，肾主骨生髓。"肾精充足，则牙齿坚固，自然多寿。如肾虚则骨败齿摇，同时，坚固的牙齿还是消化功能良好的保证。

（7）腰腿灵 人老腿先衰，人弱腰先病。腰灵腿便，说明其筋骨、经络及四肢关节皆很强健，肝、脾、肾尚实。因为肝主筋，脾主肉，肾主骨，肝好筋强，脾好肉丰，肾好骨硬。

（8）脉形小血压不高，心率正常，即每分钟心跳次数保持在正常范围（60～80 次/min）。动脉血管硬化程度低，脉形就小。较小的脉形，说明其心脏功能强盛，气血两调。中国医学认为老年人多因肾水亏虚，肝阳偏亢，故脉常粗大而强。

二、影响身体健康的因素

决定身体健康最主要的因素是遗传，父母双方身体好者，其子女身体好的比例很高；父母双方一方身体好，一方较差的，子女身体好的比例也较高；父母双方身体较差的，子女身体好的比例较低。所以要想子女身体好，选择一个身体好的配偶非常重要。

除了遗传因素，人的心情、运动、生活习惯，特别是营养对人体健康有着巨大的影响，摄取富含营养的食品很重要。

第二章 人体需要的营养素

第一节 蛋白质

一、蛋白质的组成

蛋白质是生命有机体的重要组成部分，是生命和各种生命现象的物质基础。蛋白质英文一词"protein"来自希腊语"普洛特（protos）"，意为"第一的，最重要的"。可见，蛋白质对于生命体非常重要。

蛋白质是具有高分子量和复杂化学结构的化合物，主要由四个元素组成：碳、氢、氧和氮，一些蛋白质还包含硫、铁、锌和其他元素。各种蛋白质的氮含量相对稳定，平均含量为16%。在任何生物样品中，每克氮相当于6.25g蛋白质，其转化因子是6.25。不同的蛋白质具有不同的氮含量，因此转化因子也不同。在三种产生能量的主要营养素中，只有蛋白质含有氮。因此，蛋白质是人体中氮的唯一来源。

二、蛋白质的生理活性

（一）人体组织修复

蛋白质是所有生命的物质基础，也是人体组织更新和修复的主要原料。正常成年人的蛋白质含量为16%～19%。人体的所有组织和器官，如内脏、神经、大脑、皮肤、头发、指甲等，都含有蛋白质。蛋白质对人类的成长和发展非常重要，可以说它是通过食物制成的。

人们每天从食物中摄取一定量的蛋白质。这些蛋白质在胃肠道中分解为氨基酸，被人体吸收并用于细胞再生和组织修复。人体中的蛋白质不断更新。例如，年轻人的皮肤细胞每 28 天更新一次，而胃黏膜细胞则每 2～3 天更新一次。因此，如果个人的蛋白质摄入、吸收和利用良好，皮肤就会发亮。

（二）管理生理功能

通过人体各种生物活性物质的调节，人体的各种生理功能可以有序地发生。蛋白质是这些活性物质的主要成分，或为活性物质提供必需成分，并参与调节生理功能。例如，酶蛋白具有促进食物消化、吸收和利用的功能；血红蛋白具有运输氧气的功能；肌动蛋白和肌球蛋白共同作用以完成身体运动；免疫蛋白的作用是维持人体的免疫功能。

（三）热量供给

蛋白质在人体中被分解成氨基酸后，会进一步分解为 α-酮酸，后者可以进入三羧酸循环以完全氧化、分解以释放能量。人体中 1g 蛋白质的总氧化将产生 16.7kJ（4kcal）的能量。人体每天所需能量的 10%～15% 是由蛋白质提供的，其余的能量依靠碳水化合物和脂肪来提供。因此，蛋白质在热量供给中不起主要作用。

三、氮平衡与蛋白质营养不良

（一）氮平衡

正常成年人体内的蛋白质含量相对稳定且平衡。因为蛋白质是人类唯一的氮源，所以经常使用氮平衡来表达蛋白质平衡。氮平衡是指氮摄入与排放之间的关系，是人体蛋白质和营养状况的重要指标。通过氮平衡，我们可以了解人体对特定蛋白质的消化吸收、蛋白质分解以及人体对蛋白质的需求。饮食中蛋白质中的氮称为饮食中的氮。人体中的蛋白质代谢产物主要通过尿液、粪便、皮肤或其他途径排出。

氮平衡的表示方法：

$$B=I-(U+F+S)$$

式中：B——氮平衡；

　　　I——摄入氮的量；

　　　U——尿中氮的量；

　　　F——粪便中氮的量；

　　　S——从皮肤或其他途径损失的氮的量。

当氮的摄入量和氮的释放量相等，即为氮平衡。如果氮摄入量大于氮释放量，则表明氮平衡为正。健康成年人应维持氮平衡，且富裕 5%。人们在饥饿、疾病和老年时通常处于负氮平衡，应尽可能避免。

（二）蛋白质营养不良

当蛋白质和能量的供应不能满足人体维持正常生理功能的需求时，就会发生蛋白质和能量的营养不良。蛋白质和能量营养不良是所有营养不良中最有害的。常见的蛋白质营养不良有两种类型，即水肿型营养不良和消瘦型营养不良。

1.水肿型营养不良

它主要是缺乏蛋白质，但是能量供应基本可以满足人体的需求，并且主要表现为水肿。水肿常见于腹部、腿部，并且可以扩散到整个身体，包括面部，最明显的是下肢水肿。

2.消瘦型营养不良

主要是由于缺乏能量，它主要表现为皮下脂肪和骨骼肌的高消耗以及内部器官的收缩。由于脂肪的流失，四肢像树枝一样细，腹部的形状像小船，或由于鼓胀，腹部看起来像青蛙。患者的体重通常低于正常体重的 60%。

四、氨基酸

氨基酸是蛋白质的基本组成部分。食物中的蛋白质必须经过消化，然后在肠胃中被分解为氨基酸，以供人体吸收和利用。人体对蛋白质的需求实际上就是对氨基酸的需求。

（一）氨基酸种类

当前在各种生物中共发现有 180 多种氨基酸，但是构成人体蛋白质的氨基酸有 20 种。在这 20 种氨基酸中，人体不能构成 9 种。这 9 种必须直接从食物中获得，这些氨基酸称为必需氨基酸，包括苯丙氨酸、蛋氨酸、赖氨酸、苏氨酸、色氨酸、亮氨酸、异亮氨酸、组氨酸和缬氨酸。可以在人体中形成的氨基酸称为非必需氨基酸。人体必需的氨基酸可由人体制备，如半胱氨酸和酪氨酸可以从体内的蛋氨酸和苯丙氨酸转化而来。如果这两种氨基酸可以直接从饮食中获取，那么人体对蛋氨酸需求量可减少 30%，对苯丙氨酸的需求量可减少 50%。因此，半胱氨酸和酪氨酸也被称为半必需氨基酸。

（二）氨基酸模式

人体蛋白质和食物蛋白质在必需氨基酸的类型和含量上存在差异，在营养学上用氨基酸模式来反映这种差异。氨基酸谱是给定蛋白质中各种必需氨基酸的组成比，是根据蛋白质中必需氨基酸的含量而定的，色氨酸的最低含量为 1，据此计算出相应比例的其他氨基酸。人体必需的氨基酸需求通常用作参考蛋白质，以评估食物蛋白质的营养价值。

（三）限制性氨基酸

为了确保人体的正常营养需求，除必须满足必需氨基酸的需求量以外，还要保证各种必需氨基酸的比例正常。食物蛋白质的氨基酸模式与人体蛋白质的氨基酸模式越近，人体使用的必需氨基酸数量越多，食物蛋白质（例如鸡蛋、牛奶和肉）的营养价值就越高。肉、蛋、奶中的蛋白质被称为优质蛋白质。相反，食物蛋白质中一种或多种必需氨基酸的含量相对较低，导致其他的必需氨基酸在体内不能被充分利用而浪费，造成其蛋白质营养价值较低，这种含量相对较低的必需氨基酸称为限制性氨基酸。最低的含量称为第一限制性氨基酸，第二最低的含量称为第二限制性氨基酸，依此类推。植物蛋白通常缺乏赖氨酸、蛋氨酸、三硫氨酸和色氨酸等必需氨基酸，因此其营养价值相对较低。例如，普通谷物中的第一限制性氨基酸是赖氨酸，而大豆中的第一限制性氨基酸是蛋氨酸。

通过混合两种或多种食物蛋白质，它们中的必需氨基酸可以相互补充并达到更好的比例，从而提高蛋白质利用率。这种作用称为蛋白质补充。例如，当单独食用小米和大豆时，它们的生物学价值分别为 57 和 64 种蛋白质。如果将它们混合在一起并按一定比例食用，它们的混合生物学价值可以提高很多。完整蛋白在饮食制备中的附加作用应遵循三个原则：①食物的生物类型越多越好；②组合的类型越多越好；③用餐时间越近越好。

五、食品中蛋白质营养价值的评估

不同食物的蛋白质含量和氨基酸组成不同，蛋白质在人体中的消化、吸收和利用情况也不同，因此不同食物的营养价值也不同。在营养方面，蛋白质的营养价值通常根据蛋白质含量、消化吸收和利用率来评估。

（一）蛋白质含量

食物中的蛋白质含量是评估食物蛋白质营养价值的基础。如果食物中的蛋白质含量低，即使食物蛋白质的必需氨基酸模式良好，也无法满足人体的需求，也无法发挥蛋白质的作用。通常，可以使用凯氏定氮法（Kjeldahl method）通过测量蛋白质的氮含量来确定食品的蛋白质含量。

（二）蛋白质消化率

蛋白质的消化率反映了食物蛋白在胃肠道中被消化酶分解的程度以及氨基酸和肽被吸收的程度。根据是否应考虑粪便中氮的代谢（无蛋白饮食期间粪便中的氮含量），可以将蛋白质消化率分为可见消化率和实际消化率。由于粪便中代谢的测量值很大且难以准确测定，因此实际生产中通常不包括粪便代谢氮，但是可以计算出可见的消化率，其公式为：

$$蛋白质可见消化率 = \frac{摄入氮 - 粪氮}{摄入氮} \times 100\%$$

$$蛋白质实际消化率 = \frac{摄入氮 - (粪氮 - 粪代谢氮)}{摄入氮} \times 100\%$$

蛋白质的消化率越高，体内吸收和利用的蛋白质就越多，营养价值也就越高。但是，食物中蛋白质的形状和结构、食物的营养成分、烹饪方法和加工方法之间的差异会影响蛋白质的吸收。通常动物蛋白中蛋白质的消化率高于植物蛋白。

（三）蛋白质吸收率

蛋白质吸收率是指食物中蛋白质在人体中的使用水平。有许多指标可以衡量蛋白质的吸收率，以下是一些常见的指标。

1.生物学价值（BV）

生物学价值是反映人体中食物蛋白质消化、吸收和利用的指标。生物学价值越高，人体中蛋白质的利用率越高，蛋白质的营养价值就越高，最大值为100。

$$生物学价值 = \frac{储留氮}{吸收氮} \times 100$$

生物学价值是评估食物中蛋白质营养价值的常用方法。

2.净蛋白利用率（NPU）

净蛋白质利用率实际上反映了食品中蛋白质的利用率，用人体中储存的氮量与食物氮量之比表示。净蛋白质利用率涵盖了已进一步评估的蛋白质的生物学价值和消化率。

$$蛋白质净利用率 = 生物价 \times 消化率 = \frac{氮储留量}{食物氮}$$

3.蛋白质功效比（PER）

蛋白质功效比是一种基于体重增加的计算方法，是指在摄取 1g 蛋白质后的实验期内每只动物体重增加的克数。例如，经常用作参考蛋白的 PER 酪蛋白为 2.8，这意味着每克酪蛋白消耗量可使动物的体重增加 2.8g。

15

$$蛋白质功效比 = \frac{实验期内动物增加体重（g）}{实验期内蛋白质摄入量（g）}$$

（四）氨基酸评分

氨基酸消化是一种广泛用于评估蛋白质营养价值的方法，不仅用于评估单一食用蛋白质，还用于评估混合食用蛋白质。该方法的基本步骤是比较食品蛋白质测试所需的氨基酸组成与首选蛋白质或参考蛋白质的推荐氨基酸模式，并根据以下公式计算氨基酸水平。

$$氨基酸评分 = \frac{每克被测食物蛋白质中必需氨基酸含量（mg）}{每克参考蛋白质中必需氨基酸含量（mg）} \times 100$$

六、蛋白质的食物来源

蛋白质广泛存在于动植物食品中。动物蛋白质存在于各种动物食品中，例如肉、牛奶、鸡蛋等，它含量高、质量好，易于食用且具有很高的生物学价值。植物蛋白质存在于各种植物性食品中，它利用率低。

七、知识拓展

（一）认识胶原蛋白

胶原蛋白是一种可以与动物细胞组织结合的生物聚合物。它是人体中最常见的蛋白质，占人体蛋白质总量的 30%以上。胶原蛋白广泛存在于动物的皮肤和骨骼中，例如牛肉、猪肉、鸡翅、鸡皮、鱼皮和各种动物的软骨。多吃这些食物可以在一定程度上改善胶原蛋白，但是这些食物中的胶原蛋白是人体无法直接吸收的大分子蛋白质，并且这些食物大多数都富含脂肪。

（二）胶原蛋白的作用

1.可以预防心血管疾病

研究表明，胶原蛋白可以减少血液中的甘油三酸酯和胆固醇，并可以增加入体所缺乏的某些必需微量元素，使其保持在正常范围内，它具有理想的减肥效果和降脂作用。此外，胶原蛋白能够有效帮助人体排泄铝，减少铝在人体中的积累。铝对人体有害，研究表明，阿尔茨海默病的发生与铝的消耗有关。

2.可以用作钙补充剂

羟脯氨酸是胶原蛋白的特征性氨基酸，是血液中的钙输送到骨细胞的载体。骨细胞中的胶原蛋白是羟基磷灰石的结合剂，与羟基磷灰石一起形成大部分的骨骼。因此，只要摄取足够的胶原蛋白，就可以确保人体天然钙的摄入量。

3.可用于特殊人群

妇科疾病本质上属于内分泌疾病。绝经妇女需要胶原蛋白来滋养自己的身体。胶原蛋白可以改善妇科疾病，并使更年期妇女更容易应对各种不适。

4.胶原蛋白中含有大量的甘氨酸

甘氨酸不仅参与人体胶原蛋白的合成，还参与脑细胞中枢神经系统的抗抑郁活动，对中枢神经系统具有镇定作用，对焦虑、神经系统疾病有缓解效果。胃中的胶原蛋白食物可抑制胃酸引起的蛋白质积累，可用于消化食物，具有抑制胃酸和血红蛋白分泌的作用，可减轻胃溃疡患者的痛苦，促进胃溃疡的愈合。

5.胶原蛋白可改善人体免疫功能

胶原蛋白是阿米巴细胞的传感器，其具有负责人类免疫力在异物纯化中的重要作用，对预防疾病非常有用。它可用于改善免疫功能，抑制癌细胞，激活细胞活性，激活肌肉和骨骼，还可以治疗关节炎。

6.防止皮肤老化

随着年龄的增长，人体中的胶原蛋白逐渐流失。当胶原蛋白不足时，支撑皮肤的胶原肽键和弹力网也将被破坏，出现皮肤干燥、松弛等老化迹象。因此，女性有必要增加胶原蛋白摄入以延缓衰老。

第二节　脂类

脂肪是人体中产生能量的三种主要营养素之一。脂肪中含有脂肪酸和脂质，它是不溶于水但容易溶于有机溶剂（如乙醚、氯仿和丙酮）的有机化合物。脂肪在生物界非常常见，是人体的重要组成部分，对于维持人类的生命和健康极为重要。

一、脂肪分类

脂肪主要由三个基本元素组成：碳、氢和氧。一些脂质还含有少量的磷和硫。脂肪（甘油三酸酯）由一分子甘油和三分子脂肪酸组成。人们通常将脂、肪称为脂肪。在室温下处于固态的那些被称为脂肪，而处于液态的那些被称为油。比较常见的有猪油、牛油、大豆油和花生油。

脂肪是一组类脂质物质，主要包括磷脂、糖脂、固醇和脂蛋白，最重要的营养素是磷脂和固醇。

二、脂肪酸和必需脂肪酸

（一）脂肪酸分类

脂肪酸是形成脂肪的重要物质，与脂肪的性质密切相关。脂肪酸的分类方法很多，常见的主要有以下三种。

1.按碳链长度分类

根据其碳链长度，可将脂肪酸分为长链脂肪酸（含 14 个以上碳）、中链脂肪酸（含 6～12 个碳）和短链脂肪酸（含 5 个以下碳）。

2.按饱和度排序

根据饱和度，可将脂肪酸分为饱和脂肪酸和不饱和脂肪酸。

（1）饱和脂肪酸是指分子结构中没有双键的脂肪酸，例如棕榈酸和硬脂酸。科学研究表明，血浆胆固醇水平会影响食物中的饱和脂肪酸，而饱和脂肪酸会增加肝脏胆固醇的合成速率并增加血液中的胆固醇水平。体内过量摄入饱和脂肪酸会增加患冠心病的风险。

（2）不饱和脂肪酸是指分子结构中含有双键的脂肪酸，可以根据双键的数量分为单不饱和脂肪酸和多不饱和脂肪酸。通过刺激人和哺乳动物组织细胞中的一系列酶，多不饱和脂肪酸可以转化为前列腺素和白细胞等物质，它们参与细胞代谢并具有特殊的营养功能。

3.按营养角度分类

从营养的观点来看，脂肪酸分为必需脂肪酸和非必需脂肪酸。

（1）必需脂肪酸是指不能在人体内产生或不能合成的脂肪酸，必须每天从食物中获取，例如亚油酸和α-亚麻酸。

（2）非必需脂肪酸。非必需脂肪酸是指可以不经每日摄入而在人体内产生的脂肪酸，例如油酸和棕榈酸。

（二）必需脂肪酸

必需脂肪酸是对人体生理至关重要的多不饱和脂肪酸，但它们不能在人体中形成，必须从食物中获取。

1.必需脂肪酸是组织细胞的一部分

磷脂是细胞膜的主要成分。必需脂肪酸参与人体中磷脂的形成，它们是磷脂的重要成分，对于线粒体和细胞膜的结构尤其重要。

2.必需脂肪酸与脂肪代谢密切相关

胆固醇与必需脂肪酸混合后，只能在人体内正常发挥功能并被代谢。如果缺乏必需脂肪酸，胆固醇将与某些饱和脂肪酸结合，无法在人体中正常发挥功能和代谢，它会留在血管壁上并形成动脉粥样硬化。

3.精子形成与必需脂肪酸有关

精子的形成与必需脂肪酸紧密相连。饮食中长期缺乏必需脂肪酸会导致精子数量减少和不育症的发生。

4.必需脂肪酸是前列腺素合成的前提

人体的许多器官都含有前列腺素。前列腺素在心血管系统、呼吸系统、神经系统和消化系统中有特殊作用。必需脂肪酸是前列腺素合成的先决条件。在缺少必需脂肪酸的情况下，产生前列腺素的组织活性降低。

5.保护皮肤免受辐射伤害

必需脂肪酸对 X 射线和高温引起的某些皮肤损伤具有一定的保护作用，因为组织再生需要亚油酸，并且还需要亚油酸来修复受损的组织。

6.保持正常的视觉活动

亚麻酸可在人体中转化为二十二碳六烯酸（DHA）。视网膜中的视网膜受体富含 DHA，对于维持视紫红质的正常活动至关重要。

必需脂肪酸的最佳食物来源是植物油，尤其是棉籽油、大豆油、玉米油和芝麻油。世界粮食与卫生组织建议饮食中亚油酸和亚麻酸的比例为 5：1～10：1。应特别鼓励孕妇和哺乳期妇女在妊娠和哺乳期摄取必需脂肪酸，以满足胎儿和婴儿的生长发育需要。

三、磷脂和固醇

磷脂是包含磷酸盐、脂肪酸、甘油和氮的化合物。除甘油三酸酯外，磷脂是人体内最常见的脂质，主要形式是甘油磷脂、卵磷脂和鞘磷脂。甘油磷脂存在于各种组织和血浆中，而在人体脂肪存储中含量较低。卵磷脂也称为磷脂酰胆碱，存在于蛋黄和血浆中。鞘磷脂存在于神经递质中。

常见的固醇是动物组织中的胆固醇和植物组织中的植物固醇，其中胆固醇是最重要的固醇。肝脏是胆固醇代谢的中心。人体产生胆固醇的能力很强。人体每天产生 1～1.2g 胆固醇，肝脏中的新陈代谢占人体总新陈代谢的 80%。肝脏还可以促进胆固醇—胆酸汁的转化。人体中约 80% 的胆固醇在肝脏中转化为胆汁酸。胆固醇广泛存在于动物性食物中，例如肉、内脏、脑花、蛋黄等。人体还可以产生内源性胆固醇，因此通常不缺乏胆固醇。相反，由于它与高脂血症、动脉粥样硬化、心血管疾病和其他心血管疾病密切相关，因此不建议食用过多。

四、脂肪的生理活性

（一）储存和供应能量

脂肪是人体中三种最有效的营养素之一。在人体中氧化 1g 脂肪可以产生 37.6kJ（9.0kcal）卡路里，高于蛋白质和碳水化合物的生产能力。通常，脂肪占合理饮食总能量的 20% 至 30%。另外，当人体摄入的能量高于消耗的能量时，无论是蛋白质、脂肪还是碳水化合物，都会以脂肪的形式存储。当体内热量不足时，体内脂肪可以间接释放热量以满足人体生理活动的需要。

（二）身体的构成要素

按重量计，普通人的脂肪含量为 14%～19%，肥胖者的脂肪含量约为 32%，肥胖患者的脂肪含量高达 60%。人体中的大多数脂肪以甘油三酸酯的形式储存在脂肪组织中，并分布在腹部、皮肤下和肌肉纤维之间。另外，脂质如磷脂和胆固醇也是人细胞、脑细胞和神经组织的重要成分。

（三）提供脂溶性维生素并促进其吸收

食物脂肪还包含各种脂溶性维生素，例如维生素 A、维生素 D、维生素 E、维生素 K 等。脂肪不仅是这些脂溶性维生素的重要食物来源，而且还促进维生素在肠道中的吸收。

（四）供给必需脂肪酸

脂肪可以为人体提供必需的脂肪酸，以满足人体正常的生理需求。

（五）改善食物的感官特性并增加饱腹感

作为食品的重要成分，脂肪可以改善食品的颜色、香气、味道和形状，使食品更美味，增进食欲。当脂肪从胃进入十二指肠时，它可以刺激肠抑素的产生，抑制肠蠕动，使食物长时间停留在胃中，消化吸收的速度相对较慢，因此很容易被完全检测出来。

（六）保持正常体温

脂肪不仅为人体提供能量，而且皮下脂肪组织还是不良的热导体，它可以在冬季提供隔热作用，而在夏季则可以为纤维网导热。

（七）保护内脏

油脂用作填充剂，以保护和修复人体器官与组织，避免机械摩擦和移位，从而使手掌、脚底、臀部和其他部位能够更好地承受压力。

五、脂肪的营养价值评估

从营养的角度来看，食用脂肪的营养评估主要基于脂肪的消化率、脂肪酸的类型和含量以及脂溶性维生素的含量。

（一）脂肪的消化率

脂肪的消化率与其熔点成反比。熔点高于 50℃ 的脂肪不会被消化，并且易于吸收。熔点接近或低于体温的脂肪具有较高的消化率。脂肪的消化率与其所含的不饱和脂肪酸有关。双键脂肪酸的数目越大，越容易消化。例如，植物油通常比动物脂肪具有更多的不饱和脂肪酸和双键脂肪酸，并且具有较低的熔点。因此，植物油在人体中的消化率高于动物油中的消化率。

（二）脂肪酸的种类和含量

通常，不饱和脂肪酸含量高的油脂含有的必需脂肪酸较高，其营养价值相对较高。植物油中不饱和脂肪酸的含量高于动物脂肪，因此植物油具有较高的营养价值。

（三）脂溶性维生素含量

脂溶性维生素主要是指维生素 A、维生素 D、维生素 E 和维生素 K。通常认为具有脂溶性维生素的脂肪具有较高的营养价值。肝脏富含维生素 A 和维生素 D，尤其是某些海鱼的肝脏。牛奶和蛋黄富含维生素 A 和维生素 D。植物油富含维生素 E。这些脂肪的营养价值较高。

六、食物和脂肪供应

（一）脂肪的食物来源

食物的主要脂肪来源是植物油、动物性食品和油料籽。必需脂肪酸的最佳食物来源是植物油，因此脂肪供应要求从植物物质中获得的脂肪不少于总脂肪的 50%。胆固醇仅存在于动物性食物中。肉类的胆固醇含量大致相同。脂肪肉高于瘦肉，内脏器官高于脂肪肉，脑的含量最高。富含磷脂的食物包括蛋黄、瘦肉、大脑、肝脏、肾脏、大豆、麦芽和坚果。

（二）脂肪供应

过多的脂肪摄入会导致肥胖、心血管疾病、高血压和某些癌症的发生率增加。目前，我国提倡限制和减少脂肪的消耗，这已成为预防此类疾病的重要措施。

七、知识拓展

哪些食物含有反式脂肪酸？

如今，人造黄油中隐藏了对健康有害的物质"反式脂肪酸"。最近，中国的消费者组织鼓励蛋糕店披露奶油的含量，以便每个人都知道"糖衣"中是否含有反式脂肪酸。除了蛋糕中有"反式脂肪"，三明治、饼干、蛋黄蛋糕和带有"反式脂肪"的薯片中也含有这一有害物质。这种有害物质隐藏在"夹心"中，奶油蛋糕、巧克力派、咖啡伴侣、糕点、方便食品等都含有大量的反式脂肪酸。研究表明，各种油脂中反式脂肪酸的含量为：人造黄油 7.1%～31.9%，起酥 10.3%～38.4%，奶油 9.3%，奶酪 5.7%，薯片 0.8%～19.5%，人造黄油 4.1%。

消费者关心的是：这些零食可食用吗？

营养学家认为，虽然食用反式脂肪对人体有害，但偶尔少量食用没问题。

八、案例分析

心血管疾病——人类健康的一大威胁

心血管疾病被称为"人类健康的头号杀手"，对人类健康造成了极大的伤害。在我国，每年死于冠心病、中风及其并发症的人数超过了 600 万人。冠心病患者的数量每年以 20%的速度增长，75%的中风患者可能留下残疾。我国的高血压患者人数超过 1 亿，并且每年以 350 万的速度增长。患者主要是中老年群体。他们经常吃高脂肪的食物和高胆固醇食物，脂肪的消耗偏低。精神科医生的发病率高于工人。经常处于紧张状态下的人很容易患这种疾病。暴饮暴食和脂肪代谢异常的人容易患心血管疾病。现代医学研究证实，日常饮食中脂肪酸的不平衡也是导致心血管疾病的主要原因。

第三节　碳水化合物

碳水化合物也称为糖，是多羟基醛或酮，它们的衍生物由碳、氢和氧组成。它们是自然界中最分散的有机化合物。

一、碳水化合物的分类

碳水化合物按其分子结构可分为三类：单糖、寡糖和多糖。

二、膳食纤维

膳食纤维又称食物纤维，是不能被人体分解、消化、吸收和利用的多糖的总称。它们大多来自饮食中的植物性食物，其中大部分是植物物质和细胞壁。膳食纤维可分为两大类：可溶性纤维和不溶性纤维。可溶性膳食纤维包括果胶、树胶、黏胶（存在于柑橘和燕麦制品中）等；不溶性纤维主要包含纤维素、半纤维素和木质素。

一般认为，低能量膳食（7531kJ/d）摄入者每天应摄入膳食纤维25g，中等能量膳食（10042kJ/d）摄入者每天应摄入膳食纤维30g，高能量膳食（11715kJ/d）摄入者每天应摄入膳食纤维35g。

食物中的膳食纤维主要来自植物性食物。谷物的麸皮含有大量纤维素、半纤维素和木质素，但精制谷物的纤维较少，柑橘、苹果、香蕉、柠檬等水果和卷心菜、甜菜、豆类和蚕豆等蔬菜含有较多的果胶。

三、碳水化合物的生理功能

（一）储存和供应能源

碳水化合物的主要功能是储存和提供能量。每克葡萄糖在人体内氧化后可产生16.7kJ（4kcal）的能量。碳水化合物提供人体所需能量的55%～65%。人体内的碳水化合物主要以糖原的形式储存在肝脏和肌肉中。当身体需要时，糖原被分解产生葡萄糖为身体提供能量。

（二）形成身体组织的重要生物材料

碳水化合物是构成机体组织的重要物质，并参与细胞的组成和多种活动。细胞膜、遗传物质和神经组织都含有碳水化合物。碳水化合物主要以糖脂、糖蛋白和蛋白聚糖的形式存在于细胞中。

（三）有节约蛋白质的作用

当膳食中碳水化合物供应不足时，机体为了满足自身能量的需求，会通过糖异生作用将蛋白质转化为葡萄糖，从而提供能量；如果机体摄入了足够量的碳水化合物，则不需要动用蛋白质来提供能量，故碳水化合物有节约蛋白质的作用。

（四）抗生酮作用

当脂肪被吸收到体内时，需要碳水化合物来帮助它完全分解。当饮食中碳水化合物的供应不足时，体内的脂肪或食物脂肪会被激活并加速分解为脂肪酸以提供能量。在代谢过程中，如果脂肪酸不能被充分氧化，就会形成过多的酮体。酮体不能及时氧化，在体内蓄积就会导致产生酮症和酮尿症。

（五）保肝解毒作用

葡萄糖醛酸是由碳水化合物通过尿酸代谢产生的，它是人体内重要的结合抗体，可与细菌中的毒素、酒精、砷等有害物质结合，消除或降低这些物质在肝脏中的毒性生物活性，起到保肝解毒的作用。

（六）增强肠道功能

非淀粉多糖类如纤维素、果胶、抗性淀粉、功能性低聚糖等虽然不能在小肠内消化，但能刺激肠道蠕动，增加结肠的发酵，增强肠道的排泄功能。

四、碳水化合物供应和食物来源

（一）膳食参考摄入量

根据我国居民膳食碳水化合物的实际摄入量，参考国际上对碳水化合物的推荐量，2000 年由中国营养学会修订的《中国居民膳食营养素参考摄入量》标准中建议，除了 2 岁以下的婴幼儿以外，碳水化合物应提供 55%～65%的膳食总热量。

（二）食物来源

碳水化合物的主要食物来源为谷类、薯类等。粮谷类一般含碳水化合物60%～80%，薯类中含量为 15%～29%，豆类中为 40%～60%。单糖和双糖的主要来源是蔗糖、糖果、各类甜食、糕点、水果、含糖饮料和蜂蜜等。

五、知识拓展

血糖生成指数

血糖生成指数（GI）是表示某种食物升高血糖效应与标准食品（通常为葡萄糖）升高血糖效应的比值，指人体食用一定食物后引起的血糖反应。它通常反映一种食物能够引起人体血糖升高多少的能力。血糖生成指数是由人体试验而来的，而多数评价食物的方法是化学方法，因此血糖生成指数也常被认为是一种生理学参数。

高 GI 的食物进入胃肠后消化快，吸收率高，葡萄糖释放快，葡萄糖进入血液后峰值高，也就是血糖升得高；低 GI 食物在胃肠中停留时间长，吸收率低，葡萄糖释放缓慢，葡萄糖进入血液后的峰值低，下降速度也慢，简单说就是血糖比较低。因此，用食物控制血糖生成指数，合理安排膳食，对于调节和控制人体血糖大有好处。一般来说，只要将摄入的一半食物从高血糖生成指数替换成低血糖生成指数，就能获得显著改善血糖的效果。

第四节　热能

能量是生命的基础。蛋白质、脂肪和碳水化合物三大营养素可以为人体提供必要的能量，完成伴随身体新陈代谢的各种必要的更新机制，使身体维持正常的生理机能。

一、热能单位

能源以太阳能、化学能、机械能和电力的形式存在于自然界。根据能量守恒定律，能量既不能创造也不能消失，只能由一种形式转换为另一种形式。为了便于测量，需要对各类"能量"形成统一的单位，即焦耳或卡。营养学领域多年以来一直使用的能量单位是卡路里（calorie，简称 cal）或千卡（kcal）。目前国际上和我国常用的热量单位是焦耳，营养学中常用的单位是千焦（kJ）和兆焦耳（也称为大焦耳，MJ），因人体热量的需要量较大，故在文献中多使用兆焦耳。

两个能量单位的换算公式如下：

$$1kcal=4.184kJ，1kJ=0.239kcal$$

$$1000kcal=4.184MJ，1MJ=239kcal$$

二、热能的来源

人体所需的热量来自人体内食物中碳水化合物、脂肪和蛋白质的氧化分解。这三种营养素在体内氧化时会产生热量，因此统称为"供能营养素"。

人体所需的供能营养素，即糖（碳水化合物）、脂肪和蛋白质，都是吸收太阳能并将其转化为化学能再进行储存的物质。植物利用太阳产生能量并合成它们的主要养分，动物从植物那里获得能量，而这两种方法产生的能量可供人类使用。人们从食物中获取热量以维持其所有生命活动，如从事工作、开展社交活动。人体虽然利用热量来工作，但同时也会释放热能来维持体温。人体内的碳水化合物储存量很少，主要以脂肪的形式储存能量。长期摄入过多的热量会导致脂肪异常堆积，因此应根据需要平衡热量摄入。

人体所需的热量来自食物的三大要素。这三个因素的比例不同，提供的热量也不同。正常营养所需的热量来源中，蛋白质应占日常饮食总能量的10%～15%，脂肪应占 20%～30%，碳水化合物占 55%～65%。

三、能量消耗

人体对热能的需要和消耗处于平衡状态。一方面，人体不断从外界摄取食物以获取必要的热能；另一方面，人体在各种生理和生命机能中不断消耗热能。在理想的平衡状态下，个体的热能需要量等于其消耗量。成人热能需要量的多少，主要决定于维持基础代谢所需要的能量、食物热效应、人体体力活动所消耗的能量三方面。对于正处于生长发育过程中的儿童、青少年，热能需要量还应包括生长发育所需要的能量，孕妇还包括子宫、乳房、胎盘、胎儿生长及体脂储备所需要的能量，哺乳期的妇女则需要合成乳汁的能量，情绪、精神状态、身体状态也会影响到人体对能量的需要。

（一）基础代谢

基础代谢率（BM）是指人体维持生命主要生理机能所需的最低能量，即身体处于平静放松的休息状态，空腹（饭后 12～16 小时），清醒而平静。基本生活所需的热量，如心率、呼吸、血液循环、某些腺体的分泌和肌肉紧张，以维持 20～25m² 的舒适环境。单位时间内的基础代谢称为基础代谢率（BMR），一般是以每小时、每平方米体表面积释放的热量来表示。影响新陈代谢的主要因素如下：

1.身体表面积

基础代谢总量因人而异，基础代谢与人体体表基本成正比。人体表面积、体重和身高之间的关系可以使用以下公式计算：

$$S=0.00659H+0.0126m-0.1603$$

式中：S——体表面积，m²；

　　　H——身高，cm；

　　　m——体重，kg。

根据公式先计算出体表面积，再按照年龄、性别查出相应的基础代谢率，就可以计算出基础代谢水平。

基础代谢=体表面积（m²）×基础代谢率[kJ/（m²·h）或 kcal/（m²·h）]

2.年龄

在人的一生中，婴幼儿阶段是代谢最活跃的阶段，到青春期又出现一个较高代谢的阶段。

成年以后，随着年龄逐渐增长，代谢会缓慢降低，其中也有一定的个体差异性。

3.性别

实际测定表明，在同一年龄、同一体表面积的情况下，女性的基础代谢率低于男性。

4.环境温度与气候

环境温度对基础代谢有明显影响，在舒适环境（18℃～25℃）中，代谢最低；在低温和高温环境中，代谢会升高。

5.激素

激素对细胞的代谢及调节都有较大影响。如甲状腺功能亢进可使基础代谢率明显升高；相反，患黏液水肿时，人的基础代谢率会低于正常水平。

（二）食物热效应

食物热效应是由进食引起能量消耗额外增加的现象。食物热效应与进食总热量无关，与食物的种类有关。例如进食碳水化合物可使能量消耗增加5%～6%，进食脂肪会增加4%～5%，进食蛋白质会增加30%～40%。一般混合膳食约增加基础代谢的10%。

食物热效应是食物在消化、吸收和代谢过程中的耗能现象。一般认为食物或营养素中所含的能量并非全部都可被机体利用，未被利用的部分将转变为热能向外散失，以利于机体维持体温的恒定。食物热效应只是增加机体的能量消耗，并不能增加能量来源。当只够维持基础代谢的食物摄入后，机体内消耗的能量多于摄入的能量，外散的热多于食物摄入的热，将动用机体内的储备热能。因此，进食时必须考虑食物热效应额外消耗的能量，使摄入的能量与消耗的能量保持平衡。

（三）体力活动

除基础代谢外，体力活动也是人体能量需要的主要因素。生理情况相近的人其基础代谢消耗的热能是相近的，但体力活动消耗热能的情况却相差很大。人从事体力活动所消耗的热能主要与劳动强度和劳动持续时间有关，与工作熟练程度也有一定关系。一般根据能量消耗水平的不同，将人的体力劳动强度分为三个等级：轻体力劳动、中等强度的体力劳动、重体力劳动。

1.轻体力劳动

工作时有75%的时间坐或站立，25%的时间站着活动，如办公室工作、修理电器钟表、售货员、酒店服务员、化学实验操作、讲课等。

2.中等体力劳动

工作时有 40%的时间坐或站立,60%的时间从事特殊职业活动,如学生日常活动、机动车驾驶、电工安装、车床操作等。

3.重体力劳动

工作时有 25%的时间坐或站立,75%的时间从事特殊职业活动,如非机械化农业、劳动、炼钢、舞蹈、体育运动、采矿等。

四、能量的食物来源

人体的能量来源是食物中的碳水化合物、脂肪和蛋白质,这三类营养素普遍存在于各种食物中。粮谷类和薯类食物含有丰富的碳水化合物,是膳食能量最经济的来源;油料作物富含脂肪;动物性食物一般比植物性食物含有更多的脂肪和蛋白质;大豆和坚果含有丰富的油脂和蛋白质;蔬菜和水果一般含能量较少。

第五节 矿物质与水

人体组织中几乎含有自然界存在的各种元素。这些元素中,现已发现有 20 余种是构成人体组织、维持人体生理功能所必需的,称为必需元素。除碳、氢、氧和氮主要以有机化合物形式存在外,其余各种元素无论其存在形式如何、含量多少,统称为矿物质(无机盐)。

一、矿物质的分类

根据矿物质在人体内的含量和人体对其的需要量,将其分为常量元素和微量元素。

（一）常量元素

常量元素又称宏量元素，是指元素含量在 0.01%以上，每天的需要量在 100mg 以上的矿物质，包括钙、磷、钠、钾、镁、硫、氯七种。

（二）微量元素

微量元素又称痕量元素，是指元素含量在 0.01%以下，需要量在每天 100mg 以下的矿物质。微量元素在人体含量极少，每种微量元素的标准量不足人体总重量的万分之一，往往以毫克或微克衡量。1995 年，联合国粮农组织（FAO）、世界卫生组织（WHO）、国际原子能组织（IAEA）三个国际组织的专家委员会重新界定，将微量元素按其生物学作用分为三类：第一类是已经被确认是维持人体正常生命活动不可缺少的必需微量元素，包括铜、铬、铁、碘、钼、钴、硒和锌；第二类是必需性尚未完全确定的人体可能必需的元素，包括硅、锰、硼、钒及镍；第三类是具有潜在毒性，但低剂量可能具有人体必需功能的元素，包括铅、镉、汞、砷、铝、氟、锡和锂。

二、矿物质的特点

（一）不能在人体内合成，必须经过膳食和饮水来摄取

矿物质不能在人体内合成，必须从膳食和饮水中摄取。摄入机体内的矿物质经机体新陈代谢，每天都有一定量随粪便、尿液、汗液、皮肤黏膜脱落等而排出体外，因而需要不断地通过膳食予以补充。

（二）矿物质在人体内分布极不均匀

不同元素在人体内含量的差别可达到 2～3 个甚至 10 个数量级，同一元素在不同的组织器官中含量也有较大差别。如碘主要集中于甲状腺，钙、磷主要集中于骨骼和牙齿，铁主要分布在红细胞中，锌主要分布在肌肉组织中。

（三）矿物质之间存在相互的协同和拮抗作用

如膳食中的钙、磷比例不合理，可能会影响这两种元素的吸收；过量的镁会干扰钙的吸收、代谢；过量的锌会影响铜的代谢；过量的铜会抑制铁的吸收等。

（四）某些矿物质摄入过多易产生毒性作用

微量元素在人体中的需要量很少，而且其生理剂量与中毒剂量范围较窄，摄入过多会产生毒性作用，如氟的过量摄入会引起氟骨病等。因此，对这些微量元素强化时应注意不能用量过大。

三、常量元素

（一）钙

钙是构成人体的重要成分，是人体内含量最多的无机元素，占人体总质量的 $1.5\%\sim2\%$。正常成人体内含有 $1000\sim1200g$ 钙，其中 99% 集中于骨骼和牙齿；其余 1% 则以游离的或结合的离子形式存在于细胞外液、血液和软组织中，这部分钙统称为"混溶钙池"。

1.钙的生理功能

（1）构成骨骼、牙齿和混溶钙池。人体内的钙主要分布在骨骼和牙齿中，对保证骨骼和牙齿的正常生长发育和维持骨健康起着重要的作用，并与混溶钙池保持着动态平衡。骨骼中的钙会不断释放进入混溶钙池，混溶钙池中的钙又会不断地沉积于骨组织中，从而保持人体血钙相对稳定。

（2）维持所有细胞的正常生理功能。混溶钙池中的钙是维持所有细胞正常生理功能所不可缺少的物质，是生物膜的组成成分，对维持细胞内胶质的完整性及细胞膜的通透性有着重要的作用。

（3）促进体内酶的活动。钙离子对许多参与细胞代谢的酶具有重要的调节作用，如腺苷酸环化酶、鸟苷酸环化酶、磷酸二酯酶等都受钙离子的调节。

（4）促进调节神经和肌肉的兴奋性。血液中的钙与钾、钠、镁等常量元素保持一定的比例才能维持神经和肌肉的正常兴奋性、神经冲动的传导性以及维持心脏的搏动。如果血清中钙离子的浓度下降，神经和肌肉的兴奋性增加，人就会出现抽搐现象。

此外，钙还参与血液凝固、激素分泌，维持机体酸碱平衡等功能。

2.钙的吸收与影响因素

人体对钙的吸收主要集中于小肠上端，因为此处有钙结合蛋白，吸收的钙最多。通常膳食中20%～30%的钙是由肠道吸收进入血液的，机体根据需要调节对钙的主动吸收，如青春期、哺乳期和孕期的人群，其对钙的吸收率为40%以上。钙的吸收与机体的需要程度密切相关，同时也受膳食中钙含量等因素的影响。

膳食中影响钙吸收的因素很多，有的在肠道中对钙的吸收有促进作用，但有的却会抑制人体对钙的吸收。

促进钙吸收的主要因素有：

（1）维生素 D 促进钙吸收。膳食中维生素 D 的存在与含量的多少对钙的吸收有明显作用。尤其是婴幼儿，可通过定期补充维生素 A、维生素 D 制剂来促进机体对膳食中钙的吸收。另外，晒太阳也会促进皮肤合成维生素 D，从而促进钙的吸收。

（2）蛋白质供给充足能促进钙吸收。适量的蛋白质和一些氨基酸，如赖氨酸、精氨酸、组氨酸等可以与钙结合形成可溶性的络合物，有利于蛋白质的吸收。但蛋白质摄入量过高时可增加尿钙的排出量，因此长期摄入高蛋白膳食可能导致钙的负平衡。

（3）乳糖促进钙吸收。乳糖被肠道菌分解发酵产生酸性物质，使肠道 pH 值降低，乳糖与钙结合还可以生成可溶性低分子物质，这些均对钙的吸收有利。含乳糖的婴儿奶粉中钙吸收率为60%，不含乳糖的婴儿奶粉中钙吸收率只有36%。

（4）酸性环境促进钙吸收。食物中的钙大多数能和其他成分形成结合物，在食物消化过程中，钙通常从结合物中游离出来，被释放成为一种可溶性的离子化状态，便于吸收，酸性环境如胃酸可增加它的溶解度，消化酶在适宜的酸性环境下可使钙从结合物中释放出来。另外，食物中还有许多因素阻碍钙的吸收，包括：①植物性食物中的植酸、草酸等与钙结合。粮食、蔬菜等植物性食物中含有较多的植酸、草酸、磷酸，可与钙形成难溶的盐类，使钙很难被吸收。②脂肪消化吸收不良时，未被消化吸收的脂肪与钙结合，形成难溶的钙皂，降低钙的吸收。③过多的膳食纤维影响钙的吸收。膳食纤维中的糖醛酸残基与钙螯合形成不溶性的物质，从而干扰钙的吸收。

3.钙的供给量和食物来源

（1）钙的供给量

我国居民钙的推荐摄入量，成人为800mg/d。

（2）主要食物来源

不同食物中的含钙量存在差异。乳及乳制品是钙的主要来源，其含钙量丰富，吸收率也高，发酵的酸奶更有利于钙的吸收。其次，水产品中的小虾皮含钙量特别丰富。再次是海带。此外，豆腐及其制品、排骨、绿叶蔬菜等含钙量也较丰富。

4.缺乏与过量

我国膳食结构导致居民对钙的摄入量普遍较低，人体长期缺钙会导致骨骼、牙齿发育不良，凝血不正常，甲状腺机能减退。儿童缺钙会出现佝偻病，若血钙降低，轻者会出现多汗、易惊、哭闹，重者会出现抽搐等症。中老年人缺钙易患骨质疏松症，女性较男性常见，尤其是绝经期后的妇女。孕妇缺钙不仅严重影响胎儿的正常发育，还容易在中年后患骨质疏松症。

过量的钙摄入可能会导致肾结石，持续摄入大量钙还可能导致骨硬化。实践证明，大量钙会明显抑制铁的吸收。另外，钙和锌之间相互有拮抗作用，高钙膳食对锌的吸收和锌平衡有影响。

（二）磷

磷是人体含量较多的元素之一，约占人体重的1%，成人体内可含有600～900g的磷。其中85%～90%的磷与钙一起以羟基磷灰石结晶的形式储存在骨骼和牙齿中，10%与蛋白质、脂肪、糖及其他有机物结合构成软组织，其余则分布于骨骼、皮肤、神经组织和其他组织及膜的成分中。软组织和细胞膜中的磷多数是有机磷酸酯，骨中的磷为无机磷酸盐。

细胞中普遍存在磷，因而在动物性食物和植物性食物中均含有丰富的磷，合理的膳食结构中磷的含量往往超过人体的正常需要量，不易引起缺乏。

1.磷的生理功能

（1）构成骨骼和牙齿的重要成分

磷在骨骼和牙齿中的存在形式主要是无机磷酸盐，钙和磷可形成难溶性盐而使骨骼和牙齿的结构坚固，对骨骼和牙齿的形成及健康有着重要的作用。

（2）组成生命物质的重要物质

磷是人体内重要遗传物质核糖核酸、脱氧核糖核酸的组成成分；磷存在于人体的每个细胞中，磷脂是构成所有细胞膜所必需的成分，能够促进生长发育和组织修复；磷还是人体内很多酶的辅酶或辅基的组成成分。

（3）参与能量代谢

磷有助于人体对糖、脂肪和蛋白质的利用，调节糖原分解，参与能量代谢。如葡萄糖以磷酰化合物的形式为小肠黏膜吸收，葡萄糖的代谢必须先转化成葡萄糖-6-磷酸后，代谢反应才能往下进行。另外，高能磷酸化合物如三磷酸腺苷等，具有储存和转移能量作用，对细胞内能量的转化、代谢及作为能源物质在生命活动中有重要作用。

（4）调节机体的酸碱平衡

磷酸盐可以与氢离子结合为磷酸氢二钠和磷酸二氢钠，并从尿中排出。磷酸盐接近中性，构成体内缓冲体系。从尿中排出的不同量和不同形式的磷酸盐可以调节体液的酸碱平衡。

2.磷的吸收及影响因素

磷在人体内的吸收与排泄和钙大致相同，也是在小肠上部，吸收的主要形式是酸性磷酸盐，一般磷的吸收比钙高。食物中的磷大多以有机化合物的形式存在，摄入后在肠道磷酸酶的作用下游离出磷酸盐。此外，维生素 D 可促进磷的吸收，减少尿磷的排泄。

3.磷的供给量及食物来源

磷在食物中分布很广。瘦肉、蛋、鱼、蛤蜊、动物的肝和肾中磷的含量都很高，海带、芝麻酱、花生、干豆类、坚果等食物中磷的含量也很高。粮谷中的磷多为植酸磷，吸收和利用率较低。由于磷的食物来源广泛，一般人体中不易缺乏。

（三）钾

钾是一种人体必需的营养素。人体内的钾70%存在于肌肉内，10%在皮肤中，其余在红细胞、脑髓和内脏中，骨骼中较少。

1.钾的生理功能

（1）维持碳水化合物、蛋白质的正常代谢。葡萄糖和氨基酸经过细胞膜进入细胞合成糖原和蛋白质时，必须有适量的钾离子参与。三磷酸腺苷的生成过程也需要有一定量的钾，如果钾缺乏，糖、蛋白质的代谢将会受到影响。

（2）维持细胞内正常的渗透压。由于钾主要存在于细胞内，因此钾在维持细胞内渗透压方面有重要作用。

（3）维持神经肌肉的正常功能。细胞内的钾离子和细胞外的钠离子联合作用，可激活 Na^+-K^+-ATP 酶，产生能量，维持细胞内外钾钠离子的梯度浓度差，发生膜电位，使膜有电信号能力。当血液中钾离子浓度低时，膜电位上升，细胞膜极化过度，应激性降低，发生松弛性瘫痪。当血液中钾离子浓度高时，可使膜电位降低，致细胞不能复极而丧失应激性，发生肌肉麻痹。

（4）维持心肌的正常功能。心肌细胞内外的钾离子浓度与心肌的自律性、传导性和兴奋性密切相关。钾缺乏时，心肌兴奋性增高，钾过高时，心肌自律性、传导性和兴奋性受抑制，二者均可引起心律失常。

（5）维持细胞内外正常的酸碱平衡。钾代谢紊乱时，可影响细胞内外酸碱平衡。当细胞失钾时，细胞外液中钠与氢离子可进入细胞内，引起细胞内酸中毒和细胞外碱中毒；反之，细胞外钾离子内移，氢离子外移，可引起细胞内碱中毒和细胞外酸中毒。

（6）降低血压。血压与膳食钾、尿钾、总体钾或血清钾呈负相关关系。

补充钾对高血压及正常血压者有降低血压的作用。

2.钾的供给量和食物来源

据研究，要维持正常体内钾的储备、血浆及间质中钾离子的正常浓度，每日至少应摄入钾1600mg。因此，估计钾的需要量为1600～2000mg/d。中国营养学会提出，成人膳食钾的适宜摄入量为2000mg/d。

大部分食物都含有钾，但蔬菜和水果是钾最好的来源。每100g谷类中含钾100～200mg，豆类中含钾600～800mg，蔬菜和水果中含钾200～500mg，肉类中钾含量为150～300mg，鱼类中钾含量为200～300mg。每100g食物中钾含量在800mg以上的有紫菜、黄豆、香菇等。

四、微量元素

（一）铁

铁是人体内含量最多的一种必需微量元素，健康人体内的铁总量为4～5g，可分为功能性铁和储存铁。功能性铁主要存在于血红蛋白、肌红蛋白、血红素酶类、辅助因子及运载铁中，其余的铁主要以铁蛋白和含铁血黄素的形式储存于肝、脾和骨髓中。

1.铁的生理功能

（1）参与机体内氧的运输、氧与二氧化碳的交换和组织呼吸过程。铁在机体内的生理功能主要是作为血红蛋白、肌红蛋白、细胞色素等的组成部分，参与上述机体功能过程。血红蛋白能与氧进行可逆性的结合，当血液流经氧压较低的组织时，氧合血红蛋白又将离解成血红蛋白和氧，以供组织利用，并将各组织中的二氧化碳送至肺部排出体外，从而完成氧与二氧化碳的运转、交换和组织呼吸的任务。

（2）维持正常的造血功能。铁与红细胞的形成和成熟有关，铁在骨髓造血细胞中与卟啉结合形成高铁血红素，再与珠蛋白合成血红蛋白。缺铁时，新生的红细胞中血红蛋白量不足,可能影响DNA的合成及红细胞的分裂增殖，还可使红细胞寿命缩短，自身溶血增加。

（3）铁与免疫关系密切。铁可以提高机体的免疫力，增加中性粒细胞和吞噬细胞的功能。但当感染时，过量铁往往会促进细菌的生长，对抵御感染不利。

此外，铁还有许多重要功能，如催化β-胡萝卜素转化为维生素 A，参与嘌呤和胶原的合成、抗体的产生，脂类从血液中转运以及药物在肝脏的解毒等。

2.铁的吸收及影响因素

铁的吸收部位实际是从胃开始直至全部小肠，但吸收率最高的部位是十二指肠。按吸收的机制一般把膳食中的铁分为两类，即血红素铁（二价铁）和非血红素铁（三价铁）。

（1）血红素铁吸收：血红素铁经特异受体进入肠道消化吸收后，很少再受其他膳食因素的干扰。血红素铁主要来自动物性食物。

（2）非血红素铁吸收：非血红素铁基本上由铁盐组成，必须转化为亚铁后方可被吸收，因而影响非血红素铁吸收的因素很多。对血红素铁有促进作用的因子有维生素 C、肉、鱼、海产品、有机酸等。膳食中抑制非血红素铁吸收的物质有植酸、多酚、钙等，粮谷和蔬菜中存在的植酸、草酸、鞣酸等可与非血红素铁形成不溶性的铁盐而阻止铁的吸收，这是谷类食物铁吸收率低的主要原因。

3.铁的供给量及食物来源

铁在人体内可被反复利用，一般除肠道分泌和皮肤、消化道、尿道上皮脱落会损失少量铁外，铁的排出量很少。膳食中吸收少量铁加以补充，即可满足机体需要。中国营养学会 2013 年制定的《中国居民膳食铁参考摄入量》中建议，成年男子摄入铁的量为 12mg/d，女子为 20mg/d，可耐受最高摄入量为 50mg/d。

铁广泛存在于各种食物中，但分布极不均衡，吸收率相差也极大。一般动物性食物中铁的含量和吸收率较高，因此膳食中铁的良好来源主要是动物肝脏、动物全血、畜禽肉类、鱼类等。蛋类铁的吸收率较低，仅为 3%，牛奶也是贫铁食物。

（二）碘

碘是人体必需的微量元素，正常人体内含碘 20～50mg，其中 70%～80% 存在于甲状腺组织内，是甲状腺激素合成中必不可少的成分。其余分布在骨骼肌、肺、卵巢、肾、淋巴结、肝、睾丸和脑组织中。甲状腺中的碘量随年龄、摄入量及腺体活动性的不同而有差异。

1.生理功能

碘在机体内主要参与甲状腺素的合成，其生理功能也是通过甲状腺素的作用表现出来的。至今尚未发现碘的独立功能。

甲状腺素的生理功能主要有以下几点：

（1）参与能量代谢。在蛋白质、脂类和碳水化合物的代谢过程中，甲状腺素促进氧化和氧化磷酸化过程；促进分解代谢、能量转换，增加氧耗量，参与维持和调节体温。

（2）促进代谢和身体的生长发育。所有的哺乳动物都必须有甲状腺素以维持细胞的分化与生长。发育期儿童的身高、体重、肌肉、骨骼的增长和性发育都必须有甲状腺素的参与，碘缺乏会导致儿童生长发育受阻，缺碘是侏儒症的一个重要病因。

（3）促进神经系统发育。在脑发育阶段，神经元的迁移和分化、神经突起的分化和发育，尤其是树突、树突棘、触突、神经微管及神经元联系的建立、髓鞘的形成和发育都需要甲状腺素的参与。妊娠前及整个妊娠期缺碘或甲状腺素缺乏均可导致脑蛋白质合成障碍，使脑蛋白质含量减少，细胞体积缩小，脑重量减轻，直接影响智力发育。因此，在地方性甲状腺肿严重的地区，可发生以神经肌肉功能障碍为主要表现的克汀病，缺碘对大脑造成的损害是不可逆转的。

（4）垂体激素作用。甲状腺激素对维持垂体正常的形态、功能和代谢是至关重要的。当血浆中甲状腺激素增多时，垂体受到抑制，促使甲状腺激素分泌减少；当血浆中甲状腺激素减少时，垂体又能促进甲状腺激素分泌，对稳定甲状腺的功能很有必要。

2.缺乏与过量

机体因缺碘导致的一系列障碍统称为碘缺乏病。碘缺乏的典型症状为甲状腺肿大，碘缺乏造成甲状腺素合成分泌不足，引起垂体促甲状腺激素代偿性合成分泌增多，从而刺激甲状腺组织增生、肥大。孕妇缺碘可影响胎儿神经、肌肉的发育并导致胎儿死亡率上升。婴幼儿缺碘可导致生长发育迟缓、智力低下，严重者会发生呆小症（克汀病），表现为智力落后、生长发育落后、聋哑、斜视、甲状腺功能减退、运动功能障碍等。

较长时间的高碘摄入可导致高碘性甲状腺肿、碘性甲状腺功能亢进等，但只要限制高碘食物摄入量，即可预防该病的发生。

3.供给量及食物来源

人体对碘的需求量取决于对甲状腺素的需要量。维持正常代谢和生命活动所需的甲状腺素是相对稳定的，合成这些激素所需要的碘量为 $50\sim75\mu g$。根据 2013 年中国营养学会制定的《中国居民膳食营养素参考摄入量》，成人碘推荐摄入量为每天 $120\mu g$；可耐受最高摄入量为每天 $1000\mu g$。

人体碘的来源 $80\%\sim90\%$ 来自食物，$10\%\sim20\%$ 来自饮水与食盐。食物中碘含量的高低取决于各地区土壤及土质等背景含量。甲状腺肿流行地区的食物含碘量常低于非流行地区的同类食物。

海洋生物含碘丰富，是碘的良好来源，如海带、紫菜、海鱼、腊干、蛤干、干贝、海参、海蜇、龙虾等。而远离海洋的内陆山区或不易被海风吹到的地区，土壤和空气中含碘量低，这些地区的食物含碘量也不高。陆地食品中，动物性食物的含碘量高于植物性食物，蛋、奶含碘量相对较高，其次为肉类，淡水鱼的含碘量低于肉类。

（三）锌

锌作为人体必需的微量元素，广泛分布于人体的所有组织和器官中。成人体内的锌含量为 $2\sim2.5g$，主要分布在肝、肾、肌肉、视网膜、前列腺、骨骼和皮肤中。就其含量而言，视网膜中的锌含量最高。血液中的锌 $75\%\sim85\%$ 分布在红细胞中，$3\%\sim5\%$ 分布在白细胞中，其余在血浆中。锌对人体的生长发育、免疫功能、物质代谢和生殖功能等均有重要作用。

1.锌的生理功能

（1）锌是人体内许多金属酶的组成成分或酶的激活剂。锌是人体内两百多种酶的组成成分，人体内重要的含锌酶有碳酸酐酶、胰羧肽酶、DNA 聚合酶、醛脱氢酶、谷氨酸脱氢酶、苹果酸脱氢酶、乳酸脱氢酶、丙酮酸氧化酶等。它们在组织呼吸、能量代谢及抗氧化过程中有着重要作用。锌还是维持 RNA 多聚酶、DNA 多聚酶、逆转录酶等活性酶所必需的微量元素。

（2）促进机体的生长发育和组织再生。锌是调节基因表达即调节 DNA 复制、转录和翻译的 DNA 聚合酶的必需组成部分，因此，缺锌动物的突出症状是生长、蛋白质合成、DNA 和 RNA 代谢等发生障碍，细胞分裂减少，导致生长停滞，因此，锌对于正处在生长发育期的婴儿、儿童和青少年都非常重要。另外，不论儿童还是成年人缺锌都会使创伤组织愈合困难。

锌对胎儿的生长发育也很重要。在妊娠期间甚至短时间缺锌都会导致后代发生先天性畸形，包括骨骼、大脑、心脏、眼、胃肠道和肺等，胎儿的死亡率也会大大增加。

此外，锌还参与体内黄体激素、促卵泡激素、促性腺激素等有关激素的代谢。所以，锌对促进性器官发育和性机能的正常发育具有重要的调节作用。

（3）提高机体免疫力。锌在 DNA 合成中的作用使它在参加包括免疫反应细胞在内的细胞复制中起着重要作用。锌可促进淋巴细胞有丝分裂，增加淋巴 T 细胞的数量和活力。缺锌可引起胸腺萎缩、胸腺激素减少、胸腺和脾脏质量减轻、T 细胞功能的数量和介导的免疫功能改变，使免疫力降低。同时，缺锌还可能使有免疫力的细胞增殖减少，胸腺因子活性降低，DNA 合成减少，细胞表面受体发生变化。因此，机体缺锌时可削弱免疫机制，降低抵抗力，使机体易受细菌感染。

（4）维持细胞膜的完整性。精子细胞、白细胞、脑细胞、小肠细胞和肾细胞等的细胞膜中都含有较高浓度的锌。锌可与细胞膜上的各种基团、受体等作用，增强膜稳定性和抗氧自由基的能力，防止脂质过氧化，从而保护细胞膜的完整性。

此外，锌还能与唾液蛋白结合成味觉素，对味觉及食欲起促进作用，缺锌会导致味觉迟钝，影响食欲。锌对皮肤的健康也有着重要作用，缺锌会引起上皮细胞角质化和食道的角质化，出现皮肤粗糙、干燥等现象。

2.缺乏与过量

儿童长期缺锌会导致侏儒症，主要表现为生长停滞。青少年除生长停滞外，还会出现性成熟推迟、性器官发育不全、第二性征发育障碍等。如果孕妇缺锌，会不同程度地影响胎儿的生长发育，以致出现胎儿畸形。不论儿童还是成年人缺锌，均可引起味觉减退及食欲缺乏，出现异食癖，还会出现皮肤干燥、免疫力下降等症状。严重缺锌时，即使肝脏中有一定的维生素 A 储备，也会出现暗适应能力下降等症。

一般来说人体不易发生锌中毒，但盲目过量补锌或食用因镀锌罐头污染的食物和饮料等均有可能引起锌过量或锌中毒。成人摄入 2g 以上的锌即可发生锌中毒，引起急性腹痛、腹泻、恶心、呕吐等症状。过量的锌还会干扰铜、铁和其他微量元素的吸收和利用，影响中性粒细胞和巨噬细胞活力，抑制细胞杀伤能力，损害免疫功能。接触大剂量的锌甚至会导致贫血、生长停滞和突然死亡。锌中毒的症状通常在停止锌的接触或摄入后短期内即可消失。

3.供给量及食物来源

2013 年中国营养学会制定的《中国居民膳食营养素参考摄入量》建议，成人男子的锌推荐摄入量为每天 12.5mg；成年女性每天 7.5mg。可耐受最高摄入量为每天 45mg。儿童、孕妇、乳母可根据需要量的增加而增加摄入量。锌的来源广泛，但食物中锌的含量差异较大，吸收利用率也有很大差异。贝类海产品、红色肉类、动物内脏都是锌极好的食物来源。植物性食物中的含锌量较低，精细的粮食加工过程也可能导致锌大量丢失。

（四）硒

硒是人体必需的微量元素，这一认识是 20 世纪后半叶营养学最重要的发现之一。成人体内的硒总量在 3～20mg，广泛分布于人体各组织器官和体液中，肾中的硒浓度最高，肝脏次之，血液中的硒相对较低，脂肪组织中含量最低。

1.硒的生理功能

（1）抗氧化作用。硒作为谷胱甘肽过氧化物酶的成分，在人体内起抗氧化作用。谷胱甘肽过氧化物酶在体内的主要作用是催化过氧化氢还原为水，利用谷胱甘肽将过氧化物还原成羟基脂酸，使脂肪酸正常氧化。通过谷胱甘肽过氧化物酶的抗氧化作用来消除体内脂质过氧化物，阻断活性氧和自由基的损伤作用，使细胞膜中的脂类免受过氧化氢和其他过氧化物的作用，从而保护细胞膜和细胞，防止过多的过氧化物损害机体代谢和危及机体的生存，从而延缓衰老乃至预防某些慢性疾病的发生。

（2）保护心血管和心肌的健康。硒对保护心血管及心肌的健康有重要的作用。在我国，与缺硒有密切关系的克山病就是以心肌损害为特征，主要表现为原纤维型的心肌细胞坏死与线粒体型的心肌细胞坏死，这是由于缺硒后脂质的过氧化反应增强，造成生化紊乱，引起心肌纤维坏死、心肌小动脉及毛细血管损伤。研究发现，硒与维生素 E 对心肌纤维、小动脉及微血管的结构及功能均有重要作用，能明显降低心血管病的发病率。

（3）降低重金属中毒。硒与金属有很强的亲和力，是一种天然的重金属解毒剂，在人体内与金属相结合能形成金属-硒-蛋白质复合物而起到解毒作用，并能促进金属排出体外。

（4）抗肿瘤作用。补硒可使肝癌、肺癌、前列腺癌和结直肠癌的发生率及总癌发生率和死亡率明显降低，体内硒水平越低的个体，补硒效果越好。

2.缺乏与过量

硒在食物中的存在形式不同，其生物利用率也不同。维生素 A、维生素 C、维生素 E 可促进人体对硒的吸收，重金属和铁、铜、锌等会抑制人体对硒的吸收。

硒缺乏已经被证实是发生克山病的重要原因。克山病在我国最初发生于黑龙江省克山地区，临床主要症状为心脏扩大、心功能失常、心力衰竭等，死亡率高达 85%。此外，缺硒与大骨节病也有相关性，大骨节病有克山病的"姊妹病"之称，补硒可以缓解一些症状，对病人骨骺端改变有促进修复、防止恶化的较好效果。

硒摄入量过多也会导致机体中毒。20 世纪 60 年代，我国湖北恩施地区和陕西紫阳县都发生过吃含硒量过高的食物引发急性中毒的病例。硒中毒可使人体出现不同的症状，包括毛发脱落、皮肤损伤、指甲异常、疲乏无力、恶心呕吐、神经系统异常、肢端麻木等症，严重者会致死。

3.供给量及食物来源

中国营养学会 2013 年提出的每日膳食硒参考摄入量，18 岁以上者推荐摄入量 60μg/d，可耐受最高摄入量 400μg/d。

食物中硒含量受土壤中硒含量影响很大，因此对于同一种食物，产地不同会导致硒含量相差较大。一般来说，海洋食物和动物的肝、肾及肉类是硒的良好来源。谷类和其他种子依赖于它们生长土壤的硒含量，蔬菜和水果中的硒含量很少。

（五）氟

正常成年人体内的氟总量为 2～3g，其中 96%存在于骨骼和牙齿中，少量分布在毛发、指甲及其他组织中。人体内的氟含量与环境和膳食中的氟水平密切相关，高氟地区的人体内氟含量高于一般地区人群。

1.氟的生理功能

（1）氟在骨骼和牙齿的形成中有重要作用。适量的氟有利于钙和磷的利用，因此氟可加速骨骼生长、维持骨骼的坚硬和牙齿结构的稳定。

（2）氟有预防龋齿、降低其患病率的作用。氟可以和牙釉质中的羟磷灰石发生作用，在牙齿表面形成一层坚硬且具有抗酸性腐蚀的保护层。

2.缺乏与过量

氟缺乏时，由于釉质中不能形成羟磷灰石而得不到保护，牙釉质易被微生物、有机酸和酶侵蚀而发生龋齿。此外，钙和磷的利用也会受到影响，从而导致骨质疏松症。

过量的氟会引起氟骨病和氟斑牙。氟骨病的临床表现为腰腿及关节疼痛、脊柱变形、骨软化或骨质疏松，氟斑牙表现为牙齿失去光泽，出现白垩色、黄色、棕褐色或黑色斑点，牙面凹陷剥落，牙齿变脆，易于碎落。防治氟骨病和氟斑牙的有效措施就是改善饮水。

3.供给量及食物来源

中国营养学会推荐氟的成人摄入量为 1.5mg/d，可耐受最高摄入量为 3.0mg/d。除茶叶、海鱼、海带、紫菜等少数食物含氟较高外，其余食物含氟量都较低。另外，饮用水是氟的主要来源，饮用水中的氟含量取决于地理环境中氟元素的含量水平。

五、水

水是一切生物体的重要组成部分，是人类赖以维持最基本生命活动的物质，对维持机体的正常功能和代谢具有重要作用。水在人体内不仅构成身体的成分，而且还具有调节生理功能的作用。人体组织中含量最多的成分就是水，它不均匀地分布于细胞、细胞外液和机体的各种组织中，一般在代谢活跃的组织和器官中水的含量都较多。人体内的水因年龄、性别和体型的胖瘦而存在明显个体差异。新生儿含水最多，约占体重的 80%；婴幼儿次之，约占体重的 70%；随着年龄的增长体内含水量会逐渐减少，10～16 岁以后含水量减至成人水平；成年男子的含水量约为体重的 60%，女子为 50%～55%；40 岁以后随肌肉组织含量的减少，体内含水量也逐渐减少，一般 60 岁以上男性含水量为体重的 51.5%，女性为 45.5%。另外，水的含量与机体脂肪含量成反比，因为脂肪组织的含水量较低，仅为 10%～30%，而肌肉的含水量可高达 70%，所以肥胖者体内的含水量少于瘦者。

（一）生理功能

1.构成细胞核体液的重要组成成分

成人体内的水分含量约为体重的 65%，血液中的含水量达 80%以上，水广泛分布在组织细胞内外，构成人体的内环境。

2.参与人体新陈代谢

水的溶解能力很强，并有较大的电解力，可使水溶物质以溶解状态和电解质离子状态存在；水具有较大的流动性，在消化、吸收、循环、排泄过程中，可协助加速营养物质的运送和废物的排泄，使人体内新陈代谢和生理化学反应得以顺利进行。

3.调节人体体温

水的比热值较大，1g 水升高或降低 1℃需要约 4.2J 的能量，大量的水可吸收代谢过程中产生的能量，使体温不至于显著升高。水的蒸发热较大，在37℃体温的条件下，蒸发 1g 水可带走 2.4kJ 的能量。因此在高温下，体热可随水分经皮肤蒸发散热，以维持人体体温的恒定。

4.润滑作用

在关节、胸腔、腹腔和胃肠道等部位中都存在一定量的水分，能对器官、关节、肌肉、组织起到缓冲、润滑、保护作用。

（二）水的需要量及来源

正常人每日水的来源和排出处于动态平衡。水的来源和排出量每日维持在 2500mL 左右。人体内水的来源包括饮水和食物中的水及内生水三部分。水的需要量主要受代谢情况、年龄、体力活动、温度、膳食等因素的影响，故变化很大。通常每人每日饮水约为 1200mL，其中来自食物中的含水约为1000mL，内生水约 300mL。内生水主要源于蛋白质、脂肪和碳水化合物代谢时产生的水。

六、知识拓展

如何补充矿物质？

日常生活中该如何吃才能更好地摄入矿物质呢？首先，当然是必须平衡和全面地摄入富含矿物质的各种食材。但需要注意的是，在食材选择的过程中，其加工程度应当受到人们的重视，因为食材在加工时会使矿物质流失。

矿物质变少的原因之一是化肥的大量使用导致土壤变质，蔬菜中含有的矿物质相比过去有了大幅度的降低。据日本厚生劳动省的调查和目前日本食品标准成分表的数据，菠菜中含有的铁与1950年相比只剩下约15%，洋葱中含有的钙的量也几乎减半。

另一大原因是加工食品的不断兴盛。因为矿物质一般为水溶性物质，食品在加工的过程中经过脱水处理，导致矿物质大量流失，长期吃大量的加工食品很容易出现矿物质的摄入不足。对此专家认为，想要通过饮食摄入足够的矿物质，最好购买新鲜的蔬菜、水果和鱼肉等进行烹饪，避免矿物质在加工的过程中流失。

拿与骨骼健康密切相关的钙来说，搭配维生素D的摄入才能有效促进钙的吸收。钙质与女性的骨质疏松症发病风险密切相关，但越来越多的女性因爱美而避免晒太阳，很容易导致维生素D的不足而无法吸收足够的钙，导致骨质疏松症高发的倾向越来越明显。

另外，肝脏可与蔬菜进行搭配，蔬菜中的维生素C有助于促进铁的吸收。如果保持健康的饮食还是矿物质不足，又该怎么办呢？这时候，在专业医生的指导与建议下适当摄入保健食品进行补充是必要的。

需要特别注意的是，矿物质虽然是必要的营养物质，但是摄入过多也会给人体健康带来损害。以钠为例，如果摄入过多就会导致高血压和脑卒中发病的风险直线升高。因此，是否需要额外补充矿物质不可依靠个人的主观判断，而应该听从专业人员的诊断和建议。

第六节　维生素

一、概述

维生素是促进人体生长发育和调节生理功能必需的一类低分子有机化合物。这类物质既不是人体组织的主要成分，也不能提供能量，在人体内的含量甚微，但在体内调节物质代谢和能量代谢中发挥着重要作用。

维生素的种类很多，化学结构差异极大，通常按照溶解性质将其分为脂溶性和水溶性两大类。脂溶性维生素包括：维生素 A、维生素 D、维生素 E 和维生素 K；水溶性维生素包括：维生素 B 族、维生素 C。B 族中主要有维生素 B1、维生素 B2、烟酸、维生素 B6、维生素 B12、生物素、叶酸等。

二、脂溶性维生素

（一）维生素 A（视黄醇）

维生素 A 是人类最早发现的维生素，是指具有视黄醇结构，并具有生物活性的一大类物质。维生素 A 包括维生素 A1 和维生素 A2 两种。维生素 A1 存在于哺乳动物及咸水鱼的肝脏中，即视黄醇；维生素 A2 存在于淡水鱼的肝脏中。维生素 A2 的活性只有维生素 A1 的 40%。

维生素 A 只存在于动物体内，植物中一般不含维生素 A，但有些植物体内存在黄、红色素中的胡萝卜素，其中最重要的是 β-胡萝卜素，它常与叶绿素并存，也能分解成为维生素 A。凡能分解形成维生素 A 的类胡萝卜素统称为维生素 A 原。维生素 A 和胡萝卜素易溶于脂肪，不溶于水，对热、酸和碱稳定，但易受氧气、强光、紫外线的破坏，脂肪酸败也会引起其严重破坏。

1.生理功能

（1）维持正常视觉功能

维生素 A 可促进视觉细胞内感光色素的形成。全反式视黄醛可以被视黄醛异构酶催化为 4-顺视黄醛，4-顺视黄醛可以和视蛋白结合成为视紫红质。视紫红质遇光后其中的 4-顺视黄醛变为全反式视黄醛，因为构象的变化引起对视神经的刺激作用，从而引发视觉。而遇光后的视紫红质不稳定，迅速分解为视蛋白和全反式视黄醛，重新开始整个循环过程。维生素 A 可调试眼睛适应外界光线强弱的能力，以降低夜盲症和视力减退的发生，维持正常的视觉反应，有助于多种眼疾如眼球干燥与结膜炎等的治疗。

（2）维护上皮细胞的完整和健全

维生素 A 是维护上皮细胞完整性的重要物质，它可以增强呼吸道、消化道等组织器官黏膜的防御功能，同时促进抗体生成和提高免疫细胞功能，因此，维生素 A 又称为"抗感染维生素"。

（3）促进生长发育和生殖

维生素 A 参与细胞的 RNA、DNA 的合成，对细胞的分化、组织更新有一定影响。维生素 A 参与调节机体多种组织细胞的生长和分化，包括神经系统、心血管系统、眼睛、四肢和上皮组织等。维生素 A 与改变淋巴细胞的生长和分化有关。维生素 A 还参与软骨内成骨的发育，缺乏维生素 A 时成骨的形成和牙齿的发育均会受到影响。维生素 A 缺乏时还会导致男性睾丸萎缩，精子数量减少、活力下降，也可影响胎盘的发育。缺乏维生素 A 的儿童生长停滞，发育迟缓，骨骼发育不良，缺乏维生素 A 的孕妇所生的新生儿体重会减轻。

（4）增强抵抗力

维生素 A 作为一种营养素，从多个方面影响免疫系统的功能。维生素 A 缺乏时，皮肤、黏膜的局部免疫力降低而易于诱发感染；缺乏维生素 A 还可提高发病率和死亡率，其主要原因在于感染加重，而足够的维生素 A 可以强化免疫系统，对胃肠道、肺部感染有很好的预防和治疗作用。18% 的艾滋病病毒感染者缺乏维生素 A，维生素 A 缺乏使 CD4 的数量减少，而补充中等剂量的维生素 A 能延长病人的生存时间。

2.缺乏与过量

维生素 A 缺乏病的主要人群是儿童和青少年，且男性多于女性。轻度的维生素 A 缺乏病的症状和体征容易被忽略。患有维生素 A 缺乏病时，身体各器官的表现如下：

（1）眼部症状。缺乏维生素 A 最早的症状是眼部干涩，暗适应能力下降，严重时可导致夜盲症。严重缺乏维生素 A 时，还会引起眼部角膜软化、溃疡、穿孔，导致失明。

（2）皮肤症状。轻者皮肤较为干燥，严重时出现毛囊上皮角化、毛囊性丘疹，尤以四肢为明显，称为"蟾皮病"。

（3）骨骼系统。缺乏维生素 A 时，儿童可表现为骨组织停止生长，发育迟缓，出现齿龈增生角化，牙齿生长缓慢，其表面可出现裂纹并容易发生龋齿。

（4）生殖系统。维生素 A 缺乏会造成精子减少、性激素合成障碍，影响女性受孕和怀胎，甚或导致胎儿流产、畸形，甚至死亡。

（5）免疫功能。维生素 A 缺乏可使机体细胞免疫功能低下，患儿易发生反复呼吸道感染及腹泻等。

维生素 A 过量则可致严重中毒、慢性中毒，甚至死亡。成人一次补充维生素 A 剂量超过 100 万单位，小儿一次超过 30 万单位，可引起急性中毒；长期大量服用，如每日 10 万单位以上，连服六个月可引起慢性中毒，在六个月至三岁的婴儿中发生率最高。急性中毒多表现为颅内压增高、脑积水、假性脑瘤。假性脑瘤的症状有骚动、头晕、嗜睡、恶心、呕吐、腹泻、皮肤脱落、健忘等，一般停药 1～2 周后可消失。慢性中毒可表现为食欲缺乏、疲劳、全身不适、关节疼痛、头痛、易激动、呕吐、腹泻、皮肤发痒、干燥和脱落、颅内压增高等。

3.维生素 A 摄入量和主要食物来源

2013 年中国营养学会制定的《中国居民膳食营养素参考摄入量》建议，成人男子维生素 A 推荐摄入量为每天 800μgRE；成年女性每天 700μgRE。维生素 A 最好的食物来源是各种动物肝脏、奶油、蛋黄、鱼肝油、鱼卵、全奶、禽蛋等。β-胡萝卜素的主要来源是绿色、黄色或红色的蔬菜和水果，如冬寒菜、菠菜、空心菜、莴笋叶、芹菜叶、胡萝卜、辣椒、红心红薯、南瓜、芒果、杏子、柑橘和柿子等。

（二）维生素 D

维生素 D 为固醇类衍生物，具抗佝偻病作用，又称抗佝偻病维生素。目前认为维生素 D 也是一种类固醇激素。维生素 D 家族中最重要的成员是维生素 D2（麦角钙化醇）和维生素 D3（胆钙化醇）。人体内维生素 D3 的来源是皮肤表层和真皮内的 7-脱氢胆固醇经紫外线照射转变而来，故一般成年人只要经常接触阳光，在一般膳食条件下是不会缺乏维生素 D3 的。由于 7-脱氢胆固醇和麦角固醇经紫外线照射可转变为维生素 D，故称其为维生素 D 原。维生素 D 为白色晶体，溶于脂肪及脂溶剂，对热、碱较稳定。在 130℃ 的条件下加热 90min，其活性仍能保存，故通常的烹调加工不会造成维生素 D 的损失。维生素 D 油溶液中加入抗氧化剂后更稳定。维生素 D 在酸性环境中易分解，故脂肪酸败可以引起其中维生素 D 的破坏。

1.维生素 D 的生理功能

（1）促进小肠黏膜对钙的吸收。运至小肠的 1，25-（OH）2-D3 进入小肠黏膜细胞，在该处会诱发一种特异的钙结合蛋白质的合成，这种蛋白质的作用是能把钙从刷状缘处主动转运，透过黏膜细胞进入血液循环。

（2）促进骨组织钙化。维生素 D 能促进和维持血浆中适宜的钙、磷浓度，满足骨钙化过程的需要。

（3）促进肾小管对钙、磷的重吸收。通过促进重吸收减少钙、磷的流失，从而保持血浆中钙、磷的浓度。

2.维生素 D 缺乏与过量的危害

缺乏维生素 D 可表现出一系列病症。这些疾病可能是由于人体摄入维生素 D 不足，并且没有接受足够的阳光照射导致的；也有可能是体内发生的紊乱导致维生素 D 吸收受限而引起维生素 D 缺乏症；还有可能是因为肝脏、肾脏或者遗传因素紊乱使维生素 D 转换为具有活性的代谢产物的这一过程受损。维生素 D 缺乏还可引发骨矿化受损及多种与骨骼相关的疾病，儿童可能出现佝偻病，成人可能出现骨软化和骨质疏松症。

通过膳食来源的维生素 D 一般不会引起中毒，但摄入过量的维生素 D 补充剂或强化维生素 D 的乳制品则有发生维生素 D 过量和中毒的可能。目前认为维生素 D 的每日摄入量不宜超过 25μg。

维生素 D 中毒表现为厌食、恶心、多尿、烦躁、皮肤瘙痒、血钙、血磷增高，尿中的钙、磷也增高，钙可大量沉积在一些软组织，如心、肾、肝、血管中，引起功能障碍，甚至引起肾钙化、心脏及大动脉钙化，严重的维生素 D 中毒可能导致死亡。

3.维生素 D 摄入量和主要食物来源

2013 年中国营养学会制定的《中国居民膳食营养素参考摄入量》建议，成人维生素 D 推荐摄入量为每天 10mg。天然食物中维生素 D 的来源并不多，海鱼、动物肝脏、蛋黄、奶油和干酪中相对较多，鱼肝油中的天然浓缩维生素 D 含量很高。

（三）维生素 E

维生素 E 是一种脂溶性维生素，又称生育酚，是人体最主要的抗氧化剂之一，自然界中共有 8 种维生素 E：α-生育酚、β-生育酚、γ-生育酚、δ-生育酚、α-三烯生育酚、β-三烯生育酚、γ-三烯生育酚、δ-三烯生育酚。其中α-生育酚的生物活性最高。

维生素 E 为黄色油状液体，溶于脂肪和乙醇等有机溶剂中，不溶于水，对热、酸及碱均比较稳定，在一般烹调过程中损失不大，但在高温条件下如油炸时，由于氧气氧化和油脂氧化酸败，维生素 E 的活性明显降低。

1.维生素 E 的生理功能

（1）抗氧化和预防衰老。维生素 E 对氧极为敏感，是人体天然的抗氧化剂，它能阻止不饱和脂肪酸的氧化，减少有害的脂质形成，从而保护细胞免受自由基的危害。此外，维生素 E 也能防止维生素 A、C 和 ATP 的氧化，保证它们在人体内发挥正常的生理作用。维生素 E 有极好的抗氧化作用，能有效清除人体内的自由基，减少体内脂褐质类物质形成，保护机体组织，延缓细胞老化，减少皮肤色素的沉着，防止老年斑的形成和出现。

（2）保持红细胞的完整性。膳食中缺乏维生素 E 时，可引起红细胞数量减少及其生存时间缩短，引起溶血性贫血，故临床上维生素 E 被用于治疗溶血性贫血。

（3）与生殖机能有关。维生素 E 缺乏易使动物生殖系统受到损害，雄性动物出现精子生成机能障碍，雌性动物出现孕育异常，易造成流产和不孕症；此外，维生素 E 还与人体内某些物质合成有关，如维生素 C 和辅酶 Q 的合成等。

（4）维生素 E 还能抑制肿瘤细胞的生长和增殖，维持正常的免疫功能。

（5）对神经系统和骨骼肌具有保护作用。

2.缺乏与过量

维生素 E 缺乏在人们的生活中很少见，但可能出现在低体重的早产儿、血β-脂蛋白缺乏症和脂肪吸收障碍的患者中。缺乏维生素 E 时，人们可能出现视网膜蜕变、蜡样质色素积聚、溶血性贫血、肌无力、神经退行性病变、小脑共济失调和振动感觉丧失等。

在脂溶性维生素中，维生素 E 的毒性相对较小，人体使用大剂量维生素 E 也尚未发现有明显的中毒症状，但有可能出现肌无力、视觉模糊、复视、恶心、腹泻以及维生素 K 的吸收和利用障碍等现象。人体每天摄入维生素 E 以不超过 400mg 为宜。

3.维生素 E 摄入量和主要食物来源

中国营养学会制定的《中国居民膳食营养素参考摄入量》中，成人维生素 E 推荐摄入量为每天 10mg。天然维生素 E 广泛存在于各种油料种子及植物油中，谷类、坚果类和绿叶蔬菜中都含有一定量的天然维生素 E，玉米、小麦胚油、豆油、芝麻、葵花籽油、菜籽油、花生油和棉籽油含维生素 E 也很丰富，肉、蛋、奶和鱼肝油等中也含有一些。但相比较而言，动物油脂中生育酚的含量普遍低于植物油，猪油、板油中的生育酚含量最高在 20mg/100g 左右，炼制后的猪油中生育酚含量降低到 5mg/100g。

（四）维生素 K

维生素 K 也称凝血维生素，是肝脏中凝血酶原和其他凝血因子合成过程中必不可少的。

1.理化性质

维生素 K 有三种形式，维生素 K1（叶绿醌）存在于绿叶植物中；维生素 K2（甲萘醌）存在于发酵食品中，由细菌合成；维生素 K3 由人工合成，具有天然维生素 K 的基础结构，生物活性最高。这三种维生素 K 都抗热和水，但易受酸、碱、氧化剂和光的破坏。天然维生素 K 是黄色油状物，人工合成的是黄色结晶粉末。由于天然食物中维生素 K 对热较稳定，并且不溶于水，在正常的烹饪过程中只损失很少部分。

2.生理功能

维生素 K 的主要生理功能是参与人体正常凝血过程。维生素 K 有助于某些凝血因子如凝血酶原、凝血因子等在肝脏的合成，促进血液凝固。

3.缺乏与过量

维生素 K 缺乏时会引起凝血时间延长。天然维生素 K 不会产生毒性，甚至大量服用也无毒。由于人体对维生素 K 的需要量较低，大多数食物基本能够满足机体的需要，人体一般不会缺乏维生素 K。但母乳中的维生素 K 含量低，甚至不能满足 6 个月以内的婴儿的需求，应注意补充。

4.供给量及食物来源

我国推荐的每日膳食中维生素 K 的参考摄入量，成年人每日摄入量为80mg。人体中维生素 K 的来源主要有两个方面：一方面由肠道细菌合成，占50%～60%；另一方面来源于食物，占 40%～50%。维生素 K 广泛分布于植物性食物和动物性食物中，绿叶蔬菜中的含量最高，其次是乳及肉类，水果及谷类含量低。

四、水溶性维生素

（一）维生素 C

维生素 C 又名抗坏血酸、抗坏血病维生素，是一种水溶性维生素。维生素 C 的结构中虽然不含有羧基，但具有有机酸的性质。

1.理化性质

维生素 C 为无色或白色结晶，无臭，有酸味，极易溶于水，微溶于丙酮和低级醇类，不溶于乙醇，不溶于脂肪和其他脂溶剂。维生素 C 溶液的性质极不稳定，很容易以各种形式进行分解，是最不稳定的一种维生素。维生素 C 极易氧化，特别是有铜离子存在时可加速维生素 C 的氧化。加热、暴露于空气中，碱性溶液及金属离子 Cu^{2+}、Fe^{2+} 等都能加速其氧化。在酸性或冷藏条件下稳定。

2.生理功能

（1）参与体内的多种氧化还原反应，促进生物氧化过程

维生素 C 可以以氧化型或还原型存在于体内，所以它既可作为供氢体，又可作为受氢体参与人体的生物氧化过程。

维生素 C 是机体内一种很强的抗氧化剂，可使细胞色素 C、细胞色素氧化酶及分子氧还原，并与一些金属离子螯合，虽然不是辅酶，但可以增加某些金属的活性。维生素 C 可直接和氧化剂作用，以保护其他物质免受氧化破坏。它也可以还原超氧化物、羟基及其他活性氧化剂，这类氧化剂可能影响 DNA 的转录或损伤 DNA、蛋白质或膜结构。维生素 C 在人体内是一个重要的自由基清除剂，能分解皮肤中的色素，防止发生黄褐斑等，发挥抗衰老作用，能阻止某些致癌物的形成。维生素 C 作为人体内水溶性的抗氧化剂，可与脂溶性抗氧化剂有协同作用，在防止脂类过氧化方面起一定作用。

（2）促进组织中胶原的形成，保持细胞间质的完整

胶原主要存在于骨、牙齿、血管、皮肤中，它能保持这些组织的完整性，并促进创伤与骨折愈合。胶原能使人体组织富有弹性，同时可对细胞形成保护，避免病毒入侵。在胶原的生物合成中，需要有维生素 C 的参与。毛细血

管壁膜及连接细胞的显微组织也由胶原构成，需要有维生素 C 的促进作用。因此，维生素 C 对促进创伤的愈合，促进骨质钙化，保护细胞的活性并阻止有毒物质对细胞的伤害，保持细胞间质的完整，增加微血管的致密性及降低血管的脆性等方面有着重要作用。

（3）提高机体抵抗力，具有解毒作用

维生素 C 作为抗氧化剂可促进机体中抗体的形成，提高白细胞的吞噬功能，增强机体对疾病的抵抗力。维生素 C 还与肝内、肝外的毒物及药物的代谢有关，维生素 C 使氧化型谷胱甘肽还原为还原型谷胱甘肽。还原型谷胱甘肽可解除重金属或有毒药物的毒性，并促进其排出体外。

（4）与贫血有关

维生素 C 能利用其还原作用，促进肠道中的三价铁还原成二价铁，有利于非血红素铁的吸收，因而对缺铁性贫血有一定作用。缺乏维生素 C 易引发贫血，严重者会引起造血机能障碍。

另外，叶酸在人体内必须转化为有活性的四氢叶酸才能发挥其生理作用，维生素 C 能促进叶酸形成四氢叶酸，有效降低婴儿患巨幼红细胞贫血的可能性。

（5）预防动脉粥样硬化

维生素 C 可促进胆固醇的排泄，防止胆固醇在动脉内壁沉积，并可溶解已有的粥样沉积，有效防治动脉粥样硬化。

（6）防癌

维生素 C 可阻断致癌物亚硝胺在体内的合成，可维持细胞间质的正常结构，防止恶性肿瘤的生长蔓延。

3.维生素 C 的缺乏

人类所需要的维生素 C 不能体内合成，必须从食物中摄取。缺乏维生素 C 会发生坏血病，出现牙齿松动、骨骼变脆、毛细血管及皮下出血，人会感到浑身乏力、食欲减退。

长时间超量摄取维生素 C 也会产生恶心、腹部痉挛、腹泻、红细胞损害，出现肾和膀胱结石症状。

4.供给量及食物来源

我国建议维生素 C 的每日推荐摄入量：儿童为 60～90mg，青少年及成年人为 100mg。

维生素 C 主要来源于新鲜水果和蔬菜，水果中以红枣、山楂、柑橘类含量较高，蔬菜中以绿色蔬菜如辣椒、菠菜等含量丰富。

（二）维生素 B1

维生素 B1 因其分子中含有硫和胺，又称硫胺素；因其还有预防和治疗脚气病的功效，也可称为抗脚气病因子、抗神经炎因子，是维生素中最早发现的一种。

维生素 B1 常以磷酸盐的形式出现，维生素 B1 磷酸盐为白色结晶，极易溶于水，微溶于乙醇，不溶于其他有机溶剂。气味似酵母，不容易被氧化，比较耐热。在酸性环境中极为稳定，加热不易分解，在 pH＜5 时，加热至 120℃仍可以保持其生理活性，在 pH 值为 3 时，即使高温蒸煮至 140℃，一小时被破坏的也很少，但在中性或酸性环境中却很容易被破坏。加工过程的高温灭菌、紫外线照射、亚硫酸盐的存在可能破坏食物中的维生素 B1，如亚硫酸盐在中性或碱性媒介中能加速维生素 B1 的分解和被破坏，所以在保存维生素 B1 含量较高的食物时，不宜用亚硫酸盐作为防腐剂或以二氧化硫作为熏蒸剂。另外，软体动物、鱼类的肝脏中含维生素 B1 酶，能分解破坏维生素 B1，可通过加热使之被破坏。含有多羟基酚（如单宁、咖啡因、绿原酸）的食物可使维生素 B1 失活，但在一般的烹调过程中维生素 B1 的损失不多。

1.生理功能

（1）参加细胞中的糖代谢

维生素 B1 是糖代谢中辅酶的重要成分。焦磷酸硫胺素（TPP）是维生素 B1 的活性形式，是碳水化合物代谢中氧化脱羧酶的辅酶，参与糖代谢中丙酮酸的氧化脱羧作用。维生素 B1 若缺乏，糖代谢至丙酮酸阶段因不能进一步氧化而造成丙酮酸在体内堆积，降低能量供应，从而影响人体正常生理功能并对机体造成广泛损伤。因此，维生素 B1 是体内物质代谢和热能代谢的关键物质。

（2）对于神经细胞膜对兴奋的传导起着重要作用

维生素 B1 对神经生理活动有调节作用。神经组织能量不足时人体会出现相应的神经肌肉症状，如多发性神经炎、肌肉萎缩及水肿，甚至会影响心肌和脑组织功能。

2.维生素 B1 缺乏

人体中维生素 B1 的缺乏主要是由于摄入不足、需要量增加或机体吸收利用发生障碍。长期食用大量的精米或精白面，同时膳食中又缺乏其他维生素 B1 含量高的食物，就容易造成维生素 B1 的缺乏；在煮粥、煮豆、蒸馒头时，若加入过量的碱也会大量破坏维生素 B1；高能量膳食中的绝大部分能量来自碳水化合物，也容易造成维生素 B1 缺乏。高温环境下、精神高度紧张时、孕妇、乳母对维生素 B1 的需要量会相应地增加；肝脏损害、饮酒会影响人体内维生素 B1 的形成。

维生素 B1 缺乏会引起脚气病，其初期表现为疲乏、精神淡漠、食欲差、恶心、忧郁、急躁、沮丧、下肢麻木和心电图异常等，根据缺乏程度、持续时间的不同，一般可分成以下几种情况：

（1）干性脚气病，以多发性神经炎症状为主，出现周围神经炎，表现为脚趾麻木并有蚁感，肌肉酸痛、压痛，膝反射能力减弱，行走困难，后期可出现肌肉萎缩、共济失调甚至瘫痪。

（2）湿性脚气病，以心脏症状和水肿为主，表现为心悸、气促、心动过速和水肿。

（3）急性爆发性脚气病，以心力衰竭为主，伴有膈神经和喉神经瘫痪症状。

（4）婴儿脚气病，多发生于 2～5 个月龄的婴儿，且多是维生素 B1 缺乏的母乳所喂养的婴儿，其发病突然，病情急。初期食欲缺乏、呕吐、兴奋、心跳快，呼吸急促和困难，晚期表现为心力衰竭。

3.维生素 B1 的供给量和食物来源

中国营养学会推荐维生素 B1 的膳食参考摄入量（RNI）为：成年男子

1.4mg/d，成年女子 1.2mg/d。

维生素 B1 广泛存在于天然食物中，动物的内脏、瘦肉、豆类、花生及未加工的谷类等都含有较丰富的维生素 B1，蔬菜水果等含有少量的维生素 B1。

（三）维生素 B2

维生素 B2 又称核黄素，在自然界中主要以磷酸酯的形式存在于黄素单核苷酸（FMN）和黄素腺嘌呤二核苷酸（FAD）两种辅酶中。纯净的核黄素为橘色晶体，味苦，微溶于水，在中性和酸性溶液中稳定，但在碱性环境中会因加热而被破坏。游离的核黄素对光敏感，特别是在紫外线照射下可发生不可逆降解而失去生物活性。食物中的核黄素一般为与磷酸和蛋白质结合的复合化合物，在光环境下比较稳定。

1.生理功能

（1）参与体内生物氧化与能量代谢

维生素 B2 在体内构成黄素酶辅基，这些酶为电子传递系统中的氧化酶及脱氢酶。维生素 B2 以黄素单核苷酸和黄素腺嘌呤二核苷酸的形式与特定的蛋白结合形成黄素蛋白。黄素蛋白是机体中许多酶系统的重要辅基的组成部分，通过呼吸链参与体内氧化还原反应和能量代谢，是生物氧化过程中传递氢的重要物质，它保证物质代谢尤其是蛋白质、脂肪、碳水化合物的代谢正常进行，并促进生长，维护皮肤和黏膜的完整性。

（2）参与维生素 B2 和烟酸的代谢

FMN 和 FAD 分别作为辅酶参与维生素 B2 转变为磷酸吡哆醛、色氨酸转变为烟酸的过程，对于维持维生素 B2 在人体内的正常代谢、利用食物中色氨酸来补充人体对烟酸的需要具有重要作用。

（3）参与构筑体内抗氧化防御系统

有维生素 B2 形成的 FAD 作为谷胱甘肽还原酶的辅酶，被谷胱甘肽还原酶及其辅酶利用，参与人体内的抗氧化防御系统，并有利于稳定其结构，还可以将氧化型谷胱甘肽转化为还原型谷胱甘肽，以维持体内还原型谷胱甘肽的正常浓度。

（4）与体内铁的吸收、储存和动员有关

人体缺乏维生素 B2 时，铁的吸收、存储和动员常会受到干扰，严重时可导致缺铁性贫血。

2.维生素 B2 的生理功能及缺乏症

（1）是多种酶的重要构成部分

维生素 B2 是人体内多种氧化酶系统不可缺少的构成成分。

（2）与铁的吸收有关

维生素 B2 还与人体内铁的吸收、储存与动员有关，在防治缺铁性贫血中有重要作用。

（3）参与细胞成长

维生素 B2 参与人体细胞的正常生长。

（4）其他

维生素 B2 与肾上腺皮质激素的产生和骨髓中的红细胞生成有关。近年有研究认为维生素 B2 还与视网膜对光的感应有关。

3.维生素 B2 的供给量和食物来源

（1）供给量

《中国居民膳食核黄素推荐摄入量》规定，成人男、女的摄入量分别为 1.4mg/d、1.2mg/d。

（2）主要食物来源

维生素 B2 广泛存在于动物与植物性食品中，在动物性食品含量较高，其中又以肝、肾、心为最多，奶类、鸡蛋类中也较高；植物性食品中豆类含量较多，各种绿色叶菜亦含有一定数量；而粮谷类含量较低，尤其是研磨过精的粮谷中含量更较低。

（四）维生素 B6

维生素 B6 又称吡哆醇，是一组含氮的化合物，属于水溶性维生素，实际上包括吡哆醇（PN）、吡哆醛（uL）、吡哆胺（PM）三种衍生物，均具有维生素 B6 的生物活性，这三种形式之间通过酶可以相互转换。它们以磷酸盐的形式广泛分布于动植物体内。

维生素 B6 为白色结晶物质，易溶于水及乙醇，在空气中稳定，在酸性介质中稳定，但在碱性介质中对热不稳定，易被碱破坏。在溶液中，各种形式的维生素 B6 对光均较敏感，但降解程度不同，主要与 pH 值有关，在中性、碱性的环境中易被光破坏。

1.生理功能

（1）维生素 B6 作为许多酶的辅酶参与物质代谢

维生素 B6 是参与机体代谢最多的一种维生素。现已知有上百种酶需要维生素 B6 作为辅酶来参与物质代谢，与蛋白质、脂肪、碳水化合物的代谢有密切关系。维生素 B6 作为磷脂化酶的一个基本成分，参与肌糖原和肝糖原的磷酸化反应。维生素 B6 还参与亚油酸合成花生四烯酸和胆固醇的过程，神经鞘磷脂的合成，神经递质、肾上腺素、胃促分泌素以及血红素卟啉前体的合成都需要维生素 B6 的参与。维生素 B6 除参与神经递质、糖原、神经鞘磷脂、血红素、类固醇和核酸的代谢外，还参与所有氨基酸代谢，是氨基酸代谢中需要的一百多种酶的辅酶。维生素 B6 对许多种氨基酸的转氨酶、脱羧酶、脱水酶、消旋酶和异构酶是必需的。在机体组织细胞利用色氨酸自身合成烟酸的过程中，其转化过程受维生素 B6 的影响，肝脏中维生素 B6 水平降低时会影响烟酸的合成。

（2）提高机体免疫功能

维生素 B6 参与抗体的形成。另外，细胞的增长、DNA 的分裂、RNA 遗传物质的形成都需要维生素 B6 的参与，它可以帮助脑及免疫系统发挥正常的作用。给老年人补充足够维生素 B6 有利于淋巴细胞的增殖。维生素 B6 缺乏将会损害 DNA 的合成，而 DNA 的合成过程对维持适宜的免疫功能非常重要。

2.维生素 B6 的缺乏

维生素 B6 在动植物性食物中分布比较广泛，人体肠道也可以合成一部分，在一般情况下，人体不易发生缺乏。单纯的维生素 B6 缺乏很少见，一般会伴随其他 B 族维生素的缺乏共同出现。维生素 B6 缺乏的典型临床症状是出现眼、鼻与口腔周围皮肤脂溢性皮炎，并可扩展至面部、前额、耳后、阴囊及会阴处。临床可见有口炎、舌炎、唇干裂，个别会出现神经、精神症状，即易急躁、抑郁及人格改变。此外，维生素 B6 缺乏会影响到孕妇腹中胎儿脑细胞的发育。儿童缺乏维生素 B6 的影响比成人更严重，可出现烦躁、抽搐、癫痫样惊厥及脑电图异常等临床症状。

3.维生素 B6 的供给量

2013 年中国营养学会在《中国居民膳食营养素参考摄入量》中对维生素 B6 的供给量做了规定，但仅提出适宜摄入量（AI）的数值，成人为 1.4mg/d。

（五）维生素 B12

维生素 B12 含钴，又称钴胺素、抗恶性贫血维生素，为钴胺类化合物，是唯一含金属元素的维生素。

维生素 B12 为红色针状结晶，它具有吸湿性，易溶于水和乙醇，但不溶于丙酮、氯仿之类的有机溶剂。在中性及微酸条件下对热稳定，但能被光照、强酸和碱溶液所破坏。同其他维生素一样，维生素 B12 在食物中含量也非常微小。当年英国的史密斯首次分离提纯维生素 B12 时，从 4000kg 牛肝中只获得 1g 红色结晶。

（1）生理功能

①作为辅酶参与蛋氨酸合成。维生素 B12 在人体内以两种辅酶形式即辅酶 B12（5'-腺苷钴胺素）及甲基 B12（甲基钴胺素）发挥生理作用，参与体内生化反应。辅酶 B12 及甲基 B12 为人体组织中最主要的辅酶形式。前者在线粒体内，后者在胞浆内，为合成蛋氨酸所必需。它们对光不稳定，光解后形成水钴胺素。在氰存在的条件下变成氰钴胺素。

②促进叶酸变为有活性的四氢叶酸。维生素 B12 能促使叶酸变为有活性的四氢叶酸，并进入细胞以促使核酸和蛋白质的合成，有利于红细胞的发育、成熟。机体内若缺乏维生素 B12，就会引起巨幼红细胞性贫血。

③维生素 B12 对维持精神系统的功能有重要作用。辅酶 B12 参与精神组织中髓鞘脂的合成，同时它又能保证还原型谷胱甘肽的浓度而有利于糖的代

谢，维生素 B12 缺乏会引起神经障碍，幼儿可出现智力减退。

（2）维生素 B12 的缺乏

维生素 B12 少量缺乏或缺乏早期并没有典型的临床症状。一般表现为：疲劳、注意力不集中、记忆力下降、易激怒和抑郁。维生素 B12 的缺乏会导致巨幼红细胞型贫血及神经系统疾患，严重可以致死。

（3）维生素 B12 的供给量和食物来源

中国营养学会于 2000 年 10 月根据美国的调查资料，提出维生素 B12 的每日适宜摄入量（AI）建议值，建议成年人的 AI 值为 2.4μg/d，孕妇 2.6μg/d，乳母 2.8μg/d。

膳食中的维生素 B12 来源于动物性食品，主要为肉类、动物肝脏、鱼、禽、贝壳类及蛋类，乳及乳制品中含有少量。植物性食品中基本不含维生素 B12。

（六）烟酸

烟酸也称作维生素 B3 或维生素 PP，耐热，能升华。烟酸又名烟酸、抗癞皮病因子，在人体内还包括其衍生物烟酰胺或尼克酰胺。烟酸是人体必需的 13 种维生素之一，是一种水溶性维生素，属于维生素 B 族。烟酸在人体内转化为烟酰胺，烟酰胺是辅酶Ⅰ和辅酶Ⅱ的组成部分，参与体内脂质代谢、组织呼吸的氧化过程和糖类无氧分解的过程。

烟酸是不吸湿、稳定的白色结晶，味苦，在 230℃升华而不分解，能溶于水与乙醇，但不溶于乙醚；而烟酰胺则呈白色粉状，水溶性高，1g 烟酰胺可溶于 1mL 水和 15mL 乙醇中，也不溶于乙醚。烟酸不易被光、空气和热的作用破坏，在碱性环境中也稳定，在植物组织中常以烟酸形式存在，在动物组织中则以烟酰胺形式存在。两种形式有同等活性。

（1）生理功能

烟酸主要以辅酶的形式存在于食物中，经消化后在胃及小肠中吸收。吸收后以烟酸的形式经门静脉进入肝脏。

①构成辅酶Ⅰ（CoI）或烟酰胺腺嘌呤二核苷酸（NAD）及辅酶Ⅱ（Co

Ⅱ）或烟酰胺腺嘌呤二核苷酸磷酸（NADP）。烟酸在体内与腺嘌呤、核糖和磷酸结合构成辅酶Ⅰ和辅酶Ⅱ，在生物氧化还原反应中起到电子传递载体或递氢体的作用。

②葡萄糖耐量因子的组成成分。烟酸与铬一样，是葡萄糖耐量因子的组成部分。烟酸在其中的作用还不清楚。

③保护心血管。大剂量的烟酸对复发性、非致命的心肌梗死有一定的保护作用，但烟酰胺无此作用，其原因不详。

（2）烟酸的缺乏

烟酸的缺乏可引起癞皮病，此病起病缓慢，常有前驱症状，如体重减轻、疲劳乏力、记忆力差、失眠等。如不及时治疗，则出现皮炎（Dermatitis）、腹泻（Diarrhea）和痴呆（Depression），因这几类病症的英文名称都以 D 开头，又称癞皮病"3D"症状。

（3）供给量和食物来源

烟酸的参考摄入量应考虑能量的消耗和蛋白质的摄入情况。能量消耗增加，烟酸的摄入量也应适当增加；蛋白质摄入量增高，其中的色氨酸在人体内可以转化为烟酸。故烟酸的供给量应与热量成正比。我国营养学会推荐烟酸的摄入量（RNI）：成年男性为 15mg NE/d，女性为 12mg NE/d。

膳食中烟酸的参考摄入量采用烟酸当量（NE）为单位，换算公式为：

$$NE（mg）=烟酸（mg）+1/60 色氨酸（mg）$$

烟酸及烟酰胺广泛存在于动植物组织中，但多数含量较少，其中含量丰富的为酵母、花生、全谷、豆类及肉类，特别是肝脏。一些植物（如玉米）中的含量并不低，但其中的烟酸与碳水化合物或小分子的肽共价结合，而不能被人体吸收利用。所以，以玉米为主食的人群易发生癞皮病，但加碱处理后游离烟酸可以从结合型中释放而易被机体利用。为预防烟酸缺乏，膳食中必须有足够的蛋白质和 B 族维生素供给，并注意食物中烟酸的质和量。异烟肼是烟酸的拮抗物，长期服用异烟肼者要注意补充富含烟酸的食物。具有消化功能障碍、经常腹泻或大量服用磺胺药物和广谱抗生素者，要及时补充烟酸以防止继发性缺乏。在缺氧条件下生活或劳动者都需要增加烟酸的供给量。

（七）叶酸

叶酸的名字来源于拉丁文"folium"（意为叶子）。由米切尔（H.K.Mitchell，1941）及其同事从菠菜叶中提纯而来，命名为叶酸。叶酸作为重要的一碳载体，在核苷酸合成、同型半胱氨酸的甲基化等诸多重要生理代谢功能方面有重要作用。叶酸在快速的细胞分裂和生长过程（如婴儿发育）中有尤其重要的作用。叶酸能促进骨髓中的幼细胞发育成熟，形成正常形态的红细胞，从而避免贫血。

叶酸纯品是橙黄色结晶，无味、无嗅，微溶于热水，不溶于醇、乙醚等有机溶剂。在碱性或中性溶液中对热稳定，易被酸和光破坏，在酸性溶液中温度超过 100℃即分解。在室温下储存的食物中的叶酸很易损失。食物中的叶酸经烹调加工后损失率可高达 50%～90%。

1.生理功能

叶酸在人体许多代谢的生化过程中起着重要的作用。叶酸对氨基酸、嘧啶和嘌呤代谢中极重要的单碳转递起着关键性作用，对核蛋白的合成起辅酶作用，对嘌呤环中碳 2 及 8 的合成都是不可缺少的。

单谷氨酸叶酸中的喋酰基可在二氢叶酸还原酶的催化作用下变成 7,8-二氢叶酸（FH2），再进一步还原成 5，6，7，8-四氢叶酸（FH4）。许多细胞内的酶反应也必须有 FH4 参与。含有 4 氨组的叶酸类似物（氨甲蝶呤）对 FH2 还原酶有强烈抑制作用，影响 FH2 及 FH4 的合成作用，产生细胞毒作用，因此可用作抗癌（包括抗白血病）药物。

FH4 的喋啶部分可与多种单碳碎片结合，这些碎片参与体内许多生化过程，特别是嘌呤、嘧啶及 DNA 的合成。在脱氧尿嘧啶核苷酸（dUMP）的甲基化为脱氧胸腺嘧啶核苷酸（dTMP）的过程中就需要 FH4 传递单碳基。如因叶酸或维生素 B12 缺乏，dTMP 的合成受到限制，即可导致 DNA 合成障碍而产生巨幼细胞贫血。在 DNA 合成过程中，半胱氨酸转变为甲硫氨酸也需要维生素 B12 和叶酸的辅酶作用。

叶酸对组氨酸的代谢也很重要。FH4 缺乏时能引起亚胺甲基谷氨酸（FIGLU）的积聚。亚胺甲基谷氨酸是组氨酸的代谢产物，需要 FH4 将它转变为谷氨酸。正常人的尿内含有极少量或不含亚胺甲基谷氨酸。当叶酸缺乏时，尿内亚胺甲基谷氨酸的排泄量增多，但并不引起症状，此可以作为叶酸缺乏的佐证。

2.叶酸的缺乏

在正常的情况下，人体所需的叶酸除从食物摄取外，人体的肠道细菌也能合成部分叶酸，一般不会产生叶酸缺乏。但在一些情况下，如膳食供应不足、吸收障碍、生理需要量增加、酗酒等时也会造成体内叶酸的缺乏。

叶酸缺乏首先将影响细胞增殖速度较快的组织，尤其是更新速度较快的造血系统。叶酸缺乏时，红细胞中核酸合成会发生障碍，从而影响红细胞的发育和成熟，表现为红细胞成熟延缓、细胞体积增大、不成熟的红细胞增多，同时引起血红蛋白的合成减少，脆性增加，称为巨幼红细胞贫血。另外，还可出现皮炎、腹泻、精神衰弱、萎靡不振等症状，诱发动脉粥样硬化及心血管疾病。儿童叶酸缺乏可造成生长发育不良。叶酸缺乏还可以使同型半胱氨酸向蛋氨酸转化出现障碍，进而导致同型半胱氨酸血症。

孕妇在孕早期缺乏叶酸是引起胎儿神经管畸形的主要原因。神经管闭合发生在胚胎发育的第3～4周，此时叶酸缺乏可引起神经管未能闭合而导致脊柱裂和无脑畸形为主的神经管畸形。所以孕妇应该在孕前1～3个月内注意摄入和补充叶酸，但不应该大剂量地服用。叶酸过量会影响锌的吸收而导致锌的缺乏，使胎儿发育迟缓、低出生体重儿增加，还可诱发惊厥。

3.叶酸的供给量

每日叶酸摄入量维持在3.1μg/kg体重的水平，使体内有适量的储存。中国营养学会于2000年制定了《中国居民膳食叶酸参考摄入量》标准，规定成人（18周岁以上）为400μg/d。

五、知识拓展

补充维生素要注意的禁忌

维生素A：服用维生素A时需忌酒。维生素A的主要功能是将视黄醇转化为视黄醛，而乙醇在代谢过程中会抑制视黄醛的生成，严重影响视循环和男性精子的生成功能。

维生素 AD：服用维生素 AD 时忌粥。粥或米汤中含有脂肪氧化酶，能溶解和破坏脂溶性维生素，导致维生素 AD 和维生素 D 流失。

维生素 B1：蛤蜊和鱼类中含有一种能破坏维生素 B1 的硫胺类物质，因此服用维生素 B1 时应忌食鱼类和蛤蜊。

维生素 B2：高纤维类食物可增加肠蠕动，并加快肠内容物通过的速度，从而降低维生素 B2 的吸收率；高脂肪膳食会提高维生素 B2 的需要量，从而加重维生素 B2 的缺乏。因此，服用维生素 B2 时应忌食高脂肪食物和高纤维类食物。

维生素 B6：食物中的硼元素与人体内的消化液相遇后，若再与维生素 B6 结合就会形成络合物，从而影响维生素 B6 的吸收和利用。因此，服用维生素 B6 时应忌食含硼食物。一般含硼丰富的食物有黄瓜、胡萝卜、茄子等。

第三章　各类食物的营养价值

第一节　植物源性食物的营养价值

食品是为人类机体提供热能以及营养元素的重要物质基础。目前食品种类较多，依据其性质和来源可将食品分为两大类：动物性食品与植物性食品。

通常而言，食品的营养价值指的是食品中含有的热能以及营养元素能够使人体营养需求得到满足的程度。食品营养价值的决定因素包括食品中含有的营养元素种类、数量及比例、易消化吸收程度与加工烹调的影响等。

一、粮谷类和薯类

粮谷类是供给人体热能最主要的来源，如小麦、黑麦、水稻、玉米、小米、高粱等，供给人体70%的热能和大约50%的蛋白质。粮谷类食品在我国人口膳食中的构成比为49.7%，占有重要地位。同时，粮谷类供给的无机盐和B族维生素也在膳食中占相当大的比重。

薯类除了提供丰富的碳水化合物外，还有较多的膳食纤维、矿物质和维生素，兼有谷物和蔬菜的双重作用。近年来，薯类的营养价值和药用价值逐渐被人们所重视，这里主要介绍马铃薯和红薯。

（一）粮谷类食品的营养价值

1.粮谷类的结构

对于粮谷类食物，其籽粒结构都比较相似，其构成主要包括三部分内容：

①胚乳，其中含有丰富蛋白质及淀粉，位于中心位置；②保护性外壳皮层；③在种子底部位置的胚芽或者胚，如图3-1所示。

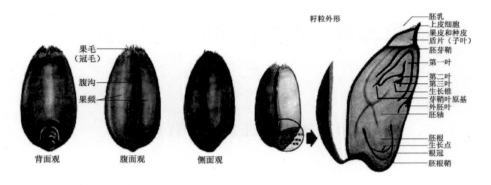

图 3-1　小麦籽粒结构

以小麦籽粒为例，皮层亦称麸皮，由外向里依次为表皮、外表皮、内表皮、种皮、珠心层、糊粉层。糊粉层又称内皮层，富含维生素和矿物质。

胚乳含有大量的淀粉和蛋白质，易被人体消化吸收，是制粉过程中主要提取的部分。胚乳含量越多，出粉率越高。胚乳中蛋白质的数量和质量是面粉品质的决定因素，应在制粉中尽量提出，使麦皮少含粉，粉内少含麸皮。

胚又称胚芽，含相当高的蛋白质（25%）、糖（18%）、油脂（48%）和灰分（5%），不含淀粉，含有较多的B族维生素，其中以维生素B含量最多。胚芽还含有多种酶类，最重要的是麦芽淀粉酶、蛋白酶、脂肪酶和植酸酶。富含维生素E，可达500mg/kg。碳水化合物主要是蔗糖和棉子糖。胚芽中含有较多不饱和脂肪酸，容易氧化变质，混入面粉中会使面粉不易保存并影响粉色，所以在加工高精度面粉时不应把胚芽混入面粉中。

2.粮谷类的营养

由于品种、地理以及气候与其他有关因素的影响，谷类产品中的组分含量也表现出差异性。通常水分含量为10%～14%、碳水化合物占比58%～72%、蛋白质含量8%～13%、脂肪为2%～5%、不易消化的纤维素含量为2%～11%，每100g含有的热量为1256～1465kJ。

（1）碳水化合物

在粮谷类的籽粒中，碳水化合物属于含量最高的化学成分，在籽粒的整体质量中占据的比例可以达到70%，其中包含的内容主要是纤维素、淀粉、不同种类戊聚糖及游离糖。

植物淀粉通常分为两类，分别为支链淀粉与直链淀粉，其中，直链淀粉的含量可以达到20%～25%，这种淀粉可以被β-淀粉酶完全水解成麦芽糖；而对于支链淀粉，其中只有大约54%能够被β-淀粉酶水解，所以支链淀粉酶相对来说更难消化。

糯米粮食中的淀粉基本上都属于支链淀粉，所以很难消化。在籽粒细胞壁的构成中，纤维素是主要成分，在籽粒的整体质量中占据的比例可以达到1.9%～3.4%。

（2）蛋白质

对于粮谷类籽粒，其中含有的蛋白质通常可以达到8%～16%，平均约为13%。粮谷类籽粒中的蛋白质含量和气候、品种及生长条件等因素都存在密切关系。通常情况下，我国的硬麦中蛋白质含量比软麦高，含量最高的就是北方的冬小麦，其次就是北方春小麦，最低的就是南方冬小麦。在粮谷类籽粒中，每个部分都有蛋白质存在，但分布不均匀，其中各个部分的蛋白质含量依据由高到低的顺序分别为胚乳（72%）、糊粉层（15%）、胚（8%）、种皮（4%）。

蛋白质的营养品质与氨基酸含量及构成存在密切关系。在粮谷类的蛋白质中，其氨基酸含量很不平衡，其中数量最少的为赖氨酸，这是粮谷类中的第一限制性氨基酸，一般会通过添加赖氨酸提升其营养价值。

（3）脂肪

在粮谷类籽粒中，脂肪含量相对比较低，通常在2%～5%。同时，粮谷类籽粒的各个部分中，脂肪含量最多的就是胚芽，所占的比例大约为6%～15%；其次就是麸皮，比例为3%～5%；最少的为胚乳，比例为0.8%～1.5%。但是，在玉米籽粒中含有比较多的脂肪，占据的比例大约为4%；在荞麦中的占比可以达到7%。

在粮谷类的脂肪中，包含很多不饱和脂肪酸，还有少量的植物固醇及卵磷脂。对于不饱和脂肪酸，很容易由于氧化及酶解而发生酸败情况，因此在制粉时需要注意，尽可能将脂类中含量比较高的麸皮及胚芽去除，从而使脂类含量减少，这样可以延长粮谷类的安全储藏期限。

（4）无机盐

通常情况下，粮谷类籽粒中无机盐的含量在 1.5%～3%，大多数都是以无机化合物形式存在的。在籽粒中的各个部分中，矿物质的分布并不均衡，在胚乳中占据的比例为 0.30%～0.40%，而在胚中占据的比例为 5%～7%，在皮层中占据的比例为 7%～10%，由此可知，在麸皮中含有的矿物质量相比于胚乳要高大约 20 倍。粮谷类食物中还有比较多的磷，但钙含量比较少，所占比例大约为 0.05%，且均以氧化钙形式存在，大多数都不能被人体利用，大约有 60%是通过粪便排出体外的。同时，不同粮谷类籽粒中其铁含量也有差异，通常为 1～5mg/（100g）。

（5）维生素

粮谷类籽粒中主要含有 B 族维生素、泛酸和维生素 E，维生素 A 的含量很少，几乎不含维生素 C 和维生素 D。

各种维生素在粮谷类籽粒不同部分中的分布很不均匀，水溶性 B 族维生素主要集中在胚和糊粉层；脂溶性维生素 E 主要集中在胚芽内，胚乳中极少。

3.常见谷物的营养价值

（1）小麦

小麦含有 12%～14%的蛋白质，而面筋占总蛋白质的 80%～85%，主要是麦胶蛋白和麦麸蛋白，它们遇水后膨胀成富有黏性和弹性的面筋质。另外，在小麦粉中还包含 B 族维生素、脂肪及维生素 E 等物质，维生素、脂肪及矿物质主要分布在小麦粉胚芽及糊粉层中，因而在小麦粉加工过程中，加工精度越高，得到的面粉也就越白，其中包含的淀粉也就会越多，而其中的矿物质及维生素含量比较低。对于标准粉及普通粉，除色泽及筋力比不上精粉之外，其营养价值都高于精粉。

（2）荞麦

荞麦与米、面相比具有更高的营养价值，荞麦中的蛋白质构成相对比较平衡，维生素 B1、维生素 B2 以及胡萝卜素都比较多。同时，其中包含很多特种成分，如荞麦碱、苦味素以及芦丁等相关黄酮类物质，这些物质在预防糖尿病、心血管疾病及青光眼与贫血等疾病方面有着重要的价值及意义。

（3）大米

大米中的蛋白质以谷蛋白为主，大米具备的营养价值和大米的加工精度存在直接联系，精白米相比于糙米，其中的蛋白质会减少大约 8.4%，而脂肪含量会减少 56%，纤维素也会减少 57%，钙减少 43.5%，维生素 B 减少 59%，烟酸减少 48%。

（4）玉米

玉米中的蛋白质含量在 8%～9%，以玉米醇溶蛋白为主。在玉米蛋白质的构成中，色氨酸与赖氨酸的含量约为 4.5%。玉米包含的维生素 E 及不饱和脂肪酸主要集中于玉米胚芽部分，主要类型就是不饱和脂肪酸、谷固醇及卵磷脂。

（5）小米

对于小米中的蛋白质，以醇溶谷蛋白为主，赖氨酸含量相对比较低，而色氨酸、蛋氨酸及苏氨酸的含量与其他谷类相比要高。小米中还包含很多核黄素、硫氨酸及以及 β-胡萝卜素等各种不同种类的维生素。

（6）高粱米

在高粱米中，蛋白质的含量可以达到 9.5%～12%，以醇溶谷蛋白为主，含量最高的就是亮氨酸，但含有的其他种类氨基酸比较少。由于在高粱米中有一定色素及鞣质存在，导致蛋白质吸收率相对较低。在高粱米中，脂肪含量及铁含量都比大米高。

（7）黑米

黑米中含有的蛋白质相比于大米而言更高，其中含有的锌、锰及铜等矿物质与大米相比要高出 1～3 倍，同时包含大米中缺乏的叶绿素、维生素 C 以及花青素与胡萝卜素，还有强心苷等比较特殊的成分，所以黑米和普通大米相比有着更高的营养价值，在稻米中属于珍品，也被叫做长寿米和补血米。我国民间一直存在"逢黑必补"的说法。

（二）薯类食品的营养价值

薯类主要包括红薯、马铃薯及木薯等，是国民日常膳食中十分重要的组成部分。在传统理念中，薯类的作用主要是提供碳水化合物，一般都是将其与主食同等对待的。然而，目前研究显示薯类不但可以提供比较丰富的碳水化合物，并且其中还包含很多矿物质、膳食纤维及维生素等成分，同时具备蔬菜及谷物的双重作用。近些年以来，薯类具备的营养价值及药用价值为越来越多人所重视。

1.马铃薯

马铃薯也被叫作山药蛋、土豆、荷兰薯、洋芋，在作物分类上属于块茎类，不但可以作为蔬菜，也可以当作主食，具有丰富的营养，被誉为"第二面包""第三主食"。就当前我国的实际情况来看，马铃薯的种植面积及整体产量在世界范围内虽然已经处于首位，然而利用率却比较低，依然有很广阔的开发利用前景。

（1）马铃薯的营养价值

在马铃薯的块茎中，水分含量大约为63%～87%，其他的成分大多数都是蛋白质及淀粉。马铃薯中淀粉的含量为8%～29%，是由直链淀粉与支链淀粉组成的，而支链淀粉占据的比例高达约80%。在马铃薯中除了含有大量的淀粉之外，还包含果糖、葡萄糖及蔗糖等碳水化合物，因而马铃薯带有一定甜味，在经过贮藏之后，其中的糖分含量会有所增加。马铃薯中的蛋白质含量大约为0.8%～4.6%，其中还包含8种人体必需的氨基酸，特别是赖氨酸及色氨酸，含量十分丰富，可以很好地补充植物性蛋白质。马铃薯中的脂肪含量比较低，在1%以下。

此外，马铃薯中的维生素含量也比较丰富，特别是维生素 C 及胡萝卜素，其含量可以达到每百克中含有 25mg 和 40μg，属于天然抗氧化剂来源。另外，马铃薯中还含有十分丰富的维生素 B1、维生素 B2 以及维生素 B6。在马铃薯块茎中，矿物质的含量可以达到 0.4%～1.9%，含量最高的就是钾，占 2/3 以上。同时，马铃薯中也有很多无机元素，如钙、磷及镁、铁、钠等，在人体代谢之后会呈碱性，在平衡食物酸碱度方面有着重要的价值及意义。

（2）马铃薯的药用保健价值及其合理利用

马铃薯中的淀粉及蛋白质含量比较丰富，而脂肪含量比较低，其中含有的矿物质及维生素在心血管疾病的防治方面有着重要的作用。比如，马铃薯中的钾含量比较丰富，在防治高血压及中风方面的效果比较理想，其中含有丰富的维生素 B6，可对动脉粥样硬化起到防治作用。在马铃薯块茎中还包含很多酚类化合物，比如香豆酸、芥子酸、花青素、黄酮等，具有抗肿瘤、抗氧化剂、降低血糖和血脂的作用。

马铃薯具有十分丰富的营养价值及保健作用，然而马铃薯自身也会有一定的毒素存在，若食用不当可能会产生食物中毒。龙葵素是一种天然毒素，它主要存在于发芽马铃薯的芽中，食用发芽的马铃薯可能导致发生溶血及神经症状。

2.红薯

红薯也叫做红苕、甘薯、红芋、白薯、番薯、甜薯、地瓜等，是我国人民群众比较喜爱的一种大众食品，既可以当作粮食又可以当作蔬菜，其营养价值及保健价值都比较高。

（1）红薯的营养价值

红薯块根中水分占据的比例为 60%～80%，而淀粉所占的比例为 10%～30%，可用于加工各种淀粉类产品。在红薯中含有很多膳食纤维，具有促进胃肠蠕动的功能，还可以起到预防便秘的效果，并且在降低胆固醇及预防心血管疾病方面有着重要的作用。红薯中的蛋白质含量大约为 2%，含有丰富的赖氨酸。红薯与米面混吃正好可发挥蛋白质的互补作用，提高营养价值。

红薯中的维生素含量比较丰富，特别是维生素 C 及胡萝卜素，可以达到每百克 30mg 与 125μg 维生素 A 当量，由于存在这些具备抗氧化作用的营养素，也就使得红薯具备一定的抗癌作用。另外，在红薯中还有数量比较多的维生素 B1、维生素 B2 和烟酸，还含有人体必需的钙、磷、铁等微量元素。

（2）红薯的药用保健价值及其合理利用

在我国古代的医学名著《本草纲目》中有着关于"红薯补虚乏，益气力，健脾胃，强肾阴"的记载，并指出红薯性味甘平，有补脾胃、养心神、益气力、活血化瘀、清热解毒等功效。从现代营养学理论来看，红薯在预防癌症及心血管病方面有着很好的效果。同时，日本科学家研究发现，在12种具备防癌保健作用的蔬菜中，红薯的防癌效果位于首位，被称为"抗癌之王"。

红薯中蕴含的能量比较低，但却有着很强的饱腹感，并且具有十分丰富的微量元素，因而是减肥者的理想食品。

红薯不能一次食用过多，特别是最好不要生吃。由于红薯中含有的糖分比较多，会对胃酸的分泌产生刺激，胃收缩后胃液向食管反流会有胃灼热感产生，吃烤红薯可以使该症状减轻。同时，将红薯切成小块之后与粳米一同煮成粥，对老年人比较适宜。

二、豆类食品的营养价值

大豆是我国七大粮食作物之一和四大油料作物之一，兼有粮、油两者之长。大豆中含有的营养成分也比较丰富，蛋白质的含量大约为40%，脂肪的含量为18%，碳水化合物的含量为17%。另外，大豆中含有的维生素也比较丰富，其具有的营养价值是其他食物无法相比的。

（一）大豆的营养

1.大豆的种子结构

大豆种子的组成主要包括种皮、子叶以及种胚等，而已经成熟的大豆种子中只包含种皮及胚两个结构，属于比较典型的一种双子叶无胚乳种子，如图3-2所示。

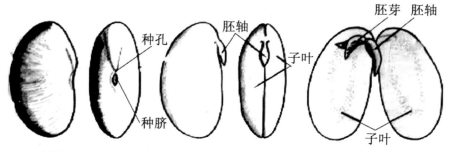

图 3-2　大豆种子结构

在大豆种皮中，其中的糊粉层含有一定的脂肪及蛋白质，而其他组成主要是半纤维素、纤维素及果胶质等。胚中主要是脂肪、蛋白质及碳水化合物。

2.大豆的营养

大豆中的营养成分主要包含脂肪、蛋白质以及矿物质、碳水化合物，还有磷脂与微生物，其含量和大豆产地、品种及收获时间等因素存在密切关系。

大豆中的蛋白质含量大约为 40%，一些特殊品种可以超过 50%。大豆中包含的蛋白质，其中的 86%～88% 都是水溶性蛋白质，以球蛋白为主，在水溶性蛋白质中占据的含量为 85%，属于优质的完全蛋白质。氨基酸的含量比较丰富，其中具有丰富的赖氨酸，而粮谷类食物中正好缺乏赖氨酸，因而粮谷类食品中加入适量大豆蛋白质或者大豆制品可以适当弥补其中缺少的赖氨酸，进一步提升粮谷类食品的营养价值。

大豆中含有不同种类的油脂及脂肪酸，其中含量比较高的为不饱和脂肪酸（以亚麻酸及亚油酸为主），超过 60%，其中的磷脂含量也比较丰富。大豆中油脂的营养价值很高，且会在很大程度上影响大豆风味及口感。在大豆制品中包含一定油脂，可以使食品的口感更加细腻、滑润，有香气，否则会有粗糙涩口之感。

在大豆的各种组成成分中，碳水化合物的含量大约为 25%，主要就是棉子糖、蔗糖及水苏糖，还有淀粉与阿拉伯半乳糖等。除淀粉及蔗糖之外，其他类型都很难被人体消化吸收，有些进入人体肠道内还会被微生物利用而有气体产生，导致人们会有胀气感。

大豆里的维生素以维生素 B1 含量较多，此外还有烟酸、核黄素及维生素 E。干大豆中并不存在维生素 C，但是在大豆发芽之后却有着丰富的维生素 C。

同时，在大豆中还含有钙、磷、钾、镁、铁、铜、锌、铝等十余种矿物质。所以，在我们日常膳食中，大豆不但是植物蛋白质的主要来源，同时也是矿物质、优质脂肪及维生素的重要来源。

（二）豆制品的营养

当前的豆制品种类比较多，常见的主要有豆浆、豆腐、豆芽及发酵豆制品。对于不同的大豆制品，由于加工方法及含水量方面的差异，不同产品具有的营养价值也有着很大的差异。

豆腐是日常生活中十分常见的一种豆制品，以黄豆为原料制作而成，依据硬度不同，可以将其分为嫩豆腐与老豆腐。豆腐具备的营养价值比黄豆更高，由于提取出了其中的纤维组织，消化率也有所提升。在豆腐进行点卤凝固的过程中选择卤水或者石膏，所以豆腐中的钙含量比较丰富，100g 豆腐的含钙量约为 25mg，但是脂肪及维生素会发生流失。

在提供蛋白质方面，豆浆的营养成分并不比鲜乳低，其中的铁含量达到 2.5mg/100g，远远超过鲜乳中的 0.2mg/100g，而豆浆的不足之处是含有的碳水化合物及脂肪比较少，在提供能量方面低于鲜乳。另外，钙以及核黄素与鲜乳相比也相对较少，维生素 A 及维生素 D 缺乏，若能够将其不足的营养成分补充完全，则可以用豆浆代替牛乳用于婴儿的喂养。

大豆在发芽之后，其中含有的抗坏血酸含量通常都在 17～20mg/（100g），而发芽比较短的含量会更高，可以达到 30mg/100g。所以，在冬季或者蔬菜比较缺乏的一些地区，可以将豆芽作为理想的抗坏血酸来源。

三、蔬菜水果的营养价值

蔬菜、水果由许多不同的化学物质组成，而这些物质中的大部分都是人体必需的营养成分，也是保证人体健康必不可少的物质。在大部分的新鲜蔬菜及水果中都含有丰富的矿物质及维生素，还有一定量的碳水化合物，而脂肪及蛋白质含量比较低。在人们的日常膳食中，蔬菜及水果占据的比例很大，它们在帮助消化、增强食欲及维持肠道功能与丰富膳食等方面具有重要价值。

（一）水分

水分是果蔬中含量最多的化学成分，在整个成分组成中占据的比例超过80%，而有些种类及品种甚至可以达到90%，在西瓜、黄瓜等瓜类蔬菜中，其水分含量可以高于96%，甚至达到98%。

（二）碳水化合物

碳水化合物在果蔬中的存在形式主要是单糖和双糖，糖分的含量在0.5%～25%。就果蔬中的含糖量而言，不同种类及品种之间有很大差异，并且其存在形式也是不同的。

就仁果类水果而言，梨与苹果中以果糖为主，其次就是蔗糖和葡萄糖。苹果中的果糖含量最高，可以达到11.8%。

在核果类的水果中，李、桃及杏中含量最多的是蔗糖，可以达到10%～16%；而樱桃中含有的蔗糖量较少。柑橘类的水果中都含较很多的蔗糖，柠檬中蔗糖的含量为0.7%。

在浆果类的水果中，草莓、葡萄及猕猴桃中主要包含果糖及葡萄糖，蔗糖含量在1%之内，而欧洲红葡萄及红穗状醋栗中都不存在蔗糖。

一般来说，蔬菜中的含糖量与水果相比都比较低，常见的含糖量比较高的蔬菜主要有番茄、胡萝卜、南瓜和甜薯等。

在坚果及根茎类蔬菜中含有比较多的淀粉，比如板栗中含有的淀粉大约为16%～42%，马铃薯中的淀粉为14%～25%，藕中的淀粉为12%～19%。蔬菜及水果都是膳食纤维的重要来源，水果中存在的果胶通常都属于高甲氧基果胶，而蔬菜中的果胶通常都是低甲氧基果胶。在果蔬组织中，果胶通常都是以果胶、原果胶及果胶酸这三种不同形态存在的。原果胶不能溶于水中，其与纤维素可以实现细胞之间的结合，使果蔬可以更坚实脆硬。果蔬中含果胶较多的主要包括苹果、山楂、柑橘、胡萝卜、南瓜及番茄等。

（三）维生素

在每种新鲜蔬菜中都包含一定量的维生素 C，尤其在叶菜类及花菜类中，有着最丰富的维生素 C，其次就是根菜类。蔬菜中的雪里蕻、辣椒以及甘蓝、花椰菜与菠菜等含有的维生素 C 大约为 35mg/100g，甚至更多。鲜枣、山楂以及猕猴桃、荔枝、柑橘等水果中含有比较多的维生素 C。在核果类及仁果类中，维生素 C 含量基本低于 10mg/100g。

新鲜果蔬中含有大量胡萝卜素，如甘蓝、菠菜、胡萝卜、南瓜、芒果、柑橘、枇杷、甜瓜、西瓜等。

豆类蔬菜、芦笋及干果的维生素 B 含量比较高。维生素 B 的一个重要作用就是确保神经系统正常活动。若人体长期缺乏维生素 B，可能会出现肠胃功能障碍及脚气病。

（四）矿物质

蔬菜、水果是人体无机盐的重要来源，对维持机体的酸碱平衡也很重要，比如钙、镁、钾、钠、铁、铜、磷、碘等。无机盐是产生和保持人体生理功能必不可少的营养物质，其他食品无法将其替代。很多绿叶蔬菜，如小白菜、油菜及芹菜与雪里蕻等，都可以作为铁与钙的理想来源，其中不但含有比较丰富的矿物质，并且有着很高的利用率。对于有些蔬菜，如菠菜、苋菜以及洋葱与韭菜等，其中虽然含有的钙比较多，但同时也有丰富的草酸，这些草酸在与钙结合之后会成为不溶性草酸钙，会影响人体对于钙的吸收与利用。

（五）有机酸

在水果、蔬菜中含有各种有机酸，主要包括苹果酸、柠檬酸、石酸、草酸等。果蔬中存在的酸味主要来源于有机酸，果蔬具备一定的酸度，可以有效保护维生素 C 的稳定性。对于不同的果蔬而言，其中含有的有机酸种类、数量及存在形式也有差异，水果中苹果酸、柠檬酸及酒石酸含量很多，而蔬菜中这些酸的含量相对就比较少。柑橘类及番茄类含有比较多的柠檬酸，在核果类及仁果类中含有比较多的苹果酸，葡萄中含量比较高的主要就是酒石酸，草酸通常都存在于蔬菜中。

（六）芳香物质和色素

果蔬有香味，主要是因为在果蔬中存在芳香物质，果蔬中的这些芳香物质成分比较多，并且含量比较少，结构也比较复杂。这些芳香物质有些是处于显现状态，有些被掩盖，大部分情况下都是几种色素同时存在，形成油状挥发性化合物，也就是精油，其中的成分主要包括醇、酯、酮、醛、萜、挥发性有机酸、内酯以及含硫化合物等。

果蔬中存在的色素以类胡萝卜素、叶绿素及花色素与黄酮类色素为主，这些色素分布及含量，在不同类型的果蔬、不同生长阶段及不同环境条件下也存在很大的变化及不同之处。在当前很多果蔬逐渐成熟及衰老的过程中，由于叶绿素被分解而转变为黄色是比较明显的变化，因此果蔬是否变黄常被用来作为成熟度和贮藏质量变化的标准。

四、知识拓展

在生活中如何运用蛋白质互补作用？

在人体细胞的构成中，蛋白质属于比较重要的基本物质。另外，人体最为重要的一些活性物质，如激素、酶及抗体等也都是由蛋白质组成的，所以在维持生命方面，蛋白质是必不可少的营养素。

蛋白质的来源主要是动物性食品，如禽类（如鸡、鸭、鹅）、畜类（如猪、牛、羊）、鱼类以及蛋类、奶类等；在植物性食物中，蛋白质含量最高的是豆类。这些食物在进入人体之后，通过消化吸收可以被分解成氨基酸，这样才能够被人体吸收利用。动、植物食物蛋白质含有 20 多种氨基酸，但是，其中有 8 种氨基酸无法通过人体合成，需要在食物中获取，这些氨基酸属于人体必需氨基酸。

对于不同的食物而言，其中含有的必需氨基酸也存在差异，奶类、蛋类的蛋白质含有较多的必需氨基酸，各氨基酸之间配比合理，才能完全为身体利用来合成人体的蛋白质。其氨基酸分值定为100，有着很高的生理价值。米的蛋白质分值为65，其中赖氨酸含量较低，不能全部合成人体蛋白质。大豆的蛋白质含赖氨酸高。

在进行膳食安排时，如果能够同时摄入几种不同食物中的蛋白质，则不同的氨基酸之间可以相互补充，使膳食中的蛋白质有着更高的生理价值，这也就是蛋白质的互补作用。比如，面粉及大豆制品可以同吃，这样大豆蛋白质中的大量赖氨酸就可以对小麦蛋白质的赖氨酸不足进行补充。同时吃面食及豆制品就可以使蛋白质具有更高的生理价值。在日常生活中有很多类似的案例，比如，素什锦就是将豆制品、蘑菇、木耳以及花生与杏仁进行合理搭配；腊八粥主要就是以大米、小米、红豆以及绿豆、栗子、花生与枣等为原料共同煮食，这样可以实现蛋白质互补，相比于单纯食用一种食材，可以进一步提高蛋白质的利用率。

五、案例分析

依据2020年1月份的新闻报道来看，北京居民对粮谷类食品的摄入量呈现出明显下降的趋势，且低于全国平均水平。北京市疾病预防控制中心专家做客《首都之窗》时提出，北京居民本身在粮谷类食品摄入不足的情况下，吃的主食还都是精细的部分。专家建议市民多吃粗粮，增加深色蔬菜的摄入。

对北京居民一日三餐的营养问题，北京市疾病预防控制中心营养与食品卫生主任医师黄磊介绍，随着经济的发展，改革开放以后主副食发生了很多的变化。"肉类吃得多了，蔬菜和水果吃得多了，只是粮谷类下降得太多了。"

黄磊说，全国居民日谷物平均消费水平是355g，按照中国居民平衡膳食的需要应该是每日消费谷物300～500g，北京城区有相当多的人谷物消费是低于300g的。作为中国的传统膳食，粮谷类应该作为主食，摄入粮谷类的数量要足够。

现在的问题是北京的市民吃得过于精细。米面加工得越精细，维生素和矿物质损失得就越多。如果吃得过于精细，每日摄入的营养是不均衡的，这对人们的身体健康不利。

专家提出，居民还存在深色蔬菜摄入不足的问题。"与 2018 年相比，我们摄入的蔬菜总量是增加了，但深色蔬菜摄入是较少的。"黄磊建议，居民应该注意多食用绿叶蔬菜，比如韭菜、木耳菜、苋菜、菠菜等，以满足身体所需。

第二节　动物源性食物的营养价值

一、畜禽肉类的营养价值

畜禽肉包括动物机体的肌肉、脂肪组织、结缔组织、内脏、脑等部分，是人体需要的优质蛋白质、脂肪、矿物质和维生素的主要来源。我国居民常食用的畜肉有猪肉、牛肉、羊肉、驴肉、兔肉等；禽肉有鸡肉、鸭肉、鹅肉、鸽子肉等。

（一）蛋白质

畜禽肉类蛋白质含量因畜禽种类不同而不同，为 10%～20%。畜肉中，猪肉蛋白质含量平均为 13.2%，牛肉可达 20%，羊肉的蛋白质含量介于猪肉和牛肉之间；禽肉中，鸡肉的蛋白质含量较高，约为 20%，鸭肉的蛋白质含量约 16%，鹅肉的蛋白质含量约为 18%。

畜禽肉的蛋白质为完全蛋白，其必需氨基酸种类齐全，含量丰富，构成及比例接近人体需要，易于被人体充分利用，营养价值较高，是优质蛋白。

（二）脂肪

畜禽脂肪多积聚于皮下、肠网膜、心、肾周围结缔组织及肥肉之中，其含量因动物种类、育肥情况而有很大差别，一般平均含量为 10%～30%。脂肪的成分多为硬脂酸、软脂酸和油酸，总体以饱和脂肪酸为主。肥肉中的脂肪约占 90%。禽肉中，鸡肉脂肪含量约为 2%，但水禽类明显增高，为 7%～11%。畜禽肉类脂肪中还含有少量卵磷脂和胆固醇。畜禽肉类脂肪的熔点和人体体温相近，其中猪油稍低，牛油、羊油略高，故其消化率较低。畜禽肉类脂肪组成中不饱和脂肪酸，如亚油酸、α-亚麻酸及花生油烯酸的含量较植物油低，而饱和脂肪酸含量比植物油高。由于饱和脂肪酸可使血胆固醇升高，所以冠心病患者要少食动物脂肪。

（三）矿物质

畜禽肉类中含矿物质一般为 0.8%～1.2%，含钙较少，含铁、磷较多。肝在动物内脏中营养价值最高，含有磷、硫、钙、铁、铜等。肾脏中含铁较高。畜肉中具有最显著营养作用的矿物质是铁，铁在肉中主要以血红素铁形式存在，其生物学有效性远优于非血红素铁。

（四）维生素

畜禽肉类可提供多种维生素，主要是 B 族维生素如维生素 B1、维生素 B2、烟酸和维生素 A。猪肉中富含维生素 B，牛肉中叶酸含量较高。动物内脏的维生素含量较高，肝脏的维生素 A 含量较高，尤其以羊肝为最高。禽肉中还含有维生素 E。

（五）含氮浸出物

含氮浸出物为非蛋白质的含氮物质，如游离氨基酸、磷酸肌酸、核苷酸类及肌苷、尿素等。这些物质能左右肉的风味，是肉香气的主要来源。

禽类所含的含氮浸出物比畜类高，因此禽类炖汤味道更加鲜美。另外，含氮浸出物随动物的年龄而异，幼禽肉汤中含氮浸出物比老禽肉汤中含量少，所以幼禽肉的汤汁不如老禽肉汤汁鲜美,这也是一般人喜欢用老母鸡煨汤而用仔鸡爆炒的原因。就不同禽类来比较,野禽肉比家禽肉含有更多的浸出物质,能使肉汤带有强烈的刺激味,甚至使肉汤失去香味,因此野禽肉最好用煎、炒、焖的烹调方法食用。

二、水产品的营养价值

水产类包括各种海鱼、河鱼和其他各种水产动植物,如虾、蟹、蛤蜊、海参、海蜇和海带等。它们是蛋白质、无机盐和维生素的良好来源。我国水产品资源丰富,所产鱼类达 1500 种以上。鱼类的营养成分随鱼龄、品种、鱼体部位、生产季节及地区而异,尤其蛋白质含量丰富,比如 500g 大黄鱼中蛋白质含量约等于 600g 鸡蛋或 3.5kg 猪肉中的含量。水产品中藻类的一般营养成分与水产动物的差异较大,粗蛋白和粗脂肪的含量较低,糖的含量较高。

(一)蛋白质

鱼类是蛋白质的良好来源,一般鱼类中的蛋白质含量为 15%～20%,如桂花鱼含蛋白质为 18%,对虾为 20.6%,河虾为 17.5%,河蟹为 14.6%,紫菜为 20.3%等。鱼类蛋白质的氨基酸组成与人体组织蛋白质的组成相似,因此生理价值较高,属优质蛋白。鱼类肌纤维较细短,间质蛋白较少,且结构疏松,水分含量较多,故肉质柔软细嫩,比畜、禽更易被人体消化吸收,其消化吸收率为 85%～90%,比较适合病人、老年人和儿童食用。水产动物的必需氨基酸含量与组成都略优于禽畜产品,它们的必需氨基酸含量占氨基酸总量的比例比较如下:贝类等于或略低于鸡蛋、牛肉、羊肉与猪肉;虾蟹类、鱼类和中华鳖高于禽畜食品,其中杂色蛤与中华鳖的蛋白质含量最高。

(二)脂肪

鱼类的脂肪含量为 1%～10%,一般为 3%～5%。鱼类的脂肪含量与组成和畜肉明显不同,不但含量低,且多为不饱和脂肪酸,因此熔点低,极易为人体消化吸收,其消化吸收率可达 95%以上。但鱼类脂肪易被空气氧化,故难保存。鱼类的胆固醇含量一般为 60～114mg/100g。水产动物含人类所需的亚油酸、亚麻酸、花生四烯酸等必需脂肪酸和 EPA、DHA，因此不仅是优质食物，而且是保健营养品。EPA 和 DHA 具有很强的生理活性，是人类和动物生长发育所必需的物质，能够抗血栓，防止血小板聚合，可用于预防和治疗心肌梗死、冠心病、脉管炎、脑动脉硬化等多种疾病。同时，DHA 能促进脑细胞的生长发育，经常吃海洋动植物，多吸收 DHA，能活化大脑神经细胞，改善大脑机能。海水鱼的 DHA 含量明显高于淡水鱼类。

（三）无机盐

海产类的无机盐含量要多于肉类，鱼肉中的无机盐含量为 1%～2%，主要为钙、磷、钾和碘等。鱼肉中含有丰富的碘，淡水鱼的含碘量为 5～40μg/100g，海水鱼的含碘量达到 50～100μg/100g。鱼肉的含钙量要比畜肉更高，虾皮中的钙可高达 991mg/100g，海产鱼的含钙量要比淡水鱼高。加工成罐头的沙丁鱼和大麻哈鱼等是钙和磷的丰富来源，因为罐制过程中鱼骨经加工已经软化，一般可连同肉同时食用而更容易被人体吸收。牡蛎富含铜和锌，锌与大多数酶系统活动有关，缺少锌可推迟男子生殖功能的发育成熟，所以人们常常通过食用牡蛎类食品来促进生殖功能的发育。海水鱼中还含有锰、钴和硒等微量元素。

（四）维生素

鱼类也是一些维生素的重要来源，如鳝鱼、海鱼、河（海）蟹中的核黄素和烟酸特别丰富。海鱼的肝及肠含有丰富的维生素 A、D，是膳食和药用鱼肝油、维生素的来源。鱼类中维生素 B1 的含量普遍较低，因为鱼肉中含有维生素 B1 酶，能分解破坏维生素 B1。鱼类中几乎不含维生素 C，水产植物中则含有较多的胡萝卜素。

三、乳类及制品的营养价值

乳类是营养丰富的食品，乳中含有丰富的蛋白质和脂肪，还含有婴幼儿生长所需要的各种营养成分。牛乳中乳糖含量比母乳少，若代替母乳喂养婴儿，需经适当的调配使其成分接近于母乳。乳类也是老年人、病人及从事脑力劳动和体力劳动等成年人的营养食品。

在动物乳中以牛乳最为重要。此外，还有羊乳和马乳。乳类食品主要能提供优质蛋白质、脂肪、维生素 A、核黄素及矿物质（特别是钙），也提供乳糖，营养全面，易于消化吸收，而且是碱性食物。

（一）乳的营养

乳的成分主要有水分、蛋白质、脂肪、乳糖、无机盐类、磷脂、维生素、酶、免疫体、色素、气体以及其他微量成分。

牛乳中主要成分及含量为：水分 87%～89%；干物质 11%～14%（其中脂肪 3%～5%；蛋白质 2.7%～3.7%；乳糖 4.5%～5%；无机盐 0.6%～0.75%）。正常牛乳的化学成分基本是稳定的，但各种成分也有一定的变化范围，其中变化最大的是乳脂肪，其次是蛋白质，乳糖的含量变化很小。因此，我们可以根据乳的成分变化情况判别乳的质量好坏。

1.水分

水是乳的主要组成部分，占 87%～89%。水的主要作用是作为固体物的溶媒，溶解无机盐类和气体。

2.脂肪

牛乳中的脂肪含量由于乳牛的品种、个体牛的健康状况、疾病、饲料及饲养管理等因素的变化而不同，一般含脂肪 3%～5%。

乳脂肪中溶有磷脂、固醇、色素及脂溶性维生素等。乳脂肪与其他动植物脂肪不同，含有 20 种左右的脂肪酸，含 14 碳以下的低级挥发性脂肪酸达 14%左右，其中水溶性挥发性脂肪酸，如丁酸、己酸、辛酸等达 8%左右，而其他油脂只有 1%左右。由于这些脂肪酸在室温下呈液态，易挥发，因此使乳脂肪具有特殊的香味和柔软的质体，但也容易受光线、热、氧、金属（如铜）等的作用使脂肪氧化而产生脂肪氧化味。

3.蛋白质

牛乳中的蛋白质含量为 2.7%～3.7%，分为两大类：酪蛋白（占乳蛋白质的 80%～83%）和乳清蛋白（占乳蛋白质的 17%～20%）。

牛乳中的必需氨基酸含量很高，其蛋白的可消化性也很高，但是其消化率会因加工而降低。牛乳过热处理会造成赖氨酸利用率下降，若处于 pH 值高于 7 的环境下，则会发生脱氨基和脱磷酸反应，会破坏牛乳的营养价值。

4.碳水化合物

人乳中的碳水化合物主要形式为乳糖，它的浓度范围为 4.5%～5%。乳糖是一种有益的膳食能源，可以促进食物中钙的吸收。乳糖有调节胃酸、促进胃肠蠕动和消化腺分泌的作用，还能助长乳酸菌的增长，抑制腐败菌的生长，对改善婴儿肠道菌丛的分布状况有重要意义。

5.乳中无机盐

牛乳中的无机盐含量为 0.6%～0.75%，主要有钾、钠、钙、镁、磷、硫、氯及微量成分，其中钙含量为 110mg/100g，易于被人体吸收利用。

牛乳中的铁含量较低，若以牛乳喂养婴儿，应同时补充含铁高的食物。牛乳中富含多种其他元素，如铜、锌、镁、硒、锰和碘等，虽然量很少，但对人体的发育和代谢起着重要作用。

6.乳中维生素

牛乳中几乎含有人体所需要的各种维生素。维生素 A 和胡萝卜素的含量较高，其含量取决于饲料中胡萝卜素的含量。牛乳中的维生素 E 含量也高，维生素 E 对热很稳定，并能防止维生素 A 和脂肪的氧化。牛乳是维生素 B2 的一种很好的来源，初乳中维生素 B2 含量特别高，比常乳中含量高出近四倍。维生素 B2 受日光照射会遭到破坏，因此，牛乳要避免日光照射，以保护其中的核黄素不受破坏。

牛乳中还含有相当数量的维生素 B1，烟酸的含量较少。因牛乳蛋白质中色氨酸含量高，烟酸可以由色氨酸在人体内合成，故牛乳又具有抗癞皮病的效果。

（二）乳制品的营养

鲜乳经过加工后可制成许多产品，主要有炼乳、乳粉、奶油、干酪、发酵乳制品及冰激凌等。

1.酸乳制品

酸乳制品是将新鲜牛乳加热消毒后接种乳酸菌或加入乳酸发酵剂发酵而成的产品。该制品营养丰富，容易消化吸收。由于牛乳中的乳糖被发酵成乳酸，故对于那些不能摄取饮食中乳糖（乳糖不耐症）的人来说，酸乳是可以接受的，不会出现腹痛、腹泻的现象。

乳酸菌在人体肠道内繁殖产生乳酸，可抑制一些腐败菌的繁殖，调整肠道菌丛，防止腐败菌产生毒素对人体产生不利的影响。有的酸乳制品在发酵过程中，产生乳酸的同时也产生酒精，因此也能增进消化腺的机能，促进食欲，增加肠的蠕动和机体物质的代谢；某些乳酸菌还能形成 B 族维生素。总的来说，酸乳制品在增进人体健康方面具有一定的作用，同时对某些疾病还有治疗效果。

2.乳粉

乳粉是鲜乳经消毒、脱水、干燥最终制成粉末状态的乳制品。乳粉的种类很多，根据使用原料乳不同可分为全脂乳和脱脂乳；根据加糖与否可分为加糖乳粉和不加糖乳粉；还有添加某些必要的维生素、矿物质和氨基酸及其他营养成分，专为喂养婴儿或病弱者食用的所谓强化乳粉，这种乳粉的利用率高，容易消化吸收，不仅能促进婴儿的正常生长发育，还可以提高其抗感染的能力。

3.炼乳

甜炼乳是在鲜乳中加入约 15% 的蔗糖，经减压浓缩到原体积的 40% 左右直接装罐。甜炼乳中蔗糖、蛋白质和无机盐的含量不适宜喂养婴儿，特别是初生儿。

淡炼乳或称无糖炼乳，是将牛乳浓缩到 1/2～1/2.5 后装罐密封，然后再进行灭菌的一种炼乳，其外观呈稀奶油状，在胃酸和凝乳酶的作用下易形成柔软的凝块，较易消化，适合喂养婴儿。

（三）加工烹调对乳类营养价值的影响

乳类加工烹调时，有一个共同的操作过程为热处理。热处理与各种乳制品的质量有很大关系，也是加工中的一个重要问题。

在乳品工业中人们非常关心的一个实际问题是乳清蛋白值的加热变化。如牛乳蒸煮味的产生、抗氧性的发现、凝固性的降低、赋予牛乳以软凝块化、防止淡炼乳在保藏过程中变稠、脱脂乳粉烘烤型的改进等现象，都直接或间接地与乳清蛋白的加热变性有关。

四、蛋类及制品的营养价值

蛋类包括鸡蛋、鸭蛋、鹅蛋、鹌鹑蛋和鸽蛋等，其中以鸡蛋数量最多，其次为鸭蛋、鹌鹑蛋、鹅蛋。蛋类食用方便，营养丰富，是一类重要的营养食品。

蛋均由蛋壳、蛋白和蛋黄三部分构成，其中蛋黄占30%～35%，蛋清占55%～65%，蛋壳占11%。蛋壳是包裹在蛋内容物外面的一层硬壳，主要成分是碳酸钙和磷酸钙，它使蛋具有固定形状并起着保护蛋白、蛋黄的作用，但很脆，不耐碰或挤压。蛋白也称为蛋清，位于蛋白膜的内层，是一种典型的胶体物质。蛋白的导热能力很弱，能防止外界气温对蛋的影响，起着保护蛋黄及胚胎的作用，同时供给胚胎发育所需的水分和养料。蛋黄由蛋黄膜、蛋黄内容物和胚盘三个部分组成。

（一）蛋的营养

1.蛋白质

禽蛋含有营养价值较高的蛋白质，属于完全蛋白质。蛋类蛋白质的含量是比较高的，鸡蛋的蛋白质含量为11%～13%，鸭蛋为12%～14%，鹅蛋为12%～15%。

禽蛋中必需氨基酸的含量及比例比较平衡。其蛋白质中不仅含有必需氨基酸的种类齐全，含量丰富，而必需氨基酸的数量及相互间的比例也很适宜，与人体的需要比较接近或比较相适应。因此，普遍认为蛋类的蛋白质是一种理想的蛋白质。

2.脂肪

禽蛋含有丰富的脂肪，含量为12%左右，磷脂含量较高。这些脂肪几乎都在蛋黄里，约占蛋黄的30%，其中20%为真正脂肪，10%为磷脂类。蛋中的脂肪熔点较低，在常温条件下呈乳融状态，很容易消化，其消化率可达94%。蛋中含有丰富的必需脂肪酸。

此外，蛋黄中还含有在营养学上特别重要的营养素，即磷脂和胆固醇。其中磷脂对人体的生长发育非常重要，主要为卵磷脂、脑磷脂和神经磷脂，这些磷脂对脑组织和其他神经组织的发育有极其重要的作用。蛋类胆固醇含量高，主要集中在蛋黄中。

3.矿物质

鸡蛋中的矿物质除钙的含量比较少外，其他矿物质元素都较丰富。磷的含量最为丰富，另外铁的含量也较多，但以非血红素铁的形式存在。由于卵黄高磷蛋白，对铁的吸收具有干扰作用，故蛋黄中铁的生物利用率较低。

4.维生素

蛋中含有丰富的维生素。在鸡蛋中除维生素 C 含量甚微之外，其他各种维生素均有一定的含量，含量较多的是维生素 A、维生素 B1、维生素 B2 及维生素 D 等。作为维生素 D 的天然来源，鸡蛋仅次于鱼肝油，但维生素 D 的含量与季节、饲料组成和鸡受光照时间有关。

（二）蛋制品的营养

1.皮蛋

皮蛋又称松花蛋，是用石灰、碱、盐等配制的料汤制作而成的蛋制品。在加工过程中，水分减少，使蛋内的营养价值相对提高，尤其使蛋白中蛋白质的含量和糖的含量相对增多。禽蛋加工成皮蛋后，大幅度改善了其色、香、味，使其具有开胃、助食、助消化的作用。但皮蛋的制作过程可使 B 族维生素被破坏。

2.蛋粉

干蛋粉是指全蛋粉、蛋黄粉和蛋白粉，是利用高温在短时间内使蛋液中的大部分水分脱去，制成的含水量为 4.5%左右的粉状制品。蛋粉在正常干燥或贮藏条件下营养损失变化很小，全蛋和蛋黄的色泽和风味保持不变。蛋粉中含有维生素 A，特别是蛋黄粉中含量更多。维生素在空气中易氧化，日光照射易被破坏，因此蛋粉应贮藏在暗处。

3.咸蛋

咸蛋是将蛋浸泡在饱和盐水中或用混合食盐、黏土敷在蛋壳的表面，腌制一个月左右即成的蛋制品。其营养成分与鲜蛋相似，易于消化吸收，味道鲜美，具有独特风味。

五、知识拓展

在不同种类食品的选择上，有些营养学家说："吃四条腿的（畜类肉）不如两条腿的（禽类肉），吃两条腿的不如没腿的（鱼类）。"你认为这种说法科学吗？

吃畜肉不如吃禽肉，吃禽肉不如吃鱼肉。畜肉中，猪肉的蛋白质含量最低，脂肪含量最高，即使是我们以为不含脂肪的瘦肉，其中看不见的隐性脂肪也占 28%。禽肉是高蛋白、低脂肪的食物，鱼肉不仅总的脂肪含量低，所含脂肪的化学结构更接近橄榄油，主要是不饱和脂肪酸，可以保护我们的心脏。而以油脂的含量来说，四条腿的动物（猪、牛、羊等）多于两条腿的动物（鸡、鸭等），两条腿的动物又多于没有腿的动物（海鲜）。总的来讲，没腿的、腿少的动物比腿多的营养价值要高，所以尽量多吃腿少的。

研究发现，有规律地食用鱼肉对人体具有保护作用，比如每两天吃 80 克鱼的人比一星期吃鱼不超过一次的人患病概率减少 30%。世界卫生组织下属的国际癌症研究机构呼吁：人人多吃鱼肉，少吃红肉。

医学研究发现，因纽特人罹患心血管疾病的比例很低，原因是他们的饮食中有大量富含 EPA 及 DHA 的海鱼类。在日本的调查也发现，沿海渔村的居民瞿患心血管疾病的比例较内地农民低。

近些年来，市场上出售的大米、面粉绝大部分为过度精细化产品。这些过度精细化的米、面产品除了外观和口感较好之外，其他几乎是有害无益的。米面加工过度精细化的主要弊端有：①浪费了大量的粮食。水稻的标一米出米率比标二米少 2%～4%，特制米则比标二米少 15%。小麦加工成"标准粉"出面率可达 75%，加工成"特精"类的面粉，出面率只有 70%。这就使大量可以食用的粮食变成了加工副产品而只能用作饲料；②损失了本就稀缺的营养素。面粉、大米加工越精细，营养素流失得越多；③增加了粮食加工成本，最后成本还要由消费者来承担。

有关方面要高度关注米面加工过度精细化问题，使人们的一日三餐更科学、更节约。应有计划地宣传良好的膳食习惯，提倡科学饮食，使全社会都关注食品的营养和安全，树立健康科学的饮食理念；商务和粮食部门应有组织地安排一些标准米、面产品上市，并在产品包装上注明各种营养成分含量；研究制定相关的政策法规，通过行政手段遏制食品加工特别是米面加工过度精细化的问题。

六、案例分析

最近美国科学家对鸡汤功效所做的研究表明，鸡汤在缓解感冒症状如鼻塞和喉咙疼痛，提高人体的免疫功能，最终帮助患者战胜感冒方面有着一定的作用。

该项研究显示，喝鸡汤能抑制咽喉及呼吸道炎症，对消除感冒引起的鼻塞、流涕、咳嗽、咽喉痛等症状极为有效。鸡肉中含有人体所必需的多种氨基酸，营养丰富，能显著增强机体对感冒病毒的抵抗能力。鸡肉中还含有某种特殊的化学物质，具有增强咽部血液循环和鼻腔液分泌的作用，对保护呼吸道通畅、清除呼吸道病毒、加速感冒痊愈有良好的作用。因此，鸡汤可以起到缓解感冒症状，提高人体的免疫功能的作用。那么你知道鸡肉和鸡汤谁的营养价值更高吗？

其实鸡汤的营养价值并不高，很多人只喝汤却把炖过的肉弃之不食的做法也不妥。虽然经过了长时间的煲汤过程，但鸡汤里却只含有从鸡油、鸡皮、肉与骨中溶解出来的水溶性小分子物质，除此之外就是油和热量，嘌呤的含量也很大，客观上来说并不营养。多喝鸡汤其实就是摄取更多的动物性脂肪的过程，对一些心血管病人和痛风病人来说，饮用大量的鸡汤对身体很不利，恰恰鸡汤里的鸡肉才是营养丰富的宝贝。汤中的鸡肉已经被炖得很烂，容易消化，也利于营养被吸收。想要更好的营养，还是应该吃汤里的鸡肉，适当喝一些汤当作调味，这才是科学有效的滋补方法。

第四章　食物中的生物活性物质

随着科学技术的发展，在营养科学领域中除了已知的营养素以外，又发现了一些"生物活性物质"，这些物质存在于天然食物中，对人体健康起到了保护作用，目前已知的这些活性物质多存在于植物中，又称之为"植物化学物质"，在保健食品中称之为"功效成分"。

第一节　多酚类化合物

多酚是分子中具有多个羟基酚类植物成分的总称，又称黄酮类，具有多元酚结构，是植物体内的复杂酚类的次生代谢产物，主要存在于植物体的皮、根、叶、壳和果肉中。具有抗氧化、强化血管壁、促进肠胃消化、降低血脂肪、增加身体抵抗力，并防止动脉硬化、血栓形成；还能利尿、降血压、抑制细菌与癌细胞生长。

一、植物多酚类物质的化学性质

植物多酚可通过疏水键和氢键与蛋白质发生反应是其最重要的化学特征，也可以与其他生物大分子如生物碱、多糖等的分子发生相似反应。植物多酚中多个邻位酚羟基可与金属离子发生配合反应。由于植物多酚的邻位酚羟基极易被氧化，且对活性氧等自由基有较强的捕捉能力，使植物多酚具有很强的抗氧化性和清除自由基的能力。

过去，人们关注更多的是植物多酚的抗营养性。这是由于植物多酚易与蛋白质结合，例如与人体消化道内的酶结合，降低人体对食物中蛋白质消化能力，影响了人体对营养成分的吸收。现在，许多研究显示，植物多酚具有较强的抗氧化作用，以及抑菌、抗癌、抗老化和抑制胆固醇上升等功效。

二、植物多酚的生理功能

（一）抗氧化防衰老

现代医学研究证明，很多疾病和组织器官老化等都与过剩的自由基有关。而植物多酚有着出色的抗氧化能力，能够有效地清除人体内的过剩自由基。因此，利用植物多酚的这一性质，就能减缓人体组织器官的衰老。并且可以保护生物大分子免受自由基诱发的损伤。

（二）抗心脑血管疾病

血液流变性降低，血脂浓度增高，血小板功能异常是诱发心脑血管疾病的重要原因。植物多酚能够抑制血小板的聚集粘连，诱导血管舒张，并抑制脂代谢中酶的活性，有助于防止冠心病、动脉粥样硬化和中风等常见心脑血管疾病的发生。干红葡萄酒酿造工艺中的带皮发酵过程使干红葡萄酒中富含能够抑制胆固醇上升和预防高血脂的白藜芦醇。因此，干红葡萄酒被认为是一种健康饮品。

（三）抗癌

多酚是一种十分有效的抗诱变剂，能够减少诱变剂的致癌作用，并提高染色体精确修复能力，提高细胞免疫力和抑制肿瘤细胞生长。亚硝酸盐类化合物具有致癌性，而植物多酚中的茶多酚对亚硝酸盐化合物有抑制作用，从而具有抗癌的功效。长期饮用绿茶，能够减少癌症和肿瘤的发病率。有统计资料显示，日本国内，凡绿茶消费较多的地区，胃癌发病率较低。而苹果果肉的苹果多酚和葡萄籽活性提取物白藜芦醇的抗癌效果也已得到验证。

（四）抑菌消炎和抗病毒

植物多酚对多种细菌、真菌、酵母菌都有明显的抑制作用，尤其对霍乱菌、金黄色葡萄球菌和大肠杆菌等常见致病细菌有很强的抑制能力。茶多酚可以用作胃炎和溃疡药物的成分，抑制幽门螺旋杆菌的生长和抑制链球菌在牙齿表面的吸附。植物多酚治疗流感、疱疹都与其抗病毒作用有关。植物多酚用于抗艾滋病有一定效果，低分子量的水解单宁可用作口服剂来抑制艾滋病，延长潜伏期。红茶和绿茶提取物能够抑制甲、乙型流感病毒；儿茶素能够抑制人体呼吸系统合孢体病毒。茶多酚对于肠胃炎病毒和甲肝病毒等也有较强的抑制作用。

（五）抗老化和防晒

植物多酚在 200～300nm 有较强的紫外吸收能力。因此植物多酚可以作为抗老化剂和防晒剂，吸收紫外线，阻止皮肤黑色素的生成。

三、几种常见植物多酚类物质的成分与理化性质

（一）茶多酚

茶多酚简称 TP，又名茶单宁、茶鞣质，是茶叶的主要成分，是一种褐色至淡黄色的无定型粉末，易溶于水、甲醇、乙醇、乙酸乙酯和丙酮，不溶于氯仿及苯等有机溶剂。茶多酚有较好的耐酸性，在 pH<7 时较稳定，pH>7 时则不稳定且氧化变色加快，呈红褐色。按照化学结构不同可以将茶多酚分为儿茶素类（黄烷醇类）黄酮及黄酮醇类、花素和花青素类和聚合酚及缩酚酸类 4 类。其中，儿茶素类（称为黄烷醇类）化合物是茶多酚的主体成分，含量为 60%～80%。儿茶素类化合物大量存在于茶树新梢，占茶叶干重的12%～24%。儿茶素类化合物主要包括：表没食子儿茶素没食子酸酯（EGCG）、没食子酸儿茶素没食子酸酯（EGC）.表儿茶素没食子酸酯（ECG）及表儿茶素（EC）。其中 EGCG 含量最高，占儿茶素总量的 50% 左右。

（二）苹果多酚

苹果多酚是苹果中具有苯环并结合有多个羟基化学结构物质的总称，它是苹果中最主要的功效成分之一。苹果多酚为棕红色粉末，其 20%的水溶液呈红褐色，产品略带苹果风味，稍有苦味，易溶于水和乙醇。苹果中多酚的主要成分因品种及成熟度的不同而有所不同。成熟苹果的主要多酚类为儿茶素、原花青素及绿原酸类物质，而从未熟苹果提取精致的苹果多酚中除含有上述物质外，还含有较多的二羟查耳酮、黄酮醇类化合物。苹果多酚主要的功能成分为绿原酸、儿茶素、表儿茶素类、咖啡酸、根皮苷，如根皮素-2'-木糖苷、3-羟基根皮苷、槲皮苷等。

（三）葡萄多酚

葡萄多酚类物质是葡萄重要的次生代谢产物，主要存在于葡萄籽与葡萄皮中。

葡萄多酚能溶于水，易溶于甲醇、乙醇等有机溶剂。这类多酚物质的主要成分包括表儿茶酸等酚酸类、黄烷醇类、花色苷类、黄酮醇类和缩聚单宁等物质，其中含量最高的为原花色苷，可达 80%～85%。由于不同品种葡萄的多酚各种成分含量不同，使葡萄品种间存在颜色差异。因此目前研究使用的葡萄多酚多由葡萄籽中提取。

白藜芦醇是葡萄多酚中很重要的一种活性物质，主要存在于葡萄皮中。葡萄酒中的白藜芦醇含量高低主要取决于葡萄皮的发酵时间，另外，葡萄品种、葡萄生长环境、酿酒工艺等因素的差异也会影响白藜芦醇在葡萄酒中的含量。

第二节　有机硫化物

有机硫化物是碳和硫直接相连的有机物。其中异硫氰酸盐、烯丙基硫化物、硫辛酸、二甲基砜及牛磺酸等具有特异的生理活性。

一、异硫氰酸盐

异硫氰酸酯是 II 相酶的强诱导剂，可抑制有丝分裂，诱导人肿瘤细胞凋亡，防止大鼠肺、乳腺、食管、肝、小肠-结肠和膀胱癌的发生。通常以葡萄糖异硫氰酸盐的形式存在于十字花科植物如白菜、卷心菜等中。

二、烯丙基硫化物

烯丙基硫化物是大蒜、洋葱主要活性成分，可通过对 I 相酶、II 相酶、抗氧化酶的选择性诱导作用抑制致癌物质的活性。可与亚硝酸盐生成亚硝酸酯类化合物，阻断亚硝酸胺的合成，抑制亚硝酸胺的吸收，使肿瘤细胞环腺苷酸水平升高，抑制肿瘤细胞生长；还可激活巨噬细胞，刺激体内产生抗癌干扰素，增强机体免疫力，还具有杀菌、消炎，降低胆固醇、预防脑血栓、冠心病。

第三节 萜类化合物

一、萜类的种类

萜类化合物（terpenoids）是自然界存在的一类以异戊二烯为结构单元组成的化合物的统称，也称为类异戊二烯（ isoprenoid）。该类化合物在自然界分布广泛.种类繁多，迄今人们已发现了近 3 万种萜类化合物，其中有半数以上是在植物中发现的。按其在植物体内的生理功能可分为初生代谢物和次生代谢物两大类。作为初生代谢物的萜类化合物数量较少，但极为重要，包括甾体、胡萝卜素、多聚萜醇、醌类等。这些化合物有些是细胞膜组成成分和膜上电子传递的载体，有些是对植物生长发育和生理功能起作用的成分。例如，醌类为膜上电子传递的载体，胡萝卜素类和叶绿素参与光合作用，赤霉素、脱落酸是植物激素。而次生代谢物的萜类数量巨大，根据这些萜类的结构骨架中包含的异戊二烯单元的数量可分为单萜（monoterpenoid，C10）、倍半萜（sesquiterpenoid，C15）、二萜（diterpeniod，C20）和三萜（triterpenoid，C30）等。它们通常属于植保素，虽不是植物生长发育所必需的，但在调节植物与环境之间的关系上发挥重要的生态功能。植物的芳香油、树脂、松香等便是常见的萜类化合物，许多萜类化合物具有很好的药理活性，是中药和天然植物药的主要有效成分。有些站类化合物已经开发出临床广泛应用的有效药物，如青蒿中的倍半萜青蒿素被用于治疗疟疾，红豆杉的二萜紫杉醇被用于治疗乳腺癌。

二、重要萜类化合物的生理功能

以皂苷为例说明。

1.抗菌抗病毒作用

大豆皂苷能抑制大肠杆菌、金色葡萄球菌和枯草杆菌；人参皂苷能抑制大肠杆菌、幽门螺杆菌，预防十二指肠溃疡，抑制黄曲酶毒素的产生，茶叶皂苷对多种致病菌有良好的抑制作用。

2.免疫调节作用

皂背可以增强机体免疫功能。人参皂苷、黄芪皂苷和绞股蓝皂苷可明显增强巨噬细胞的吞噬能力，提高 T 细胞数量及血清补体水平；大豆皂苷能明显提高 NK 细胞活性。

3.对心血管的作用

皂苷可抑制胆固醇在肠道吸收，柴胡皂苷、甘草皂苷具有明显的降低胆固醇的作用，人参皂苷、大豆皂苷可促进人体胆固醇和脂肪的代谢，降低胆固醇和甘油三酯含量。大豆皂苷具有抑制血小板减少和凝血酶引起的血栓纤维蛋白的形成，具有抗血栓的作用。

4.对中枢神经系统的作用

柴胡皂苷具有镇静、镇痛和抗惊厥作用，黄芪皂苷具有镇痛和中枢抑制作用。

5.降血糖作用

苦瓜皂苷、有类胰岛素的作用，可降血糖。

6.抗肿瘤作用

人参皂苷 Rh2 可抑制人白细胞和 B16 黑色素瘤细胞生长；大豆皂苷可明显抑制肿瘤细胞的生长，对肿瘤细胞特别是人类白血病细胞 DNA 合成和转移有抑制作用。

7.其他作用

人参皂苷可增加肾上腺皮质激素的分泌，使肾上腺重量增加，也是一种非特异性的酶激活剂，激活黄嘌呤氧化酶；茶叶皂苷可抑制酒精吸收和保护肠胃，抗高血压，抗白三烯、抗炎作用。

第四节　类胡萝卜素

一、概述

类胡萝卜素是一类天然的脂溶性色素，广泛存在于自然界。许多蔬菜、水果、花卉正是由于类胡萝卜素的存在，才使它们呈现出黄色、橘色或红色等鲜艳色彩。

类胡萝卜素都是由一条共轭双键的核心碳链，加上各自不同的末梢基团构成。自然界已经确认的类胡萝卜素至少有 750 多种，其中常见于食物中的有 50～60 种之多，根据化学组成的不同，它们可以分成两类：胡萝卜素和叶黄质。胡萝卜素包括β-胡萝卜素、α-胡萝卜素、番茄红素等，它们只由碳、氢两种元素组成；而叶黄质的组成除碳、氢元素外，至少还包含一个氧原子，如叶黄素、玉米黄质、β-隐黄质、虾青素等都属于叶黄质。α-胡萝卜素、β-胡萝卜素、β-隐黄质等可以在体内转化成维生素 A，因此又称为维生素 A 原。

大量的流行病学调查均显示，蔬菜水果的摄入量与心血管疾病、眼科疾病、胃肠道疾病、神经退行性变以及部分癌症的发生呈负相关。据推测，这一作用可能和蔬菜水果中富含的类胡萝卜素有关。

二、类胡萝卜素的生物学功能

（一）类胡萝卜素与抗氧化

生物氧化反应是生物体内每个细胞的基本生理生化过程，生物氧化过程中产生的氧自由基和过氧化氢等活性氧具有高度不稳定性，会导致脂质的氧化、蛋白质的降解和 DNA 的损伤等多种细胞伤害，活性氧的数量一旦超过机体的抗氧化能力，就可能引起多种疾病。

在机体抗氧化的防御体系中，类胡萝卜素主要通过猝灭单线态氧和清除过氧化氢（H_2O_2）发挥作用。此外，它们还能使单线态氧和过氧化氢产生过程中的电子活化的激活分子灭活。类胡萝卜素能够接受不同电子激发态的能量，使单线态氧的能量转移到类胡萝卜素，生成基态氧分子和三重态的类胡萝卜素分子，三重态的类胡萝卜素将获得的能量分散到周围的环境中产生热量，类胡萝卜素得到再生。通过这一循环，类胡萝卜素能够不断地清除单线态氧，猝灭速度常数在 $109M^{-1} \cdot s^{-1}$ 的范围内。类胡萝卜素是最有效的天然单线态氧猝灭剂，且此作用随分子中共轭双键数量的增加而增加。类胡萝卜素还能有效地清除过氧化氢，防止脂质过氧化，尤其在氧分压较低的状态下作用更加明显，这是因为生理状态下多数器官组织的氧分压都比较低。机体的抗氧化防御系统是个复杂的网络结构，不同的抗氧化剂之间可能存在协同作用。在 UVA 引起成人纤维细胞光氧化损伤的模型中，β-胡萝卜素和α-生育酚以及抗坏血酸表现出协同的作用。在相同浓度下，多种类胡萝卜素混合后的抗氧化活性比任何一种类胡萝卜素的活性都强，尤其是混合物中含有番茄红素或者叶黄素时，这种增效作用更加明显。

在一些特殊情况下，类胡萝卜素反而起到过氧化剂的作用。体外实验已经证实，给予人骨髓白血病细胞和结肠腺癌细胞高剂量的β-胡萝卜素（＞10umol/L）能够增加活性氧的产生以及细胞氧化型谷胱甘肽的浓度，这一作用可以被α-生育酚和 N-乙酰半胱氨酸所阻断，其在体内是否同样存在类似的反应尚有待研究。叶黄素在浓度较低时（＜10μg/mg），不仅没有清除羟基自由基的能力，还可激发自由基的产生。随浓度的升高（10~1000 μg/mg），叶黄素清除羟基自由基的效果增强。

在机体抗氧化的防御体系中，类胡萝卜素主要通过猝灭单线态氧和清除过氧化氢（H2O2）发挥作用。此外，它们还能使单线态氧和过氧化氢产生过程中的电子活化的激活分子灭活。类胡萝卜素能够接受不同电子激发态的能量，使单线态氧的能量转移到类胡萝卜素，生成基态氧分子和三重态的类胡萝卜素分子，三重态的类胡萝卜素将获得的能量分散到周围的环境中产生热量，类胡萝卜素得到再生。通过这一循环，类胡萝卜素能够不断地清除单线态氧，猝灭速度常数在 $109M^{-1} \cdot s^{-1}$ 的范围内。类胡萝卜素是最有效的天然单线态氧猝灭剂，且此作用随分子中共轭双键数量的增加而增加。类胡萝卜素还能有效地清除过氧化氢，防止脂质过氧化，尤其在氧分压较低的状态下作用更加明显，这是因为生理状态下多数器官组织的氧分压都比较低。

机体的抗氧化防御系统是个复杂的网络结构，不同的抗氧化剂之间可能存在协同作用。在 UVA 引起成人纤维细胞光氧化损伤的模型中，β-胡萝卜素和α-生育酚以及抗坏血酸表现出协同的作用。在相同浓度下，多种类胡萝卜素混合后的抗氧化活性比任何一种类胡萝卜素的活性都强，尤其是混合物中含有番茄红素或者叶黄素时，这种增效作用更加明显。

在一些特殊情况下，类胡萝卜素反而起到过氧化剂的作用。体外实验已经证实，给予人骨髓白血病细胞和结肠腺癌细胞高剂量的β-胡萝卜素（＞10pmol/L）能够增加活性氧的产生以及细胞氧化型谷胱甘肽的浓度，这一作用可以被α-生育酚和 N-乙酰半胱氨酸所阻断，其在体内是否同样存在类似的反应尚有待研究。叶黄素在浓度较低时（＜10 ug/mg），不仅没有清除羟基自由基的能力，还可激发自由基的产生。随浓度的升高（10～1000 μg/mg），叶黄素清除羟基自由基的效果增强。

（二）类胡萝卜素与癌症

体外实验和动物实验均表明类胡萝卜素对多种癌症具有预防作用。流行病学调查也显示富含类胡萝卜素的膳食降低多种癌症的风险，血清中β-胡萝卜素的水平与肺癌的风险性呈负相关。但是多数的干预实验结果却表明补充β-胡萝卜素对于癌症的风险并没有影响，甚至在肺癌的高危人群，如吸烟者和石棉工人，补充高剂量的β-胡萝卜素会增加肺癌的危险。这可能是因为给予的β-胡萝卜素剂量远远高于正常饮食中所能摄取的量，血液β-胡萝卜素超出了正常水平。

多项研究结果显示，多摄入番茄和番茄制品与前列腺癌风险的降低有关；部分研究也报道了，血液中番茄红素的水平与前列腺癌的风险性呈负相关。然而，一项调查报告显示，番茄红素或者番茄制品摄入量的增加与前列腺癌的风险性无关，但可能降低有前列腺癌家族史男性的发病风险。对于体外培养的癌细胞，番茄红素以剂量依赖的方式抑制乳腺癌、子宫内膜癌、肺癌和白血病细胞的生长。

类胡萝卜素是优秀的自由基清除剂，而自由基与 DNA 的氧化损伤，细胞的癌变息息相关，因此类胡萝卜素的抗氧化性在癌症预防中具有一定作用，但是通过对生物化学机制的深入研究显示，其他作用机制可能起着更为关键的作用。类胡萝卜素抗癌作用的机制可能涉及引起细胞生长或细胞死亡途径上的一些变化，包括激素与生长因子的信号传输、细胞周期过程的调节机制、细胞分化及凋亡。

（三）细胞间的信号传输

大量的证据表明，维生素 A 和类胡萝卜素都可以增强细胞的间隙连接（gapjunctional communication，GJC）。细胞间隙连接是由连接蛋白在邻近细胞之间形成亲水通道，可传输细胞群体内生长调控信号，调节细胞的正常增殖与分化。但是人体多数实体瘤细胞间的间隙连接通讯功能缺陷，而且在癌前病变，如口腔黏膜白斑，子宫颈上皮不典型增厚等，即出现连接蛋白 43（connexin43，Cx43）的表达下调。连接蛋白 43 起着类似于抑癌基因的作用，维生素 A 和类胡萝卜素都可以上调其表达，从而增强细胞间的间隙连接，抑制肿瘤细胞增殖。但是类胡萝卜素，尤其是非维生素 A 原的类胡萝卜素，如虾青素等，与维生素 A 发挥作用的途径不同，后者主要通过视黄酸受体（RARs），前者则可能通过过氧化物酶体增殖激活受体（PPARs），两者最终都作用于连接蛋白 43 基因的转录水平。

（四）细胞周期的调节

胰岛素样生长因子（IGF-I）作为主要的癌危险因子，如果长期在血液中保持高水平，则预示着乳腺、前列腺、结肠和肺癌的危险增加。Mucci 等人发现摄入烹调过的番茄与血液 IGF-I 水平极显著负相关，番茄的植物性营养素能降低血液 IGF-I 水平。番茄红素通过抑制 IGF-I 受体信号的传输作用，延缓细胞周期进程，控制人前列腺癌细胞的生长。10 μumol/L 番茄红素处理乳腺癌细胞 MCF-7、HBL-100 与 MDA-MB-231 以及纤维囊肿乳腺细胞 MCF-10a，

48h 后细胞周期进程在 G1/S 期延滞。番茄红素也引起其他癌细胞系（白血病、子宫内膜癌及肺癌）通过 G1 与 S 期的进程延缓。α-胡萝卜素对 GOTO 成人神经细胞瘤细胞有相似的作用。β-胡萝卜素引起正常的成人纤维细胞的细胞周期停滞在 G1 期。细胞周期蛋白 D 作为生长因子感受器起作用的主要元件，在许多乳腺癌细胞系及原发肿瘤中过量表达。番茄红素能够降低视网膜母细胞瘤的周期蛋白 D 的水平，抑制其生长。番茄红素还能与维生素 D3 发生协同作用，抑制骨髓白血病细胞系 HL60 的细胞周期进程，诱导其分化。

（五）细胞凋亡

β-胡萝卜素能抑制人结肠腺癌细胞生长，下调抗凋亡蛋白 Bcl-2 和 Bcl-xI 的表达，诱导细胞凋亡，这是与细胞内活性氧代谢物生成的增加相关联的。β-胡萝卜素、番茄红素、叶黄素、β-隐黄质及玉米黄质可诱导淋巴母细胞凋亡，斑黄素（canthaxanthin）对此细胞却无作用，这时β-胡萝卜素的诱导凋亡作用与活性氧生成无关。环加氧酶 COX-2 在许多肿瘤中过量表达，番茄红素能下调 COX-2 mRNA 的表达，同时伴随着恶性的乳腺上皮细胞凋亡。叶黄素不仅能够增加小鼠乳腺肿瘤 p53 和前凋亡蛋白 BAX 的表达，阻遏 Bcl-2 的表达，降低血管再生的活性，而且在体外实验中，给予化疗药物后，叶黄素能够选择性地诱导癌细胞的凋亡，保护正常细胞。给大鼠注射 MatLyLu 前列腺肿瘤细胞，事先补充番茄红素组的大鼠肿瘤坏死面积明显比对照组大，这可能是因为番茄红素下调了类固醇激素的代谢和信号传导的相关基因。

（六）致癌物的脱毒

第 I 相反应酶和第 II 相反应酶在致癌物的脱毒过程中发挥着重要的作用。类胡萝卜素能够诱导这类酶的表达。实验表明，番茄红素能够通过转录因子 Nrf2 和基因调节区的抗氧化剂应答元件（antioxidant responsive elements，ARE），对第 II 相反应酶的转录进行调控。

（七）类胡萝卜素与免疫调节

类胡萝卜素对机体免疫系统可能有"双向调节"的作用，有抑制自身免疫反应，增强细胞免疫和抑制炎症的功能。

多项动物实验证实，类胡萝卜素能够增强中性粒细胞髓过氧化物酶的活性和细胞吞噬功能；并能促进有丝分裂原诱导的淋巴细胞增殖，加强抗体反应和巨噬细胞的细胞色素氧化酶、过氧化氢酶的活性。类胡萝卜素的这些效应与是否维生素 A 原无关。番茄红素能够增加自发性乳腺肿瘤小鼠 T 辅助细胞的数量，使胸腺内 T 细胞的分化趋于正常。β-胡萝卜素可以刺激牛血中中性粒细胞髓过氧化物酶的活性及细胞吞噬功能，而维生素 A 通常会降低它的吞噬功能。体外实验表明，虾青素可显著促进小鼠脾细胞对胸腺依赖抗原（TD-Ag）反应中抗体的产生，提高依赖于 T 细胞专一抗原的体液免疫反应。人体血细胞的体外研究中也发现虾青素和类胡萝卜素均能显著促进胸腺依赖抗原刺激时的抗体产生，分泌 IgG 和 IgM 的细胞数增加。B-胡萝卜素可增强巨噬细胞杀灭肿瘤活性，保护自身细胞免于呼吸爆发引起的氧代谢物的伤害。另一方面，类胡萝卜素具有抗炎的作用。在炎症发生的情况下，例如 Crohn 病中，吞噬细胞在炎症部位（肠黏膜和肠腔内）释放出活性氧，破坏了自由基和抗氧化剂之间原有的平衡，氧化产物以及脂质过氧化水平的增加。研究表明，氧化剂与内皮细胞的炎症基因刺激有直接关系。Bennedsen 研究发现，虾青素可预防幽门螺杆菌引起的溃疡症状，明显降低幽门螺杆菌对胃的附着和感染。活性氧也能加重哮喘伴随炎症和训练引起的肌肉损伤炎症。因此，类胡萝卜素能够通过抗氧化发挥抗炎的作用。

（八）类胡萝卜素与心血管疾病

许多实验证实，饮食中类胡萝卜素的摄入量、血中或脂肪组织中类胡萝卜素的水平与心脏疾病风险呈负相关。动脉粥样硬化、冠心病等心血管疾病的共有病理学特点是动脉发生了非炎症性、退行性和增生性病变，导致管壁增厚变硬，失去弹性，管腔缩小。类胡萝卜素对心血管疾病防治是在多方面同时发挥作用的。

低密度脂蛋白（LDL）的氧化是导致动脉硬化的重要原因，氧化性低密度脂蛋白（Ox-L）的增加加速了动脉粥样硬化的发生，类胡萝卜素通过抗氧化作用，抑制 LDL 的脂质过氧化，延缓动脉斑块的形成。

尽管动脉粥样硬化、冠心病等疾病的初始病理变化是非炎症性的，但是伴随着血管壁的损伤，炎性分子、炎症细胞便会参与到其中。例如，动脉内皮下巨噬细胞内有大量的脂质堆积，形成泡沫细胞是动脉粥样硬化早期的重要特征。β-胡萝卜素、叶黄素、番茄红素均能在体外改变人内皮细胞表面黏附分子的表达，可以减少巨噬细胞的附着和对内皮的浸润。

Fuhrman 等人研究了类胡萝卜素对巨噬细胞胆固醇代谢途径的影响，发现在离体条件下 β-胡萝卜素和番茄红素都能促进巨噬细胞低密度脂蛋白（LDL）受体的活性，抑制胆固醇的合成；每天补充 60mg 番茄红素，连续服用 3 个月后，人体血浆中的 LDL 胆固醇浓度降低了 14%。

（九）类胡萝卜素与光保护作用

细胞膜和组织暴露于强光尤其是紫外光下，会产生单线态氧、自由基等氧化剂，称为光氧化损伤。自然界中植物靠类胡萝卜素抵御紫外光氧化，它的紫外保护特性对于维护眼睛和皮肤的健康也起着重要的作用。

老年性黄斑变性和白内障是引起老年人视觉损害甚至失明的主要疾病，这两种疾病都与眼睛内部光氧化过程有关。膳食中补充类胡萝卜素（尤其是叶黄素和玉米黄质）能降低老年性黄斑变性和白内障的发病率。类胡萝卜素保护眼睛主要通过两条途径：①作为过滤有害蓝光的滤光器，叶黄素和玉米黄质的滤光效率远远高于番茄红素和 β-胡萝卜素，可在人眼视网膜内部形成一种有效的蓝光过滤器。在蓝光到达光感受器及视网膜色素上皮细胞和下部的脉络膜血管层之前，黄斑类胡萝卜素可以削弱蓝光，减少视网膜的氧化压力。②类胡萝卜素作为抗氧化剂能猝灭活性的三重态分子、单线态氧，消除活性氧，例如脂质过氧化物或过氧阴离子等。

光氧化能损伤细胞的脂质、蛋白质及 DNA，引起皮肤红斑、老化，甚至皮肤癌。人体实验显示，紫外照射能降低血浆和皮肤中类胡萝卜素的水平，相较于其他类胡萝卜素，番茄红素更容易损失。补充β-胡萝卜素、番茄红素，或混合性类胡萝卜素可显著降低紫外线照射诱发的红斑，使紫外线光敏感度降低。这些类胡萝卜素对皮肤的保护作用归功于其抗氧化功能及其抑制脂氧酶、抑制炎症的功能。

（十）类胡萝卜素的其他功能

根据 2006 年 5 月的《美国流行病学杂志》上的一.项报告，不吸烟者，发生糖尿病和胰岛素抵抗的风险与血清类胡萝卜素水平呈负相关。有研究表明，血浆番茄红素水平可能和 2 型糖尿病的发病率呈负相关，番茄红素还可以应用于糖尿病并发症的治疗。Naito 等人在研究中发现"氧化应激"是糖尿病导致肾病的一个重要机制。虾青素通过降低肾的氧化应激来控制糖尿病肾病的进展，预防肾脏细胞的损伤。Uchivama 等将虾青素用于肥胖型 2 型糖尿病小鼠模型中发现，虾青素不能增加胰腺中β细胞数量，但可以保护β细胞的功能，保证胰岛分泌胰岛素的能力来改善机体血糖水平。

对自发性高血压大鼠连续喂食虾青素 14 天，可使大鼠的动脉血压显著降低；连续给予易卒中的自发性高血压大鼠虾青素 5 周，其血压降低显著，且延迟了脑卒中的发生。这种作用可能与其促 NO 合成有关。虾青素还可以调节高血压的血液流变性，包括通过交感神经肾上腺素受体通路，特别是使 a2 肾上腺素受体的敏感性趋于正常；以及通过减弱血管紧张素 II 和活性氧引起的血管收缩，来修复血管紧张状态而发挥抗高血压的作用。虾青素能够调节自发性高血压大鼠体内的氧化环境，降低脂质过氧化水平，以及饱和血管的弹性蛋白，防止因高血压引起的动脉壁增厚。

类胡萝卜素是人体多种生理和病理过程中发挥着重要的作用，但由于各自之间结构的差异，体内的分布和功能也会有所不同。尽管类胡萝卜素越来越多的健康效应被发现，但是仍缺乏足够的证据证明大剂量地补充类胡萝卜素不会产生有害的影响，尤其一些研究显示在吸烟人群和石棉工人中，补充大量的β-胡萝卜素会使肺癌及心血管疾病的患病率升高。因此，从饮食中补充类胡萝卜素仍是最有效、最安全的方法。

第五节　褪黑素（脑白金）

褪黑激素（Melatonin）主要是由哺乳动物和人类的松果体产生的一种胺类激素。人的松果体是附着于第三脑室后壁的、豆粒状大小的组织，Lermer（1960）首次在松果体中分离出褪黑激素。也有报道哺乳动物的视网膜和副泪腺也能产生少量的褪黑激素；某些变温动物的眼睛、脑部和皮肤（如青蛙）以及某些藻类也能合成褪黑激素。

褪黑激素的分子式为 $C_{13}N_2H_{16}O_2$，分子量 232.27，熔点 116～118℃，化学名称为 N-乙酰基-5-甲氧基色胺（Nacetyl-5-methoxytryptamine）。褪黑激素在体内含量极小，以 pg（$1×10^{-12}$g）水平存在。近年来，国内外对褪黑激素的生物学功能，尤其是作为膳食补充剂的保健功能进行了广泛的研究，表明其具有促进睡眠、调节时差、抗衰老、调节免疫、抗肿瘤等多项生理功能。

一、褪黑激素的生物合成

褪黑激素的生物合成受光周期的制约。松果体在光神经的控制下，由色氨酸转化成 5-羟色氨酸，进一步转化成 5-羟色胺，在 N-乙酰基转移酶的作用下，再转化成 N-乙酰基-5-羟色胺，最后合成褪黑激素，从而使体内的含量呈昼夜节律改变。夜间褪黑激素分泌量比白天多 5~10 倍，凌晨 2：00—3：00 达到峰值。褪黑激素生物合成还与年龄有很大关系，它可由胎盘进入胎儿体内，也可经哺乳授予新生儿，到三月龄时分泌量增加，并呈现较明显的昼夜节律现象，3～5 岁幼儿的夜间褪黑激素分泌量最高，青春期分泌量略有下降，以后随着年龄增大而逐渐下降，到青春期末反而低于幼儿期，到老年时昼夜节律渐平缓甚至消失。

二、褪黑激素的生理功能

（一）褪黑激素对睡眠的影响

Holmes 研究了褪黑激素的催眠作用和对神经的影响，给予大鼠 10mg/kg BW 褪黑激素后，用 EEG 检测入睡时间，与服药前相比缩短一半，觉醒时间也明显缩短，慢波睡眠、异相睡眠明显延长而且容易唤醒；Dollins 等（1994）用 0.1～10 mg 褪黑激素对 20 名志愿者进行催眠效果的研究，受试者口腔温度下降、入睡时间明显缩短、睡眠持续时间明显延长、精力下降、疲劳感增加、情绪低下、对 Wilkinson 听觉觉醒试验反应正确率下降。Waldhauser 等（1990）也对 20 名志愿者进行口服 80mg 褪黑激素催眠效果的研究，服药 1h 后血清药物浓度达到峰值显著高于正常人血清浓度，睡前醒觉时间缩短，睡眠质量改善，睡眠中觉醒次数明显减少，而且睡眠结构调整，浅睡阶段缩短，深睡阶段延长，次日早晨唤醒阈值下降。Irina 等（1995）在 18、20、21 时给予志愿者口服 0.3mg 和 1.0mg 褪黑激素，能使入睡和进入睡眠第二阶段时间缩短，但未影响 REM（Rapid eye movements，快速眼动）期，表明褪黑激素有助于改善失眠症。

褪黑素的分泌是有昼夜节律的，一般在凌晨 2：00—3：00 达到高峰。夜间褪黑素水平的高低直接影响到睡眠的质量。随着年龄的增长，特别是 35 岁以后，体内自身分泌的褪黑素明显下降，平均每 10 年降低 10%～15%，导致睡眠紊乱以及一系列功能失调，而褪黑素水平降低、睡眠减少是人类脑衰老的重要标志之一。因此，从体外补充褪黑素，可调整和恢复昼夜节律，提高睡眠质量，改善身体的机能，延缓衰老的进程，提高生活质量。

（二）褪黑激素的抗衰老作用

自由基与衰老有着密切的联系，正常机体内自由基的产生与消除处于动态平衡，一旦这种平衡被打破，自由基便会引起生物大分子如脂质、蛋白质、核酸的损伤，导致细胞结构的破坏和机体的衰老。褪黑激素通过抗氧化，清除自由基和抑制脂质的过氧化反应保护细胞结构，防止 DNA 损伤。Russel 等人的研究发现，褪黑激素对黄樟素（一种通过释放自由基而损伤 DNA 的致癌物）引起 DNA 损伤的保护作用可达到 99%，且呈剂量—反应关系。褪黑激素对外源性毒物（如百草枯）引起的过氧化以及产生的自由基所造成的组织损伤有明显的拮抗作用。褪黑激素还能降低脑中 LPO 的含量，且均呈剂量依赖关系。

（三）褪黑激素的调节免疫作用

Maestron 发现，抑制褪黑激素的生物合成，可导致小鼠体液和细胞免疫受抑。褪黑激素能拮抗由精神因素（急性焦虑）所诱发的小鼠应激性免疫抑制效应，防止由感染因素（亚致死剂量脑心肌病毒）导致急性应激而产生的瘫痪和死亡。晏建军等发现褪黑激素能提高荷瘤小鼠 $CD^{4+}CD^{8+}$ 值，协同 IL-2 提高外周血淋巴细胞及嗜酸性粒细胞数量，增强脾细胞 NK 和 LAK 活性，促进 IL-2 的诱生；注射褪黑激素对 H_{22} 肝癌小鼠巨噬细胞的杀伤活性及 IL-1 的诱生水平均明显提高。Kethleen 等（1994）研究发现，褪黑激素具有活化人体单核细胞，诱导其细胞毒性及 IL-1 分泌的功能。

（四）褪黑激素的抗肿瘤作用

Vijayalaxmi 等（1995）体外研究发现，褪黑激素对 ^{137}Cs 的 y 射线（150 Gy）所造成的人体外周淋巴细胞染色体损伤有明显的保护作用，且呈剂量—效应关系；对自由基产生的物理和化学致突变性和致癌性有拮抗作用。体外试验表明，褪黑激素对丝裂霉素 C 引起的致突变性也有保护作用。褪黑激素能降低化学致癌物（黄樟素）诱发的 DNA 加成物的形成，防止 DNA 损伤。晏建军等研究发现褪黑激素能抑制荷瘤小鼠的肿瘤生长，延长其存活时间，与 IL-2 存在明显的协同性。Danforth 等分别测定了正常、乳腺癌和乳腺癌易患者 24 h 血浆褪黑激素水平，表明褪黑激素与激素依赖性人乳腺癌有一定相关性。褪黑激素通过骨髓 T-细胞促进内源性粒性白细胞/巨噬细胞积聚因子的产生，可作为肿瘤的辅助治疗。

三、褪黑激素的毒性

由于褪黑激素是一种内源性物质，通过内分泌系统的调节而起作用，在体内有自己的代谢途径。血液中的褪黑激素有 70%～75% 在肝脏代谢成 6-羟基褪黑激素硫酸盐形式后，经尿（80%）和粪（20%）排出体外；另 5%～7% 转化成 6-羟基褪黑激素葡糖苷酸形式，不会造成代谢产物在体内蓄积。其生物半衰期短，在口服 7～8 h 即降至正常人的生理水平，所以其毒性极小。Jack（1967）研究结果表明，褪黑激素可溶性剂量 800 mg/kg BW 不引起小鼠死亡。傅剑云等（1997）对褪黑激素进行大鼠、小鼠的急性毒性试验和致突变试验，结果大、小鼠口服 LDso 均大于 10g/kgBW。Ames 试验、小鼠骨髓细胞微核试验和小鼠精子畸形试验均为阴性；3000 多人体服用试验表明，每天服用多达几克（为维持健康剂量的几千倍），长达一个月，未见或者几乎没有毒性。

褪黑激素的调节免疫、抗肿瘤、抗衰老等方面的保健功能正显示其强大的生命力，它作为一种新型的保健食品有着巨大的潜力。美国 FDA（食品与药品管理局）认为褪黑激素可作为普通的膳食补充剂，我国卫生部先后批准了 20 种（其中国产 8 种，进口 12 种）含有褪黑激素的保健食品。但是，人体每天褪黑素的需求量只有零点几毫克，由于褪色素具有一定的抗氧化作用，服用过量会对黑色素的生成产生一定的影响，因此一定要注意度的把握。

第六节 功能性多糖

多糖是来自高等植物、动物细胞膜、微生物细胞壁中的天然大分子物质，是所有生命有机体的重要组成部分，与维持生命所需的多种生理功能有关。近 20 年来，由于分子生物学的发展，人们逐渐认识到糖及其复合物具有储藏能量、结构支持和抗原决定性等多种极其重要的生物功能。多糖与免疫调节、细胞与细胞的识别、细胞间物质的运输、癌症的诊断与治疗等都有着密切的关系。近年来又发现多糖的糖链在分子生物学中具有决定性作用，能控制细胞的分裂和分化、调节细胞的生长和衰老。

一、多糖的生物学功能

（一）加强机体免疫功能

（1）香菇多糖、黑柄炭角多糖、裂褶菌多糖、细菌脂多糖、牛膝多糖、商陆多糖、树舌多糖、海藻多糖等诱导白细胞介素 1（il-1）和肿瘤坏死因子（tnf）的生成，提高巨噬细胞的吞噬能力。

（2）中华猕猴桃多糖、猪苓多糖、人参多糖、刺五加多糖、枸杞子多糖、芸芝多糖肽、香菇多糖、灵芝多糖、银耳多糖、商陆多糖、黄芪多糖等诱导其分泌白细胞介素 2（il-2），促进 T 细胞增殖。

（3）枸杞子多糖、黄芪多糖、刺五加多糖、鼠伤寒菌内毒素多糖等促进淋巴因子激活的杀伤细胞活性。

（4）银耳多糖、香菇多糖、褐藻多糖、苜蓿多糖等提高 B 细胞活性，增加多种抗体的分泌，加强机体的体液免疫功能。

（5）酵母多糖、裂褶菌多糖、当归多糖、茯苓多糖、酸枣仁多糖、车前子多糖、细菌脂多糖、香菇多糖等通过不同途径激活补体系统，有些多糖是通过替代通路激活补体的，有些则是通过经典途径。

（二）抗病毒

多糖能抑制病毒反转录酶的活性从而抑制病毒复制，具有抗病毒活性，可用于制备多糖疫苗。

（三）防治糖尿病

多糖在细胞识别、细胞间物质运输方面也有极其重要的作用。多糖可与细胞膜上特殊受体结合，将信息传至线粒体，提高糖代谢酶活性，刺激胰岛素分泌，加强血糖分解，促进血糖转化为糖原，用于糖尿病的防治。

（四）促进溃病愈和

多糖能诱导胃组织中表皮生长因子和碱性成纤维细胞生长因子合成，促进溃疡愈合和修复。

（五）抗癌作用

自从 20 世纪 50 年代发现酵母多糖具有抗肿瘤效应以来，已分离出了许多具有抗肿瘤活性的多糖，抗肿瘤多糖分为两大类：一类是具有细胞毒性的多糖直接杀死了肿瘤细胞，这类多糖有牛膝多糖、茯苓多糖、刺五加多糖、银耳多糖、香菇多糖、芸芝多糖等；第二类是作为生物免疫反应调节剂，增强机体的免疫功能，抑制或杀死肿瘤细胞，如能提高 lak、自然杀伤细胞（nk）活性、诱导巨噬细胞产生肿瘤坏死因子的多糖。此外，地黄多糖可使 lewis 肿瘤细胞内的 P53 基因表达明显增强，从而引发 lewis 肺癌细胞的程序性死亡，这可能是多糖抗肿瘤作用的又一.新途径。与此同时发现人参多糖、波叶大黄多糖、魔芋多糖、枸杞子多糖、紫芸多糖等具有抗突变活性。

6.降血脂

海带多糖、褐藻多糖、甘蔗多糖、硫酸软骨素、灵芝多糖、茶叶多糖、紫菜多糖、魔芋多糖等半乳甘露聚糖具有降血脂活性。

7.抗病毒

近年来，硫酸化多糖作为抗生素，可以治疗艾滋病引起了人们的广泛重视。早在 1965 年，研究者陆续发现某些天然藻酸双酯钠如卡拉胶、肝素有抑制疱疹病毒复制的作用。目前，许多经硫酸酯化的多糖，如香菇多糖、地衣多糖、葡萄糖酐、裂褶菌多糖、木聚糖、箬叶多糖的硫酸酯有明显的抑制 hiv-1（human immune efficiency virus typel）活性，其作用机理是干扰 hiv-1 对宿主细胞的黏附作用，抑制逆转录酶的活性等。抗病毒硫酸酯化多糖的硫酸根取代度在 15～20 为最佳，如果将这些多糖的硫酸根除去，则上述活性随之消失。

二、多糖的开发应用前景及发展趋势

目前全球至少有 12 种多糖分别用作抗肿瘤药物正在进行临床试验。近年来又发现多糖的糖链在分子生物学中具有决定性作用，能控制细胞的分裂和分化、调节细胞的生长和衰老。当前，国内外正致力于活性多糖的作用机理和构效关系的研究。随着生活水平的提高，促进了人们由过去以治病为主的观念逐渐向防病为主的观念转变，这为天然多糖的开发应用提供了广阔的前景。中药是我国的医药宝库，中药现代化是中药发展的必由之路，而天然多糖的研究无论是在药学方面还是在药理学方面都已取得了明显的进步，它的深入研究和开发将成为中药现代化的一个典范。

第七节 食物纤维

一、概述

食物纤维主要来自植物细胞的坚韧细胞壁层，是植物性食物中难以被人体消化的物质，这些物质构成了谷皮、麦皮及蔬菜、水果的根、皮、茎、叶等，包括纤维素、半纤维素、果胶、藻胶、木质素等一些过去认为不能被身体利用的多糖物质。它们不被吸收，也不提供热量，一般不视为营养，但却具有非常重要的功能。

二、食物纤维的作用

（一）促进减肥

纤维素比重小、体积大，进食后充填胃腔，难以消化，延长胃排空的时间，使人容易产生饱腹感，减少热量的摄取；纤维素在肠内会吸引脂肪而随之排出体外，有助于减少脂肪积聚，达到减肥目的。

（二）吸收毒素

食物在消化分解的过程中，会产生不少毒素，这些毒素在肠腔内会刺激黏膜上皮，引起黏膜发炎；吸收到血液内，可加重肝脏的解毒负担。食物纤维在胃肠道中遇水形成致密的网络，吸附肠内容物中的毒素，肠黏膜与毒物的接触机会减少，吸收入血量亦减少，对维持胃肠道的正常功能和胃肠道的正常菌群结构起着重要作用。

（三）保护皮肤

血液中含有毒物质时，皮肤就成了其抛弃废物的地方，面部暗疮正是由于血液中过量的酸性物质及饱和脂肪而形成的；经常便秘的人，肤色枯黄，也是因为粪便在肠中停留时间过长，毒性物质通过肠壁吸收并使血液沾上毒素所致。吸烟过多的人脸色犹如死灰，也是上述原因造成的。食物纤维能刺激肠的蠕动，使废弃物能及时排出体外，减少毒素对肠壁的毒害作用，因而可以保护皮肤。

（四）降低血脂

食物纤维中果胶可与胆固醇结合，木质素可与胆酸结合，使其直接从粪便中排出，由此降低了血脂。膳食纤维在肠道内吸水对肠内容物起稀释作用，降低了胆汁和胆固醇的浓度，有利于肠道内正常细菌的生长繁殖；这些正常细菌在繁殖过程中也能使胆固醇转化经粪便排出，有助于减少冠心病的发生。

（五）控制血糖

食物纤维含量高的食品，可利用性糖含量低，给人体提供的能量较少，降低了葡萄糖的吸收速度，使进餐后血糖不会急剧上升，有利于糖尿病的改善。

（六）保护口腔

现代人由于食物越来越精，越来越软，使用口腔肌肉、牙齿的活动相应减少。而增加膳食中的纤维素，则可以增加使用口腔肌肉、牙齿咀嚼的机会，涮除牙缝内的污垢，并可锻炼牙床，使口腔得到保健。

（七）医治息肉

过去一直以低膳食纤维来治疗息肉，怕膳食纤维会刺激患处，但效果不明显。近年来，使用高膳食纤维来治疗则效果显著。事实说明息肉高发与膳食纤维的摄入太少有关。

（八）防治结石

胆结石的形成与胆汁胆固醇含量过高有关。由于膳食纤维可结合胆固醇，促进胆汁的分泌与循环，因而可预防胆结石的形成。

（九）预防癌症

自然界中致癌物质广泛存在，不可避免地会随食物进入肠道。同时，人的大肠中有些细菌可能有合成多环烃或将硝酸盐还原为亚硝酸盐的能力，产生多种毒物如胺、酚、氨等致癌物。如果食物中纤维素少，粪便体积小，黏滞度增加，在肠道中停留时间长，这些毒物就会对肠壁产生毒害作用，并通过肠壁吸收进入血液循环，进而影响全身。食物纤维吸水性好，进入肠道后，可使粪便体积增大，含水量增多，降低毒素的浓度，促进肠道蠕动、加快肠道内食糜的排空速度，有通便作用，减少肠腔壁与致癌物质接触时间。

食物纤维促使胆汁酸排泄，并使粪便保持酸性，蔬菜中的纤维素在肠道中发酵产生丁酸等短链脂肪酸，促进细胞分化，也对防治痔疮，预防大肠癌有益。膳食纤维可增加咀嚼次数，从而增加唾液分泌，而唾液是防癌抗癌的重要物质。

流行病学发现，乳腺癌的发生与膳食中高脂肪、高肉类含量，以及低食物纤维有关。这可能是体内过多的脂肪促进某些激素的合成，刺激乳腺细胞变异所致。而摄入高膳食纤维会使脂肪吸收减少，这些激素合成受到抑制，从而能预防乳腺癌。食物纤维还可降低胃癌、肺癌等患病率，对防止冠心病有良好作用。

（十）增加营养

膳食纤维在肠道内吸水对肠内容物起到稀释作用，降低了胆汁的浓度，能帮助肠道内正常寄居细菌的生长繁殖；而肠道中的大肠杆菌能利用膳食纤维合成泛酸、烟酸、核黄素、肌醇和维生素 K 等人体不可缺少的维生素。

食物纤维虽然有上述种种好处，但也不可多食。过多的食物纤维可能会影响钙、铁和一些维生素的吸收。只要我们粗细杂粮搭配合理，多食蔬菜水果，食物纤维素会为你的健康长寿显奇功。

传统富含纤维的食物有麦麸、玉米、糙米、大豆、燕麦、荞麦、茭白、芹菜、苦瓜、水果等。动物实验表明，蔬菜纤维比谷物纤维对人体更为有利。

第五章　各类食物的营养特点

第一节　谷类作物的营养特点

谷类包括小麦、稻谷、小米、高粱等，是人体最主要、最经济的热能来源。我国人民是以谷类食物为主的，人体所需热能约有 80%，蛋白质约有 50% 都是由谷类提供的。谷类含有多种营养素，以碳水化合物的含量最高，而且消化利用率也很高。谷类食物含蛋白质 8%～15%。谷类中含脂肪集中在籽粒、谷皮或谷胚部分。小麦胚芽含大量油脂，不饱和脂肪酸占 80% 以上。谷类还含有维生素 E 和 B 族维生素。谷类所含无机盐为 1.5%～3%，其中一半为磷。

一、基本结构

谷类虽然有多种，但其结构基本相似，都是由谷皮、胚乳、胚芽三个主要部分组成（图 5-1），分别占谷粒总重量的 13%～15%、83%～87%、2%～3%。谷皮为谷粒的最外层，主要由纤维素、半纤维素等组成。含有一定量的蛋白质、脂肪、维生素以及较多的无机盐。糊粉层在谷皮与胚乳之间，含有较多的磷、丰富的 B 族维生素及无机盐，可随加工流失到糠麸中。

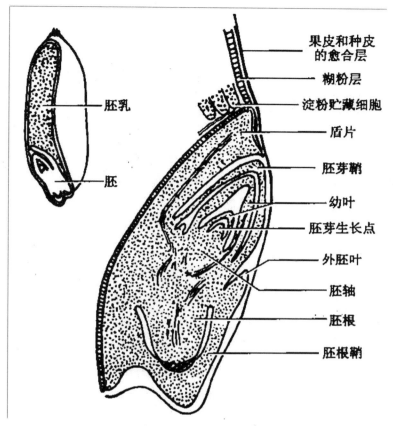

果皮和种皮的愈合层

糊粉层

淀粉贮藏细胞

盾片

胚芽鞘

幼叶

胚芽生长点

外胚叶

胚轴

胚根

胚根鞘

胚乳

胚

图 5-1　小麦麦粒（果实）纵切面

胚乳是谷类的主要部分，含淀粉（约 74%）、蛋白质（10%）及很少量的脂肪、无机盐、维生素和纤维素等。

胚芽在谷粒的一端，富含脂肪、蛋白质、无机盐、B 族维生素和维生素 E。其质地较软而有韧性，加工时易与胚乳分离而损失。

二、营养价值

谷类可因种类、品种、产地、生长条件和加工方法的不同，其营养素的含量有很大的差别。

（一）蛋白质

谷类蛋白质含量一般在 7.5%～15%，稻米为 8%，白青稞为 13.4%，燕麦为 15.6%，主要由谷蛋白、醇溶蛋白、球蛋白组成。一般谷类蛋白质的必需氨基酸组成不平衡，如赖氨酸含量少，苏氨酸、色氨酸、苯丙氨酸、蛋氨酸含量偏低，蛋白质的营养价值低于动物性食物。谷类蛋白质含量虽不高，但在我们的食物总量中所占的比例高，因此谷类是膳食中蛋白质的重要来源。如果每人每天食用 300～500g 粮谷类，就可以得到 35～50g 蛋白质，这个数字相当于一个正常成人一天需要量的一半或以上。

（二）碳水化合物

我国人民膳食生活中 50%～70%的能量来自谷类的碳水化合物。谷类碳水化合物含量一般在 70%左右，主要为淀粉，集中在胚乳的淀粉细胞内，是人类最理想、最经济的能量来源，其特点是能被人体以缓慢、稳定的速率消化吸收，产生人体利用的葡萄糖，不会使血糖突然升高，而且其能量的释放缓慢，这无疑对人体健康是有益的。谷类所含的纤维素、半纤维素等膳食纤维能吸水，增加肠内容物的容量，能刺激肠道，增加肠道的蠕动，加快肠内容物的通过速度，利于清理肠道废物，减少有害物质在肠道的停留时间，预防或减少肠道疾病等重要的功能，糙米比精白米含量要高得多。

（三）脂肪

谷类脂肪含量低，如大米、小麦为 1%～2%，玉米和小米可达 4%。主要集中在糊粉层和胚芽，因此在谷类加工时易损失或转入副产品中。在食品加工业中常将其副产品用来提取与人类健康有关的油脂，如从米糠中提取米糠油、谷维素和谷固醇，从小麦胚芽和玉米中提取胚芽油。这些油脂含不饱和脂肪酸达 80%，其中亚油酸约占 60%，在保健食品的开发中常以这类油脂作为功能油脂以替代膳食中富含饱和脂肪酸的动物油脂，可明显降低血清胆固醇，有防止动脉粥样硬化的作用。

（四）矿物质

谷类含矿物质 1.5%～3%，主要是钙和磷，并多以植酸盐的形式集中在谷皮和糊粉层中，消化吸收率较低。

（五）维生素

谷类是 B 族维生素的主要来源，如硫胺素（VB1）核黄素（VB2）、烟酸（VPP）、泛酸（VB3）、吡哆醇（VB6）等含量较高。主要分布在糊粉层和胚部，可随加工而损失，加工越精细损失越大。精白米、面中的 B 族维生素可能只有原来的 10%～30%。因此，长期食用精白米、面，又不注意其他副食的补充，易引起机体维生素 B 不足或缺乏，导致患脚气病，主要损害神经血管系统，特别是孕妇或乳母若摄入维生素 B1 不足，会影响到胎儿或婴幼儿健康。

从谷类的营养价值不难看出，谷类在我们的膳食生活中是相当重要的。中国营养学会于 1997 年发布的《中国居民膳食指南》第八条中第一条就明确提出"食物多样化、谷类为主"。在我国古代《黄帝内经》中就记载有："五谷为养、五畜为益、五菜为充、五果为助"，都把谷类放在第一位置，说明谷类营养是我们膳食生活中最基本的营养需要。

随着中国经济的发展，人民的经济收入不断提高，在我国人民的膳食生活中，食物结构也相应地发生了很大的变化，无论在家庭或是聚餐，餐桌上动物性食品和油炸食品多了起来，而主食很少，且追求精细。这种"高蛋白、高脂肪、高能量、低膳食纤维"三高一低的膳食结构致使我国现代"文明病"，如肥胖症、高血压、高脂血症、糖尿病、痛风等以及肿瘤的发病率不断上升，并正威胁着人类的健康和生命。此外，一些人说什么吃饭会发胖，因此只吃菜不吃饭或很少吃饭等，这又会导致碳水化合物不足，引起一系列问题。《中国居民平衡膳食宝塔》建议成人每天摄取 300～500g 粮谷类食品。

全谷类食物是纤维和营养素的重要来源，它们能够提高人们的耐力，帮人们远离肥胖、糖尿病、疲劳、营养不良、神经系统失常、心血管疾病以及肠功能紊乱。

谷类在加工时，麸皮和胚芽基本，上都除掉了，同时把膳食纤维、维生素、矿物质和其他有用的营养素比如植物雌激素、酚类化合物和植酸也一起除掉了。但加工谷类的质地更细一些，保存期也更长一些。很多加工谷类中加入了一些营养素，例如，要提高谷类食品蛋白质的营养价值，在食品工业上常采用氨基酸强化的方法，如以赖氨酸强化面粉生产面条、面包等，以解决赖氨酸含量少的问题；另外将两种或两种以上的食物共食，使各食物的必需氨基酸得到相互补充，如粮豆共食、多种谷类共食或粮肉共食等以提高其营养价值。

三、几种常见的谷类食品营养及药用价值

（一）粳米

粳米是大米的一种，粳米是用粳型非糯性稻谷碾制成的米。米粒一般呈椭圆形或圆形，米粒丰满肥厚，横断面近于圆形，长与宽之比小于2，颜色蜡白，呈透明或半透明，质地硬而有韧性，煮后黏性油性均大，柔软可口，但出饭率低。粳米含有碳水化合物约79%，是热量的主要来源。粳米中的蛋白质虽然只占7%，但因食量很大，所以仍然是蛋白质的重要来源。所含人体必需的氨基酸也比较全面，还含有脂肪、钙磷、铁及B族维生素等多种营养成分。

（二）糯米

即黏稻米，在我国北方俗称江米，南方为糯米。糯米营养丰富，其淀粉结构主要为支链淀粉，经糊化后性质柔黏，性味温甘。因此，糯米是一种柔润食品，能补中益气、暖脾胃、止虚寒泻痢等，特别适宜老年人或脾胃病者食疗。

（三）小麦

小麦麸皮含有丰富的粗纤维，维生素和矿物质。小麦中蛋白质组成中赖

氨酸、苏氨酸、异亮氨酸严重不足。小麦胚芽是麦粒中营养素最集中的部位，蛋白质含量可达 30%，脂肪含量 13.9%，维生素和矿物质含量约为面粉的 10 倍，并富含维生素 E、硫胺素、核黄素、钙，镁、锌以及多不饱和脂肪酸等。小麦胚芽具有增加细胞活力，改善人脑细胞功能，增强记忆，抗衰老以及预防心血管疾病等作用。根据加工精度的不同，其面粉分为全麦粉、标准粉和特制粉全麦粉含麸皮中的粗纤维较多，颜色深，口感差，目前加工量很小。标准粉加工精度较低，基本消除了粗纤维、植酸及灰分，保留了较多的胚芽、外膜及其中储藏大部分营养成分，故营养价值较高。但不如特制粉的颜色好，口感和消化吸收率也不及特制粉。特制粉也叫精白粉，加工精度最高，胚芽及外膜保留最少，维生素和矿物质的损失也最多，营养价值不及标准粉。但精白粉含脂肪少，易保存，其植酸及纤维素含量也较少，因此消化吸收率比标准粉高。

（四）玉米

玉米也称苞谷、玉蜀黍、包粟、玉谷等，因其粒如珠，色如玉而得名珍珠果。玉米含有多种营养成分，其中胡萝卜素、维生素 B2、脂肪含量居谷类之首，脂肪含量是米、面的 2 倍，其脂肪酸的组成中必需脂肪酸（亚油酸）占 50% 以上，并含较多的卵磷脂和谷固醇及丰富的维生素 E。因此玉米具有降低胆固醇，防止动脉粥样硬化和高血压的作用，并能刺激脑细胞，增强脑力和记忆力。玉米中还含有大量的膳食纤维，能促进肠道蠕动，缩短食物在消化道的时间，减少毒物对肠道的刺激，因此可预防肠道疾病。玉米除了有较高的营养价值外，还具有较高的食疗价值，在《本草纲目》中记载："气味甘平，无毒，主治调中开胃，根叶主治小便淋漓。"我国还有一些医学著作认为，玉米有利尿消肿、调中开胃的功效。最适宜有慢性肾炎患者治疗时食用，还适用于有热象的各种疾病，如头晕、头胀的肝阳上亢，胃热引起的消渴，湿热型肝炎，肺热型鼻衄、咯血，以及产后血虚、内热所致的虚汗等。因此在我们的餐桌上经常有玉米就能强身健体。

（五）小米

也称粟米、谷子，是我国北方某些地区的主食之一。每 100g 小米含蛋白质 9g、脂肪 3.1g、膳食纤维 1.6g、维生素 A 17μg、胡萝卜素 100μg、维生素 B1 0.33mg、维生素 B2 0.1mg、维生素 E 3.63 mg、微量元素铁 5.1 mg 等。由于小米营养丰富，它不仅可以强身健体，而且还可防病去恙，据《神农本草经》记载，小米具有养肾气，除胃热，止消渴（糖尿病），利小便等功效。

（六）黑米

俗称黑糯，又名补血糯，其营养价值很高，是国内外盛行的保健食品之一。黑米的米皮紫黑，而内质洁白，熟后色泽新艳，紫中透红，味道香美，营养丰富。据营养分析，黑米含蛋白质约 9.4%，其必需基酸如赖氨酸、色氨酸，膳食纤维，维生素 B1、维生素 B2 等均高于其他稻米。此外，黑米还具有很高的药用价值。在《本草纲目·谷部》记载："黑糯米具有补中益气、治消渴、暖脾胃、虚寒泻痢、缩小便、收自汗、发痘疮"等功效。现代医学研究表明，黑米具有补中益气、暖脾止虚、健脑补肾、收宫健身等功效；常食黑米能使肌肤细嫩，乌发回春，体质增强，延年益寿，是老人、幼儿、产妇、体弱者的滋补佳品。

（七）荞麦

又称乌麦、甜麦、花麦、花荞、三棱荞等。荞麦含蛋白质 9.3%，人体必需的赖氨酸含量较高。荞麦含脂肪 2.3%，其中单不饱和脂肪酸（油酸）占 46.9%，亚油酸占 14.6%，荞麦维生素 E 含量也较高。荞麦每 100g 中含膳食纤维 6.5g、维生素 B1 0.28 mg、维生素 B2 0.16 mg、钾 401 mg、镁 258mg、铁 6.2mg 等，都较高。荞麦含有具有药理功效的云香苷（芦丁）等物质，芦丁具有降脂、软化血管、增加血管弹性等作用，可以预防高血压、高血脂、动脉粥样硬化、冠心病等疾病。

（八）燕麦

又名雀麦、黑麦、铃铛麦、玉麦、香麦、苏鲁等，是一种营养丰富的谷类食品，不仅蛋白质含量（14.3%～17.6%）高于其他谷类，而且必需氨基酸中赖氨酸也高于其他谷类。脂肪含量为 6.1%～7.9%，其中必需脂肪酸（亚油酸）占 35%～52%。另外还含有较多的膳食纤维、维生素 B1、B2 和较多的磷、铁等。由于燕麦含有亚油酸、氨基酸及其他有益的营养成分，因此被称为降脂佳品，对预防和治疗动脉粥样硬化、高血压、糖尿病、脂肪肝等也有较好的效果。可以说，燕麦是药食兼优的营养保健食品。

（九）薏仁米

又称薏苡仁、药玉米、薏米、薏珠子等，属药食两用的食物。薏仁米蛋白质含量高达 12%以上，高于其他谷类（约 8%），还含有薏仁油、薏苡酯、薏苡仁素、β-谷甾醇、多糖、维生素 B 等成分，其中薏苡酯和多糖具有增强人体免疫功能、抑制癌细胞生长的作用。国内外多用薏米配伍其他抗癌药物治疗肿瘤，并收到一定疗效。中国医学认为，薏米味甘淡，性凉，入脾、肺、肾三经，具有健脾利湿、清热排脓、降痹缓急的功效。临床上常用治疗脾虚腹泻、肌肉酸重、关节疼痛、屈伸不利、水肿、脚气、白带、肺痛、肠痛、淋浊等多种病症。

第二节　肉类的营养特点

一、畜禽肉类的营养特点

（一）蛋白质

畜禽肉类氨基酸种类和比例接近人体需要，易消化吸收，为利用率高的优良蛋白质。存在于结缔组织中的间质蛋白，主要是胶原蛋白和弹性蛋白，由于必需氨基酸组成不平衡，如色氨酸、酪氨酸、蛋氨酸很少，蛋白质的利用率低，属于不完全蛋白质。此外，畜禽肉中含有一些含氮浸出物，是肉汤鲜味的主要成分，包括肌凝蛋白原、肌肽、肌酸、肌酐、嘌呤碱、尿素和氨基酸等非蛋白含氮浸出物，使肉汤具有鲜味。

（二）脂肪

畜肉的脂肪质量因牲畜的肥瘦程度及部位不同有较大差异。育肥的畜肉脂肪可达 30%以上，如瘦羊肉含脂肪 18.9%，肥羊肉则可达 35%～45.7%；瘦猪肉含脂肪 23.3%，肥猪肉可达 42.1%。同一畜体肥肉的脂肪质量分数多，瘦肉和内脏脂肪质量分数较低，如猪肥肉脂肪质量分数达干重的 90%，猪里脊含脂肪占千重的 7.9%，猪前肘含脂肪 31.5%，猪五花肉含脂肪 35.3%，牛五花肉含脂肪 5.4%，瘦牛肉含脂肪 2.3%。畜肉类脂肪以饱和脂肪酸为主，其主要成分是甘油三酯，少量卵磷脂、胆固醇和游离脂肪酸。禽肉脂肪熔点低（33℃～40°C），易于消化吸收，含有 20%的亚油酸，营养价值较畜类的高。

（三）碳水化合物

畜禽肉中的碳水化合物质量分数极少，一般以游离或结合的形式广泛地存在于动物组织或组织液中。主要形式为糖原，肌肉和肝脏是糖原的主要储存部位。

（四）矿物质

畜禽肉矿物质质量分数为 0.8%～1.2%，瘦肉要比脂肪组织含有更多的矿物质。肉是磷、铁的良好来源，在畜禽的肝脏、肾脏、血液、红色肌肉中含有丰富的血色素铁，生物利用率高，是膳食铁的良好来源。肉中钙主要集中在骨骼中，肌肉组织中钙质量分数较低，仅为 7.9 mg/100g。畜禽肉中的锌、硒、镁等微量元素比较丰富，其他微量元素的质量分数则与畜禽饲料中的质量分数有关。

（五）维生素

畜禽肉中维生素较多的集中在肝脏、肾脏等部位，B 族维生素、维生素 A 丰富。禽肉的.维生素较畜类高 1～6 倍，而且含有较多的维生素 A、E。

第三节　水产品的营养特点

一、鱼的营养特点

（一）蛋白质

鱼类肌肉蛋白质质量分数一般为 15%～25%。肌纤维细短，间质蛋白少，组织软而细嫩，比畜禽肉更易消化，其营养价值与畜禽肉近似，属于完全蛋白质。鱼类的外骨骼发达，鱼鳞、软骨中的结缔组织主要是胶原蛋白，是鱼汤冷却后形成凝胶的主要物质。

（二）脂肪

鱼类脂肪多由不饱和脂肪酸组成（占 70%～80%），熔点低，常温下为液态，消化吸收率达 95%。部分海产鱼（如沙丁鱼、金枪鱼、鲣鱼）含有的长链多不饱和脂肪酸，如二十碳五烯酸（EPA）和二十二碳六烯酸（DHA），具有降低血脂和胆固醇质量分数，防治动脉粥样硬化的作用。

鱼类的胆固醇含量不高，一般为 60～114 mg/100g。但银鱼中含量较高，一般为 361 mg/100 g，鲳鱼籽的胆固醇含量高达 1070 mg/100 g。

（三）矿物质

鱼类（尤其是海产鱼）矿物质质量分数较高，为 1%～2%。其中磷的质量分数最高，钙、钠、氯、钾、镁质量分数丰富。鱼类钙的质量分数较畜禽肉高，为钙的良好来源。海产鱼类含碘也很丰富，可达 500～1000 ug/100g，而淡水鱼的碘质量分数只有 50～400 μg/100 g。

（四）维生素

鱼类是维生素 B2 和烟酸的良好来源，如黄鳝含维生素 B2 2.08 mg/100g，河蟹为 0.28 mg100g、海蟹为 0.39 mg/100g。海鱼的肝脏是维生素 A 和维生素 D 富集的食物。少数生鱼肉中含有硫胺素酶，在存放或生吃时可破坏鱼肉中的硫胺素。加热烹调处理后，硫胺素酶即被破坏。鱼类还含有一定量的氨基乙磺酸，对胎儿和新生儿的大脑和眼睛正常发育，维持成人血压，降低胆固醇，防止视力衰退等有重要作用。

二、两栖爬行类及低等动物类原料肉的营养特点

（一）虾蟹的营养特点

蛋白质质量分数为 15%～20%，与鱼肉相比，缬氨酸、赖氨酸质量分数相对较低。脂肪为 1%～5%。 虾蟹钙、铁的质量分数较丰富，尤其是虾皮中钙的质量分数特别高，可达体重的 2%。

（二）两栖爬行类原料的营养特点

皮肤、肌肉、内脏、卵供食用。其肌肉蛋白质占 12%～20%，龟、鳖胶原蛋白比例较大，胶质丰富，由于缺乏色氨酸，大多为不完全蛋白质。其余品

种蛋白质质量较高。本类原料脂肪组织不明显，如 100 g 田鸡的脂肪仅有 0.3g，甲鱼脂肪较高，也只有 1.1g。两栖爬行类动物肉有较丰富的钙、磷、铁、B 族维生素，尤其是烟酸质量分数较高。

（三）软体动物的营养特点

营养成分类似鱼类，蛋白质 10%～20%，脂肪 1%～5%。贝类以糖原代替脂肪而成为储存物质，因而碳水化合物质量分数可达 5%以上，个别甚至高达 10%。贝类蛋白质的精氨酸比其他水产品高，而蛋氨酸、苯丙氨酸、组氨酸质量分数比鱼类低。软体动物肉含有较多的甜菜碱、琥珀酸，形成肌肉甜味和鲜味。贝类矿物质为 1.0%～1.5%，其中钙和铁质量分数高，海产软体动物的碘质量分数较高，微量元素质量分数类似肉类。需要注意的是牡蛎锌的质量分数很高，每 100g 含锌高达 128 mg，是人类获取锌的很好来源。软体动物的维生素以维生素 A 维生素 B12 较丰富。干制的墨鱼、鱿鱼蛋白质可达 65%。干贝蛋白质可达 63.7%，脂肪达 3.0%，碳水化合物为 15%左右。

三、其他动物性食物的营养特点

（一）海参

海参的主要营养成分中，蛋白质为 21.45%，脂肪为 0.27%，碳水化合物为 1.31%，矿物质为 1.13%，钙、磷、铁等无机盐质量分数很丰富。其中蛋白质中赖氨酸质量分数很丰富，为完全蛋白质，但与鸡蛋、牛奶相比，其蛋白质的吸收率较低。

（二）鱼翅、鱼唇、鱼肚

鱼翅是以鲨鱼、鳐鱼等的鱼鳍干制而成，为海珍原料。从所含营养成分看，碳化合物占 0.20%，脂肪为 0.28%，蛋白质为 83.53%，矿物质为 2.24%，其中钙、磷、铁的质量分数较高。从蛋白质的质量看，缺乏人体必需氨基酸色氨酸，所以蛋白质的质量分数虽高，却为不完全蛋白质，生物效价较低，鱼唇的可食部分仅占 44%。与鱼翅相似，鱼唇蛋白质达 62%，鱼肚蛋白质高达 84%，但是，蛋白质缺乏色氨酸，为不完全蛋白质。

（三）燕窝

燕窝含蛋白质 49.85%，脂肪为 0，碳水化合物为 30.55%，矿物质占 6.19%，其中钙为 0.429%，磷为 0.03%，铁为 0.005%。燕窝主要供给碳水化合物和蛋白质，其蛋白质为不完全蛋白质，质量分数虽高，但生物效价低。将燕窝视为营养价值很高的补品不太合适。

（四）蹄筋、响皮等

蹄筋、响皮、熊掌、鹿筋等都是以动物的结缔组织经干燥而成的制品。主要成分为不完全蛋白质——胶原蛋白，质量分数可达 70%～80%。胶原蛋白由于缺乏色氨酸，营养价值不高。但对于伤口愈合有十分重要的作用。另外，蹄筋等含有一定的矿物质，除了响皮外，脂肪、碳水化合物质量分数甚微，几乎不含维生素。

第四节　蔬菜、水果的营养价值

一、蔬菜的营养价值

蔬菜和水果种类繁多，在膳食中所占比例较大，是膳食维生素和无机盐的主要来源，还含有丰富的纤维素、果胶和有机酸等，能刺激胃肠蠕动和消化液分泌，促进人的消化和食欲，蛋白质和脂类含量很低。

蔬菜是提供人体维生素 C、胡萝卜素和维生素 B2 的重要来源，尤其是维生素 C 的含量极其丰富。一般情况下，这些维生素在各种新鲜绿叶蔬菜中含量最丰富，瓜类和茄果类中含量相对较少。在绿叶菜中，除维生素 C 外，其他维生素含量均是叶部比根茎部高，嫩叶比枯叶高，深色的菜叶比浅色的高。

所以在选择蔬菜时，应注意选新鲜、色泽深的蔬菜。

蔬菜也是人体无机盐的重要来源，尤其是钾、钠、钙和镁等。它们在体内的最终代谢产物呈碱性，故称"碱性食品"。而粮、豆、肉、鱼和蛋等富含蛋白质的食物，由于硫和磷很多，体内转化后，最终产物多呈酸性，故称为"酸性食品"。人类膳食中的酸性和碱性食品必须保持一定的比例，这样有利于机体维持酸碱平衡。某些蔬菜如菠菜、牛皮菜、蕹菜和葱头等，因含有较多量的草酸，易和钙形成草酸钙，不利于钙的吸收利用，故在需要补充钙质的人中，应注意选择雪里蕻、油菜、芥蓝菜等钙含量高、机体易于利用的蔬菜。

蔬菜还含有较多的纤维素、半纤维素、木质素和果胶等。这些物质不能被人体消化酶水解，但是可促进肠道蠕动，有利于粪便排出，减少胆固醇的吸收。

按可食部分结构，蔬菜可分为叶菜类、根茎类、瓜类与茄果类和鲜豆类等。其所含的营养成分，因其种类不同各有其特点。

（一）叶菜类

包括白菜、菠菜、油菜、卷心菜、苋菜、韭菜、芹菜及蒿菜等，主要提供胡萝卜素、维生素 C 和 B2。其中油菜、苋菜、雪里蕻、荠菜和菠菜，含胡萝卜素及维生素 C 较丰富。无机盐的含量也较多，尤其是铁，不仅量多，而吸收也较好，对预防贫血是非常重要的。但是，蛋白质的含量较少，平均约为 2%；脂肪含量则更少，平均不超过 0.5%；碳水化合物一般也不超过 5%。

（二）根茎类

包括萝卜、马铃薯、藕、甘薯、山药、山药、芋头。藕和甘薯中淀粉含量较高，为 15%～30%。胡萝卜含有较高的胡萝卜素，每百克可达 4.07 mg。蛋白质和脂肪含量普遍不高，其中马铃薯和芋头中含蛋白质相对较高，约 2%。根茎类也含有钙、磷、铁等无机盐，但含量不高。

（三）瓜类与茄果类

包括冬瓜、南瓜、西葫芦、丝瓜、黄瓜、茄子、西红柿和辣椒等。这类蔬菜营养素含量较低，但辣椒含有丰富的维生素 C 和胡萝卜素，西红柿维生素 C 含量也较高，其含量相当于香蕉和苹果的 2 倍，梨的 3 倍。西红柿还含有机酸，能保护维生素 C 不受破坏，烹调损失少。

（四）鲜豆类

包括毛豆、豌豆、蚕豆、扁豆、豇豆和四季豆等。与其他蔬菜相比，鲜豆类蛋白质、碳水化合物、维生素和无机盐的含量较高。鲜豆中的铁易于消化吸收，蛋白质的质量也较高。

二、蔬菜的选择和烹调

蔬菜虽含有丰富的维生素和矿物质，但烹调加工不合理，可造成这些营养素的大量损失。B 族维生素和无机盐易溶于水，所以蔬菜宜先洗后切，尤其要避免将切碎的蔬菜长时间浸泡在水中，以避免 B 族维生素和无机盐损失。烹调时，要尽可能做到急火快炒。试验证明，蔬菜煮 3min，其中维生素 C 损失 5%，10min 达 30%。为了减少维生素的损失，烹调时，加入少量淀粉，可以保护维生素 C 不被破坏。为减少草酸对钙吸收的影响，有些蔬菜如菠菜等在烹调时，可先将蔬菜放在开水中煮或烫一下后捞出，使其中的草酸大部分溶留在水中。

新上市蔬菜从表面看似乎停止了生长，但仍具有生命活力，进行着复杂的生物化学变化，其营养成分逐渐下降。所以应尽量选择新鲜蔬菜，不要吃腐烂的蔬菜，尤其是烂白菜。因为白菜中含有大量的硝酸盐，腐烂后经细菌作用，可转变成亚硝酸盐。亚硝酸盐不仅能使血液中的低铁血红蛋白变成高铁血红蛋白，使血液失去载氧能力而引起食物中毒，同时还能促使胺形成致癌物质亚硝胺。

某些蔬菜具有药用价值，例如胡萝卜含丰富的胡萝卜素，常被用来治疗夜盲症和眼干燥症等。由于胡萝卜素属脂溶性维生素，需要以食用油将胡萝卜素烹调煮熟后食用，可使消化利用率明显增加。胡萝卜还有降压、强心、抗炎和抗过敏作用，让高血压患者饮胡萝卜汁，有降低血压作用。大蒜的功用更多，具有良好的杀菌、降脂、降压、降血糖、解毒等作用。

三、水果的营养价值

水果分为鲜果类和干果类。前者种类很多，有苹果、橘子、桃子、梨、杏、葡萄、香蕉等；后者是新鲜水果经加工制成的果干，如葡萄干，杏干，蜜枣和柿饼等。

水果的营养特点：新鲜水果的营养成分主要是维生素和矿物质，尤其是维生素 C。据营养专家分析，新鲜大枣维生素 C 的含量高达 540 mg/100g，是一般蔬　菜和其他水果含量的 30～100 倍；酸枣的含量更高，达 830～1170 mg/100g。人体的利用率也高，平均达 86.3%。红黄色水果，如柑橘、杏、菠萝、柿子等均含有较多的胡萝卜素。葡萄和红枣中，含有较高的碳水化合物，葡萄中以葡萄糖为主，可以直接吸收利用，此外还含有十几种氨基酸，是营养价值较高的果品。另外，水果中也含有较多的 Ca、P、Fe、Cu、Mn 等矿物质。水果中蛋白质含量不到 1.5%。有的水果，如葡萄、杏、梨和柿子等不含脂肪或含量极微。

在干果中，因加工时损失，维生素含量明显降低。但是蛋白质、碳水化合和矿物质因加工使水分减少，含量相对增加。如鲜葡萄中蛋白质含量为0.7%、碳水化合物 11.5%，Ca 为 19 mg/100g，而加工成葡萄干后，依次增加到 4.1%、78.7%和 101 mg/100g。加工后的干果，虽失去某些鲜果的营养特点，但易于运输和储存，有利于食品的调配，使饮食多样化。在各种绿色、橘黄色及红色蔬菜中都含有较高的胡萝卜素，是维生素 A 的主要来源，如芒果、柑橘类、杏、柿子等。

蔬菜和水果含有各种芳香物质，刺激食欲，有助于食物的消化吸收。水果中含有各种有机酸，主要有苹果酸、柠檬酸和酒石酸等，这些成分一方面可使食物具有一定的酸味，可刺激消化液的分泌，有助于食物的消化；另一方面，使食物保持一定的酸度，对维生素 C 具有保护作用，蔬菜和水果还含有纤维素、果胶等，能刺激胃肠蠕动和消化液分泌，对促进人们的食欲和帮助消化起着很大作用。

第五节　蛋类的营养价值

一、鸡蛋的营养价值

鸡蛋蛋黄和蛋白都含丰富的优质蛋白，每百克鸡蛋含蛋白质 14.7g，主要为卵白蛋白和卵球蛋白，其中含有人体必需的 8 种氨基酸，并与人体蛋白的组成极为近似。人体对鸡蛋蛋白质的消化、吸收率最高，鸡蛋蛋白质的吸收率可高达 98%。鸡蛋中蛋氨酸含量特别丰富，而谷类和豆类都缺乏这种人体必需的氨基酸，所以，将鸡蛋与谷类或豆类食品混合食用，能提高后两者的生物利用率。

鸡蛋每百克含脂肪 11.6g，大多集中在蛋黄中，以不饱和脂肪酸为多，脂肪呈乳融状，易被人体吸收。蛋黄中含有丰富的卵磷脂，对增进神经系统的功能大有裨益，是较好的健脑食品。鸡蛋黄中含有较多的胆固醇，每百克可高达 1705 mg，因此，不少人怕吃鸡蛋引起胆固醇增高而导致动脉粥样硬化。近年来科学家们发现，鸡蛋同时也含有丰富的卵磷脂，进入血液后，会使胆固醇和脂肪颗粒变小，使之保持悬浮状态，从而阻止胆固醇和脂肪在血管壁的沉积。因此.对胆固醇正常的老年人，每天吃 2 个鸡蛋，其 100mL 血液中的胆固醇最高增加 2mg，不会造成血管硬化。但吃得太多，不利胃肠的消化，还会增加肝、肾负担。每人每天以吃 1～2 个鸡蛋为宜。

鸡蛋还有钾、钠、镁、铁、磷等矿物质，特别是蛋黄中的铁质达 7mg/100g。蛋中的磷很丰富，但钙相对不足，所以，将奶类与鸡蛋共同喂养婴儿，可以补充奶类中铁的匮乏，实现营养互补。鸡蛋特别是蛋黄中维生素 A、B2、B6、

D、E 及生物素的含量很丰富，维生素 C 的含量较少。

鸡蛋是人类理想的天然食品，吃鸡蛋应以煮、卧、蒸、甩为好，因为煎、炒、炸虽然好吃，但较难以消化。如将鸡蛋加工成咸蛋后，其含钙量会明显增加，可由每百克的 55 mg 增加到 512mg，约为鲜蛋的 10 倍，特别适宜于骨质疏松的中老年人食用。

鸡蛋特别是蛋黄，含有丰富的营养成分，这些营养成分，对于促进幼儿生长发育、强壮体质及大脑和神经系统的发育、增强智力都有好处。1 岁以内、4 个月以上的婴儿，以食用蛋黄为宜，一般从 1/4 个蛋黄开始，适应后逐渐增加到 1～1.5 个蛋黄。1 岁以上的幼儿可以开始食用全蛋。有些幼儿对卵清蛋白过敏，应避免食用蛋清，吃少量蛋黄，逐步达到脱敏的目的。

鸡蛋很容易受到沙门氏菌和其他致病性微生物感染，生食易发生消化系统疾病，生蛋清中含有抗生物素蛋白和抗胰蛋白酶，它们妨碍蛋白质和生物素的分解和吸收。相反，煮熟鸡蛋的蛋白质结构由致密变为松散，易为人体消化吸收。当然，过度加热后，蛋白质过度凝固，也不利于消化吸收。

煮鸡蛋是常用的吃法之一，正确的煮蛋法：鸡蛋于冷水下锅，慢火升温，沸腾后微火煮 2min。停火后再浸泡 5 min，这样煮出来的鸡蛋蛋清嫩，蛋黄凝固又不老。

二、其他蛋类的营养价值

除了鸡蛋，常见的还有鸭蛋、鹅蛋、咸鸭蛋、鸽蛋、鹌鹑蛋等。它们的营养成分大致相当，但也存在一些细微的不同：

（1）鸭蛋中蛋氨酸和苏氨酸含量最高。

（2）咸鸭蛋中钙含量高出鸡蛋的一倍，与鸽蛋中的钙含量相当。

（3）鹅蛋中的脂肪含量最高，相应的胆固醇和热量也最高，并含最丰富的铁元素和磷元素。

（4）鸽蛋中蛋白质和脂肪含量虽然稍低于鸡蛋，但所含的钙和铁元素均高于鸡蛋。

（5）鹌鹑蛋的蛋白质、脂肪含量都与鸡蛋相当，然而它的核黄素（VB2）含量是鸡蛋的 2.5 倍。而鸡蛋中的胡萝卜素却是所有蛋类的蛋黄中最多的。

第六节　豆类的营养价值.

豆类是我国的传统食物之一，古时就有"五谷宜为养，失豆则不良"的说法，理解为：五谷是有营养的，可以用来养生，但失去豆则会引起不良，如营养不均衡等现象，这足以说明豆类的营养价值之高。

一、豆类的营养

豆类含有丰富的碳水化合、脂肪、蛋白质以及维生素、矿物质和植物化学物质等。

（1）豆类中的碳水化合物以膳食纤维和低聚糖为主，能起到促进肠道益生菌的繁殖，对促进肠蠕动和维持肠道健康有着重要的意义。

（2）豆类脂肪的含量约 15%～20%，常用作油脂的原料，另外大豆中还含有磷脂，对人体的生长发育和神经活动有着重要的作用，也可以促进肝脏的脂肪代谢，减少肠道对胆固醇的吸收，有利于预防心脑血管疾病的发生。

（3）豆类作为植物性食物不含胆固醇。

（4）含有植物固醇，由于其与胆固醇结构类似，人体在消化吸收时能与胆固醇产生竞争效应，减少胆固醇的吸收，从而达到预防心脑血管疾病的作用。

（5）含有植物雌激素——类黄酮，对女性体内的雌激素有着双向调节的作用，还有预防乳腺癌、缓解骨质疏松和更年期症状的作用；同时还有助于预防男性前列腺癌。

（6）大豆中含有丰富的 B 族维生素和钙等营养素，另外还含有对人体有益的膳食纤维。

二、各类豆制品的营养

（1）豆腐：北豆腐也就是我们常说的卤水豆腐，由于卤水的成分是氯化镁和氯化钙，吃卤水豆腐可以补充镁、钙及其他微量元素；石膏豆腐，石膏的成分为硫酸钙，同样富含钙；内酯豆腐是用葡萄糖内酯制作而成，营养成分无特别差异。

（2）豆制品中的 B 族维生素含量丰富，经过发酵后的豆制品如腐乳等，其 B 族维生素的含量更是丰富，是纯素食主义者 B 族维生素尤为良好的来源，其是维生素 B12 的重要来源。

（3）豆类缺乏蛋氨酸，但其富含赖氨酸，而谷类食物富含蛋氨酸缺乏赖氨酸，两者结合正好起到蛋白质互补的作用，代表性的食物有我们常吃的豆沙包。

（4）干性豆类中几乎不含维生素 C，但加工成豆芽后，其维生素 C 的含量明显提高，在缺少新鲜蔬菜和水果时是维生素 C 的良好来源。

第七节　奶类的营养价值

奶类主要包括牛奶、羊奶等。奶类营养丰富，含有人体所必需的营养成分，组成比例适宜，而且是容易消化吸收的天然食品。它是婴幼儿主要食物，也是病人、老人、孕妇、乳母以及体弱者的良好营养品。奶类除不含纤维素外，几乎含有人体所需要的各种营养素，如蛋白质、脂肪、碳水化合物、维生素和无机盐等。

一、牛奶的营养成分

100g 牛奶含水分 87g，蛋白质 3.3g，脂肪 4g，碳水化合物 Sg，钙 120mg，磷 93 mg，铁 0.2mg，维生素 A 140 国际单位，维生素 B1 0.04mg，维生素 B2

0.13mg，烟酸 0.2 mg，维生素 C 1mg。可供热量 288.8 kJ。

二、奶类的营养特点

奶中的蛋白质主要是酪蛋白、白蛋白、球蛋白、乳蛋白等，所含的 20 多种氨基酸中有人体必需的 8 种氨基酸，奶蛋白质是全价的蛋白质，它的消化率高达 98%。

乳脂肪是高质量的脂肪，它的消化率在 95% 以上，而且含有大量的脂溶性维生素。

奶中的碳水化合物是半乳糖和乳糖，是最容易消化吸收的糖类。

奶中的矿物质和微量元素都是溶解状态，而且各种矿物质的含量比例，特别是钙、磷的比例比较合适，很容易消化吸收。

牛奶和奶制品干酪中含有一种 CLA 的物质，能有效破坏人体内有致癌危险的自由基，并能迅速和细胞膜结合，使细胞处于防御致癌物质侵入的状态，从而起到防癌作用。牛奶中所含的钙能在人体肠道内有效破坏致癌物质，使其分解改变成非致癌物质，并排出体外。牛奶中所含的维生素 A、维生素 B2、维生素 D 等对胃癌和结肠癌都有一定的预防作用。牛奶中还含有多种能增强人体抗病能力的免疫球蛋白，也有防癌作用。另外酸牛奶中含有一种酶，能有效防止癌症患者因化学疗法和放射疗法所引起的副作用。

乳是哺乳动物出生后赖以生存发育的唯一食物，它含有适合其幼子发育所必需的全部营养素。牛奶中含有的磷，对促进幼儿大脑发育有着重要的作用。牛奶中含有钙，可增强骨骼牙齿强度，促进青少年智力发展。

牛奶含有一种可抑制神经兴奋的成分。起镇静安神作用。睡前喝一杯牛奶可促进睡眠。

牛奶营养丰富，含有高级的脂肪、各种蛋白质、维生素、矿物质，特别是含有较多维生素 B 族。牛奶中所含的铁、铜和维生素 A，有美容养颜作用，可使皮肤保持光滑滋润。牛奶中的乳清对面部皱纹有消除作用。牛奶还能为皮肤提供封闭性油脂，形成薄膜以防皮肤水分蒸发，另外，还能暂时提供水分，所以牛奶是天然的护肤品。

奶制品中丰富的钙元素促进机体产生更多能降解脂肪的酶，帮助人体燃烧脂肪。

牛奶中含有乳糖，可促进人体对钙和铁的吸收，增强肠胃蠕动，促进排泄。酸奶中含有大量的乳酸和有益于人体健康的活性乳酸菌，有利于人体消化吸收，激活胃蛋白酶，增强消化机能，提高人体对矿物质钙、磷.铁的吸收率。牛奶中的镁能缓解心脏和神经系统疲劳，锌能促进伤口更快的愈合。鲜牛奶是除了母乳之外被人类饮用最为广泛的乳类，它含有几乎人类身体需要的所有营养，有"白色血液"之称。

奶类蛋白质是优质蛋白，生理价值仅次于蛋类，其赖氨酸和蛋氨酸含量较高，能补充谷类蛋白质赖氨酸和蛋氨酸的不足。奶类中胆固醇含量不多，还有降低血清胆固醇的作用。奶与蔬菜、水果一样，属于碱性食品，有助于维持体内酸碱平衡。此外，奶类食物是我们常吃的食物中含钙质最多的，喝奶是补钙的最好方式。

有些人喝奶后有不舒适的感觉，是由于这些人体内的乳糖酶太少或一次喝奶太多造成的，因此喝奶要少量多次。酸奶是加工过程中添加了对人体有益的乳酸菌，已经把鲜奶中的乳糖在体外转化成乳酸，这些人可选用酸奶。

奶类加热消毒时煮的时间太久，某些营养素受到破坏，故牛奶不宜久煮。现在市售的鲜奶有两种不同的消毒过程。一种是巴氏消毒，这种奶保存期比较短，一般保质期在 3d 左右，饮用这种鲜奶加热至沸即可。另外一种是超高温消毒，这种奶一般保质期都在 30d 以上，饮用时不用加热，可打开包装即喝。空腹时饮用牛奶，奶中的蛋白质等就会被变成热能消耗掉。合理的食用方法是在喝奶前吃一点饼干和稀饭之类的食物。新鲜牛奶经日光照射 1 min 后，奶中的 B 族维生素会很快消失，维生素 C 也所剩无几；即使在微弱的阳光下，经 6h 照射后，其中 B 族维生素也仅剩一半。所以，牛奶要放在避光地方保存。

第六章　烹调对食物营养价值的影响

第一节　产能营养素在烹调中的表现和应用

一、蛋白质在烹调中的表现

（一）变性后的蛋白质易被人体消化吸收

对于日常生活中的任何一种食物，通过对其进行烹调处理，都会导致食物产生一系列物理、化学反应，使食物可以更好地被人体消化、吸收及利用。对于食物中的蛋白质成分，在水中加热到 60℃～70℃时就会产生水解，形成氨基酸及其他含氮小分子化合物，而处于酸、碱、盐及乙醇环境下时，蛋白质的结构很容易发生变化，被分解。在食物的受热温度及时间发生改变的情况，对于一些水溶性蛋白质，会逐渐发生固化，有些甚至会焦化与碳化，也就是说发生凝固变性，所以人们消化吸收的都是变性蛋白质。

（二）影响菜肴蛋白质变性的因素

1.时间、火候

在菜肴的烹调过程中，应当以大火快炒，促使食物尽快软化，食物中的蛋白质就会凝固变性，这样可以使原料保持鲜嫩口感，也更加容易被消化吸收。若加热的时间过长，则原料质地会发生老化，并且蛋白质也会由于过分变性而变硬老化，不容易被人体消化吸收。

2.电解质

在溶液中存在电解质的情况下，可以进一步加快蛋白质的凝固，而日常生活中常见的一种电解质就是盐。在烧肉制汤时，食盐不能过早加入，若过早地加入食盐，会导致原料中的蛋白质过早凝固，不容易使食材吸水后膨松而比较酥烂，导致蛋白质的水解效果降低，对汤汁的鲜度及浓度都会产生影响。动物性原料中包含的蛋白质都属于亲水性胶体，比较容易在水中溶解，可形成具有较强亲水性且稳定的胶体溶液，冷却之后可凝结形成冻胶。

（三）腐败变质的蛋白质不可食用

对于蛋白质或者氨基酸，由于细菌作用可能会产生有毒物质，会发生腐烂变质，氨基酸会被分解成为有机酸类、胺类及碳氢化合物，如尸胺、腐胺、酪胺、组胺以及色胺、酚类与硫化氢等。蛋白质在发生腐烂变质之后是不能再继续食用的。

二、碳水化合物在烹调中的表现

（一）淀粉是烹调过程中必不可少的

在淀粉中加入水后搅拌可以制作成淀粉乳，通过对淀粉乳进行加热，淀粉中的糖分也就可以溶解，形成发亮的溶液，其中的胶淀粉在受热膨胀的作用下会成为浓稠胶体。在菜肴的烹调中，可以在原料的表面裹上一层水淀粉，以防止原料失水过多，并且在淀粉糊化之后会有浓稠物质产生，可以使烹制出的菜肴更加有色泽。另外，通过对淀粉的糊化作用进行合理利用，还可以进行各种类型冻类食品的制作。

（二）糖的吸湿性较强

糖很容易吸湿，并且渗透压比较高，在烹调时往往都会利用这一特点进行一些特色菜的制作，也可以用来保存食物，如糕点、蜜饯等。

（三）糖与酸作用脱水可生成酯

酯类有着一定的香味，在使用焖、烧、烩等技法进行菜肴烹调时，可以向其中加入少量醋及糖，以进一步增强食品的浓香味。

（四）蔗糖加热到熔点时呈胶体状

对蔗糖进行加热，在达到熔点时，蔗糖晶体也就会成为具有很强黏性且浓稠的胶体物质。在菜肴的烹调中往往会利用这一性质进行各种拔丝类食品的制作，如拔丝苹果、拔丝山药等。

（五）糖加热至 160℃～180℃时可分解并焦化

在食物的烹调中，其中有些食物可能需要着色，比如烧烤类的食品，可以先用糖溶液在食品表面进行均匀涂抹，然后再进行加温，在加热的这个过程中，随糖的焦化程度变化，可使食品得到浓淡不同的颜色。

同时，糖类还具备矫正口味及解腻去腥的作用。在菜肴的烹调中，可以与盐进行搭配，成为对比味，还能够使食品增加鲜味。

三、脂类在烹调中的应用

（一）使食品起酥

所有油脂都有比水黏性高的特点。在制作含淀粉多的食品时，加入油脂后，可使面团润滑，由于淀粉颗粒之间被油脂分子分隔，经炸或烘焙后可使食品起酥。

（二）改善食品的感官性质，提高食品风味

食用油脂是酯类物质，本身都带有香味并具有黏度和腻滑性。用油脂烹调食物会产生特别的香味，增加食物亮滑的感觉，增进食欲。用焖、烩等加热时间较长的烹调方法烹制肉类时，如果加入少量的酒，能使肉类的脂肪酸与酒中的乙醇脱水缩合成酯，使菜肴更具浓香味。

第二节　合理烹饪

一、烹饪加工对营养素的影响

（一）烹调前营养素的损失（主要包括采购、加工和储藏等阶段）

1.粮食加工中营养素的损失

精米、白面因为具有细腻的口感而成为大众喜欢的主食，虽然大米、小麦经过精深加工后口感好了，但存在于其谷皮和糊粉层中的 B 族维生素、膳食纤维、无机盐等营养素损失很多。与全麦粉相比，经过深加工的精白面粉损失的钙达 60%、锌 78%、铁 76%、镁 85%、锰 86%。精白米损失的蛋白质达 16%、脂肪 65%、B 族维生素 75%、维生素 E86%、叶酸 67%，钙、铁等矿物元素几乎全部损失。人们长期吃这种精细粮食会因为缺乏膳食纤维和维生素而患便秘和脚气病。因此，在选购粮食时，要五谷杂粮并重，不要过多选择食用精细加工的原料。

2.食品原料清洗加工阶段营养素的损失

有些人认为米不淘洗三五遍是洗不干净的，然而淘洗次数越多，营养素损失得就越多，尤其是 B 族维生素和无机盐。因此大米经清水淘洗两次即可，不要用力揉搓。

择菜时只要菜心，丢弃菜叶（如葱叶、芹菜叶、油菜叶）几乎成了一些人的习惯。其实，蔬菜的叶子和外皮所含的营养素往往高于菜心。另外，蔬菜加工时应坚持先洗后切的原则，以新鲜绿叶蔬菜为例，先洗后切，其维生素 C 仅损失 1%，而切后浸泡 10 分钟，维生素 C 损失达 16%～18.5%，浸泡时间越长，维生素损失得越多。

肉类存在解冻的问题，为了加快解冻速度，一些人往往喜欢用热水解冻，且大块肉解冻之后，再放回冰箱冰冻。殊不知这样做都是错误的，它会使肉中的营养物质损失且影响口感。一般肉类应坚持快速解冻、低温缓慢化冻（4℃

左右）的原则。

3.食品原料储藏阶段营养素的损失

食品原料储藏时间不宜过长。食物储藏的时间越长，接触空气和光照的面积就越大，一些容易氧化的维生素损失得就越严重。以菠菜为例，刚刚采摘的菠菜在 20℃室温条件下存放 4 天后，叶酸可下降 50%，即便是将菠菜放入 4℃左右的冰箱内，8 天后叶酸同样会下降 50%。

（二）各种烹调方法对营养素的影响

1.煮

煮对糖类及蛋白质有部分水解作用，对脂肪则无显著影响，对消化作用有帮助，但水煮往往会使水溶性维生素及矿物质溶于水中。一般青菜与水同煮 20min，则有 30%的维生素 C 被破坏，另外有 30%溶于汤内；煮 25min 后，有 35%的维生素溶于汤内；其他耐热性不强的维生素 B 等也会遭到破坏。煮的时候若加一点碱，则维生素 B 族、维生素 C 全被破坏。水煮面条有部分蛋白质和矿物质转入汤内，B 族维生素可有 30%～40%溶于汤内，所以青菜煮面，不仅味道好，而且营养素保存得也多。

2.蒸

蒸对营养素的影响和煮相似，部分 B 族维生素、维生素 C 遭到破坏，但矿物质则不因蒸而遭到损失。

3.炖

炖可使水溶性维生素和矿物质溶于汤内，仅维生素受部分破坏，肌肉蛋白质部分水解，其中的氨基酸等溶于汤中而呈鲜味，结缔组织受热遭破坏，其部分水解成胶状物质溶于汤中而使汤汁有黏性。烧和煨这两种烹调方法和炖差不多。

4.焖

此法引起营养素损失的多少与焖的时间长短有关。时间长，则 B 族维生素和维生素 C 的损失大；时间短，B 族维生素的损失比较少，但食物经焖煮后消化率有所增加。

5.卤

此法可使食品中的维生素和矿物质部分溶于卤汁中，部分遭受损失，水溶性蛋白质也跑到卤汁中，脂肪亦减少一部分。

6.炸

由于油炸的温度高，一切营养素都有不同程度的损失。蛋白质可因高温炸焦而严重变性，营养价值降低；脂肪也因炸受破坏而失其功用；炸甚至可产生妨碍吸收维生素 A 的物质。如果油炸时在烹饪原料外面裹一层糊来保护，可防止蛋白质炸焦。

7.熘

一般要经先炸再熘，因食品原料外面裹上一层糊，在油炸时因糊受热而变成焦脆的外壳，从而保护了营养素少受损失。软熘方法与蒸法差不多。

8.爆

这种烹调方法动作快速，旺火热油，一般是原料先经鸡蛋清或湿淀粉上浆拌均匀下油锅滑散成熟，然后沥去油再加配料，快速翻炒，原料的营养成分因有蛋清或湿淀粉形成的薄膜保护，所以没有什么损失。

9.炒

炒是烹调方法的一大类，包括多种炒法。凡经蛋清或湿淀粉浆拌的原料，营养成分没有什么损失。配料通常是蔬菜，除纤维素外，蛋白质因受干热而严重变性，影响消化，降低吸收率，如干炒黄豆，干煸牛肉丝等。一般说旺火急炒是较好的烹调方法。

10.烤

烤一般分两种，一种是明火，一种是暗火。明火就是用火直接烤原料，如烤鸭、烤肉、烤烧饼等。暗火就是火从火墙中穿过，不直接烤原料，此法又叫烘。一般来说使用明火烹调比暗火损失的营养素多，但两者都会产生有害物质，如 3，4-苯并芘等。

11.熏

这种烹调方法虽然别有风味，但由于是间接加热和烟熏，也存在着 3，4-苯并芘的问题，同时会使维生素受到破坏并损失部分脂肪。

12.煎

煎的烹调方法用油虽少，可是油的热量大，温度比煮、炖高，对维生素不利，但损失不太大，其他营养素亦均无严重损失。

13.泡

盐水浸泡过的食品，其中所含的 B 族维生素和维生素 C 溶于水中而部分损失，对于脂溶性维生素如维生素 A 和维生素 D 则没有什么损失。

14.腌

食品中的 B 族维生素和维生素 C 在腌制过程中受到破坏，腌蔬菜、腌肉中含亚硝酸盐。

15.脱水

这种烹调方法分两种：一种是直接将食物暴晒、烘干、阴干或脱水干燥；另一种是加入调味品一起风干或晒干。食物暴晒、烘干、阴干的时间越长，B族维生素受破坏的程度就越大；氧化时间越长，维生素 C 受破坏的程度就越大。脱水干燥法是将食物置于特殊容器内加热，并用抽气设备降低容器内的压力，使食物中的水分在低温下蒸干。此法对一切营养素均无显著破坏。风干是食物加调味品搓擦后置于阴凉通风处风干，如风鸡、风鱼、风干肉等。此法可使肉中的组织蛋白酶对肌肉蛋白质起部分消化作用，使肌肉变得柔软，产生特殊芳香，对营养素无多大损害。但应注意，腌咸肉干燥时间过长可使脂肪变出"哈喇味"。

二、合理烹饪

食物烹调过程中虽然难以完全避免营养素的损失，但是如果采取下述措施，就能尽可能使菜肴保存更多的营养。

（1）各种菜肴原料先洗后切

尤其是蔬菜，应先清洗后切配，切后尽量少用水浸泡，这样能减少水溶性 B 族维生素、维生素 C 等的损失。而且应该现切现烹，这样能使营养素少受氧化损失。

（2）肉类食品原料加热前先用淀粉和鸡蛋上浆挂糊

这样不但可使原料中的水分和营养素不致大量溢出，减少损失，而且不会因高温使蛋白质过度变性，尽可能地保护了食品原料的鲜嫩程度。

（3）在菜肴或汤中尽可能放醋

大多数维生素在微酸溶液中较稳定，因此在菜肴或汤中尽可能放醋可以更好地保护维生素，醋能使原料（特别是骨肉）中的钙、磷等被溶解得多一些，从而促进人体对钙、磷等的吸收。

（4）加热时间要短

烹调时，尤其是烹制维生素含量多、易受高温破坏的各类蔬菜时，尽量采取旺火快炒的方法，原料通过旺火急炒，缩短菜肴成熟时间，可以减少维生素的损失。同样，做汤菜应先将水烧开再下菜，以降低营养素的损失率。

第三节　合理搭配原料

在正确烹饪中，一方面要保证菜肴的适口性，同时又要尽可能地减少营养素的损失。但是当二者不可兼得时，应以保证适口性为主，并通过荤素原料搭配、五色原料搭配、五味原料搭配等营养配膳的方法来补充所损失的营养素，在菜点的加工烹调过程中改变和提高菜肴的营养价值，以满足人体对营养素的全面需要。

一、从烹调角度搭配原料

（一）量的搭配

1.突出主料

配制多种主辅原料的菜肴时应使主料在数量上占主体地位。例如炒肉丝蒜苗、肉丝韭菜等当令菜肴，主要是吃蒜苗和韭菜的鲜味，因此配制时就应使蒜苗和韭菜占主导地位，如果时令已过，此菜就应以肉丝为主。

2.平分秋色

配制无主、辅原料之分的菜肴时，各种原料在数量上应基本相当，互相衬托。熘三样、爆双脆、烩什锦等即属这类。

（二）质的搭配

1.同质相配

菜肴的主辅料应软软相配（如鲜蘑豆腐）、脆脆相配（如油爆双脆）、韧韧相配（如海带牛肉丝）、嫩嫩相配（如芙蓉鸡片）等，这样搭配能使菜肴生熟一致，口感一致，既符合烹调要求，又凸显了食材本身的特色。

2.荤素搭配

动物性原料配以植物性原料，如芹菜肉丝、豆腐烧鱼、滑熘里脊配以适当的瓜片和玉兰片等。这种荤素搭配是中国菜的传统做法，无论从营养学看还是从食品学看，都有其科学道理。

3.贵多贱少

高档菜用贵物宜多，用贱物宜少，例如白扒猴头蘑、三丝鱼翅等，贵物多可保持菜肴的高档性。

（三）味的搭配

1.浓淡相配

以配料味之清淡衬托主料味之浓厚，例如三圆扒鸭（三圆即胡萝卜、青笋、土豆）等。

2.淡淡相配

此类菜以清淡取胜，例如烧双冬（冬菇、冬笋）、鲜蘑烧豆腐等。

3.异香相配

主料、辅料各具不同特殊香味，使鱼、肉的醇香与某些菜蔬的异样清香融合，便觉别有风味，例如芹黄炒鱼丝、芫爆里脊丝、青蒜炒肉片等。

4.一味独用

有些烹饪原料不宜多用杂料，味太浓重者只宜独用，不可搭配，如鳗、鳖、蟹、鲥鱼等。北京烤鸭、广州烤乳猪等都是一味独用的菜例。

（四）色的搭配

菜肴主辅料的色彩搭配要求协调、美观、大方，有层次感。色彩搭配的一般原则是配料衬托主料。

1.顺色菜

组成菜肴的主料与辅料色泽基本一致。此类菜系多为白色，所用调料也是盐、味精和浅色的料酒、白酱油等。这类保持原料本色的菜肴色泽嫩白，给人以清爽之感，食之亦利口。鱼翅、鱼骨、鱼肚等都适宜配顺色菜。

2.异色菜

这种将不同颜色的主、辅料搭配一起的菜肴极为普遍。为了突出主料，使菜品色泽层次分明，应使主料与配料的颜色差异明显些。例如以绿的青笋、黑的木耳配红的肉片炒，用碧色豌豆与玉色虾仁同烹等，色泽效果令人赏心悦目。

（五）形的搭配

这里所说的"形"是指经刀工处理后的菜肴主、辅原料之形状，其搭配方法有两种。

1.同形配

主、辅原料的形态、大小等规格保持一致，如炒三丁、土豆烧牛肉、黄瓜炒肉片等，分别是丁配丁、块配块、片配片，这样可使菜肴产生一种整齐的美感。

2.异形配

主、辅原料的形状不同、大小不一，如荔枝鱿鱼卷的主料鱿鱼呈筒状蓑衣形，配料荔枝则为圆或半圆形，这类菜在形态上别具一种参差错落之美。

二、从营养角度搭配原料

（一）粗细搭配

科学研究表明，不同种类的粮食及其加工品的合理搭配可以提高其营养价值。粮食在经过加工后往往会损失一些营养素，特别是膳食纤维、维生素和无机盐，而这些营养素也正是人体所需或容易缺乏的。通过粗细搭配，粗粮中的膳食纤维、维生素和无机盐可以弥补精细粮的不足，同时蛋白质的互补作用可以互相补充限制性氨基酸。

（二）荤素搭配

动物油含饱和脂肪酸和胆固醇较多，应与富含多不饱和脂肪酸的植物油搭配，尤应以植物油为主。动物脂肪可提供维生素 A、维生素 D 和胆固醇，植物油可以提供更多的维生素 E 和多不饱和脂肪酸。

（三）酸碱搭配

食物的酸碱性需要在食物经过消化吸收，以在机体内代谢后的最终元素来衡量它的酸碱性，不是单指食物本身的性质。肉类、家禽、鱼类、乳制品、蛋类、谷类等都是酸性食物，因为它们被机体消化分解后，剩下的物质是酸性的（氯、硫、磷）；蔬菜、水果则是碱性食物，它们在体内分解的最终代谢产物呈碱性（钠、钾、钙、镁、铁等矿物质）。我们每餐进食时，食物都带有一定的酸碱度，会影响人体内的酸碱波动。人体大部分液体是属于碱性的，细胞在最佳运作状态时，体液的平均 pH 值应是 7.4。在日常饮食中应该注意合理搭配酸碱食品，尤其限制酸性食物的食用，避免人体呈现酸性体质。

三、知识拓展

从中医角度看食物原料的搭配

两千多年前中医就对食物搭配的重要性作出论述，其主要依据就是食物的"气"和"味"。中医认为食物有"四气"（寒、热、温、凉）和"五味"（辛、甘、酸、苦、咸），食物搭配的原则就是寒与热、辛与甘等达到平衡。食物搭配的目的就是最大限度地达到膳食和营养平衡。

在食物搭配上有四种情况，前两种可以增强食疗效果：①"相须相使"，即性能基本相同或某一方面性能相似的食物配合，能够不同程度地增强原有的食疗功效。如当归生姜羊肉汤中，温补气血的羊肉与补血止痛的当归和温中散寒的姜配伍，可增强补虚散寒止痛之功，同时还可以去掉羊肉的腥膻味；②"相偎相杀"，即当两种食物同用时，一种食物的毒性或副作用能被另一种食物降低或消除。如大蒜可防治蘑菇、扁豆中毒，橄榄解河豚、鱼、蟹引起的轻微中毒。食物搭配中还有两种情况可能削弱食疗效果，因此要尽量避免：①"相恶"，即两种食物同用后，由于相互牵制，使原有的功能降低甚至丧失。如吃羊肉、狗肉之类温补气血的食物，尽量不要同时吃绿豆、鲜萝卜、西瓜等，否则会减弱前者的温补作用；②"相反"，即两种食物同用时能产生毒性反应或腹泻等明显的副作用，比如蜂蜜反生葱、黄瓜反花生、鹅肉反鸭梨等。

第七章　食品添加剂的测定

第一节　食品添加剂中甜味剂的测定

一、食品添加剂的定义和分类

（一）定义

《中华人民共和国食品卫生法》对食品添加剂的定义是：为改善食品的品质和色、香、味，以及为防腐和加工工艺的需要而加入食品中的化学合成物质或天然物质。这些添加进去的物质多是天然或化学合成的物质，对食品的色、香、味或质量起到一定的作用，本身不作为食用目的，也不一定具有营养价值，但它并不包括残留的农药、污染物和营养强化剂。

（二）分类

就目前情况而言，食品添加剂有很多种类，依据来源不同可以将其分为两种，分别为天然食品添加剂、化学合成食品添加剂。其中，天然食品添加剂主要就是将植物及动物组织或者分泌物，还有微生物的代谢产物作为原料，通过提取及加工等操作而得到的物质，如辣椒红色素及番茄红色素等。而对于化学合成添加剂而言，其所指的就是通过相关化学手段得到的无机物质或者有机物质，如 BHA、苯甲酸钠等。而依据功能及用途不同，可以将食品添加剂分为 22 种：酸度调节剂、抗结剂、消泡剂、抗氧化剂、漂白剂、膨胀剂、胶姆糖基础剂、着色剂、护色剂、乳化剂、酶制剂、增味剂、面粉处理剂、被膜剂、水分保持剂、营养强化剂、防腐剂、稳定剂和凝固剂、甜味剂、增稠剂、食品香料和其他种类添加剂。

二、食品添加剂测定的意义

就当前食品生产实践来看，所使用的天然食品添加剂基本对人体不会产生危害，而化学合成添加剂由于是利用化学方法制作而成的，有些添加剂可能会有一定的毒性存在，还有些添加剂可能存在慢性毒性，存在致癌、致畸等潜在威胁。针对这种情况，在实际的食品生产中，通常都会对食品添加剂限量使用，否则会对人体健康产生危害。为能够使食品质量安全得到保障，确保人们身体健康，作为食品加工企业需要严格依据食品添加相关的卫生标准，对食品添加剂加强卫生管理，对食品添加进行规范、合理且安全应用。

三、食品添加剂常测定的项目与方法

当前使用的食品添加剂有着各种不同的种类，并且在功能上也各有差异，经常检测的项目主要包括甜味剂、防腐剂以及漂白剂，还有着色剂、发色剂与抗氧化剂等。在实际测定过程中，需要先将其从复杂混合物中分离，然后依据物理及化学性质选择适当方法进行分析。在实际应用中使用比较多的方法有中和法、薄层层析法、紫外分光光度法、高压液相色谱法及气相色谱法。

甜味剂是指能增加食品甜味的一种食品添加剂，在实际生产中应用比较多的甜味剂有糖精钠、甜蜜素及甜菊糖苷等。其中，糖精钠与甜蜜素是通过人工方式合成的，而甜菊糖苷是在植物甜叶菊中提取后得到的天然甜味剂。

（一）糖精钠的测定

糖精钠也就是我们日常生活中所说的糖精，属于有着广泛应用的一种人工甜味剂，在很多食品的制作中都会加入一定量的糖精提高食品的甜度。在糖精钠的定量分析方面，使用的方法主要包括高效液相色谱法、薄层色谱法、离子选择电极法及紫外分光光度法等。就当前测定情况而言，应用较为广泛的一种就是高效液相色谱法。

1.测定原理

对试样进行加温,将其中的二氧化碳及乙醇除去,调 pH 至近中性,过滤后倒入高效液相色谱仪,经反相色谱分离后,根据保留时间和峰面积进行定性和定量。

2.试剂

(1)甲醇。经 0.5um 滤膜过滤。

(2)氨水(1+1)。氨水加等体积水混合。

(3)乙酸铵溶液(0.02mol/L)。称取 1.54g 乙酸铵,加水至 1000mL 溶解,经 0.45um 滤膜过滤。

(4)糖精钠标准储备溶液。准确称取 0.0851g 经 120℃烘干 4h 后的糖精钠,加水溶解定容至 100.0mL 糖精钠含量 1.0mg/mL,作为储备溶液。

(5)糖精钠标准使用溶液。选取糖精钠标准储备液 10.0mL 放入 100mL 容量瓶中,加水至刻度,经 0.45um 滤膜过滤。该溶液每毫升相当于 0.10mg 的糖精钠。

3.仪器

高效液相色谱仪,紫外检测器。

(二)甜蜜素的测定

甜蜜素的学名为环己基氨基磺酸钠,是当前我国食品行业中应用最为广泛的一种甜味剂。在甜蜜素含量检测方面,当前应用比较多的方法主要就是气相色谱检测法、液相色谱检测法及分光光度法等。

1.气相色谱法

(1)测定原理

在硫酸介质中环己基氨基磺酸钠与亚硝酸钠之间会发生反应,依据这一方法实现定性及定量测定。

(2)试剂

1)环己基氨基磺酸钠标准溶液(含环己基氨基磺酸钠,98%)。精确选取环己基氨基磺酸钠 1.0000g，加水溶解，并且定容到 100mL，此时得到的环己基氨基磺酸钠溶液浓度为 10.00mg/mL。

2）100g/L 硫酸溶液。选择浓硫酸 50g，加水溶解之后定容到 500mL。

3）50g/L 亚酸钠溶液。选择亚硝酸钠 25g，加水溶解之后定容到 500mL。

4）正己烷。

5）氯化钠。

6）色谱硅胶（或海砂）。

（3）仪器

需要的仪器包括：气相色谱仪（带氢火焰离子化检测器）、离心机、10uL 微量进样器、漩涡混合器。

2.分光光度法

（1）测定原理

在硫酸介质中环己基氨基磺酸钠与亚硝酸钠发生化学反应，反应后得到环己醇亚硝酸异戊酯，在与磺胺重氮化后再与盐酸萘乙二胺耦合，可以得到红色染料，在 550nm 波长位置对其吸光度进行测定，在与标准值对比之后进行定量。

（2）试剂

1）三氯甲烷。

2）甲醇。

3）透析剂：取氯化汞 0.5g，氯化钠 12.5g，将其放置于烧杯内，选择浓度为 0.01mol/L 的盐酸溶液进行定容，最后控制在 100mL。

4）亚硝酸钠溶液：10g/L。

5）硫酸溶液：100g/L。

6）尿素溶液：100g/L，临用时新配或冰箱保存。

7）盐酸溶液：100g/L。

8）磺胺溶液：10g/L 称取 1g 磺胺溶于 10%盐酸溶液中，最后定容至 100mL。

9）盐酸萘乙二胺溶液：1g/L。

10）环己基氨基磺酸钠溶液：精确选取环己基氨基磺酸钠 0.1000g，加水溶解，最后定容至 100mL，此溶液每毫升含环己基氨基磺酸钠 1mg。临用时将环己基氨基磺酸钠标准溶液稀释 10 倍，此液每毫升含环己基氨基磺酸钠 0.1mg。

（3）仪器

需要用到的仪器有：分光光度计、漩涡混合器、离心机、透析纸。

第二节　防腐剂的测定

一、概述

食品在存放加工和销售过程中，因微生物的作用，会导致其腐败、变质而不能食用。为延长食品的保存时间，一方面可通过物理方法控制微生物的生存条件，如温度、水分、pH 值等，以杀灭或抑制微生物的活动；另一方面还可用化学方法保存，即使用食品防腐剂延长食品的保藏期。防腐剂因使用方便、高效、投资少而被广泛采用。

防腐剂有广义和狭义之分。狭义的防腐剂主要指山梨酸、苯甲酸等直接加入食品中的化学物质；广义的防腐剂除包括狭义的防腐剂外，还包括通常被认为是调料而具有防腐作用的食盐、醋、蔗糖、二氧化碳等以及那些不直接加入食品，而在食品储藏过程中应用的消毒剂和防霉剂等。

防腐剂可分为有机防腐剂和无机防腐剂。有机防腐剂有苯甲酸及其盐类、山梨酸及其盐类、对羟基苯甲酸酯类、丙酸及其盐类等。无机防腐剂有二氧化硫及亚硫酸盐类、亚硝酸盐类等。

防腐剂是人为添加的化学物质，在杀死或抑制微生物的同时，也不可避免地对人体产生副作用。

目前我国食品加工业多使用苯甲酸及其钠盐和山梨酸及山梨酸钾，苯甲酸在 pH=5.0、山梨酸在 pH=8.0 以下，对霉菌、酵母和好气性细菌具有较好的抑制作用。故本节主要介绍这两种防腐剂的测定方法。

二、山梨酸（钾）的测定

（一）理化性质

山梨酸俗名花楸酸，化学名称为 2，4-己二烯酸。山梨酸及其钾盐作为酸性防腐剂，在酸性介质中对霉菌、酵母菌、好气性细菌有良好的抑制作用，可与这些微生物酶系统中的巯基结合，使之失活。但对厌氧的芽孢杆菌、乳酸菌无效。山梨酸是一种不饱和脂肪酸，在肌体内可参与正常的新陈代谢，对人体无毒性，是目前被认为最安全的一类食品防腐剂。

（二）分离方法

称取 100g 样品，加 200mL 水于组织捣碎机中捣成匀浆。称取匀浆 100g，加水 200mL 继续捣 1min，称取 10g 于 250mL 容量瓶中定容，摇匀，过滤备用。

（三）山梨酸（钾）的测定

山梨酸（钾）的测定方法有气相色谱法、高效液相色谱法、分光光度法等。下面介绍分光光度法。

1.测定原理

提取样品中山梨酸及其盐类，经硫酸-重铬酸钾氧化成丙二醛，再与硫代巴比妥酸形成红色化合物，其颜色深浅与丙二醛含量成正比，可于 530nm 处比色定量。

2.试剂

（1）重铬酸钾—硫酸溶液

1/60mol/L 重铬酸钾与 0.15mol/L 硫酸以 1：1 混合备用。

（2）硫代巴比妥酸溶液

准确称取 0.5g 硫代巴比妥酸于 100mL 容量瓶中，加 20mL 水，加

10mL1mol/L 氢氧化钠溶液，摇匀溶解后再加 1mol/L 盐酸 1mL，以水定容（临时用配制，6h 内使用）。

（3）山梨酸钾标准溶液

准确称取 250mg 山梨酸钾于 250mL 容量瓶中，用蒸馏水溶解并定容（本溶液山梨酸含量为 1mg/mL，使用时再稀释为 0.1mg/mL）。

3.仪器

所需仪器有：分光光度计、组织捣碎机、10mL 比色管。

4.操作步骤。

（1）标准曲线绘制

吸取 0.0mL、2.0mL、4.0mL、6.0mL、8.0mL、10.0mL 山梨酸钾标准溶液于 250mL 容量瓶中，用水定容，分别吸取 2.0mL 置于相应的 10mL 比色管中，加 2mL 重铬酸钾硫酸溶液，于 100℃水浴中加热 7min，立即加入 2.0mL 硫代巴比妥酸，继续加热 10min，立刻用冷水冷却，于 530nm 处测吸光度，绘制标准曲线。

（2）试样测定

吸取试样处理液 2mL 于 10mL 比色管中，按标准曲线绘制操作，于 530nm 处测吸光度，以标准曲线定量。

三、苯甲酸的测定

（一）理化性质

苯甲酸俗称苯甲酸，是最常用的防腐剂之一。因对其安全性尚有争议，此前已有苯甲酸引起叠加（蓄积）中毒的报道，故有逐步被山梨酸盐类防腐剂取代的趋势。在我国由于山梨酸盐类防腐剂的价格比苯甲酸类防腐剂要贵很多，一般多用于出口食品或婴幼儿食品，普通酸性食品则主要应用苯甲酸（钠）防腐。

（二）分离与富集过程

称取 2.50g 事先混合均匀的样品，置于 25mL 带塞量筒中，加 0.5mL 盐酸（1+1）酸化，用 15mL、10mL 乙醚提取两次，每次振摇 1min，静置分层后将上层乙醚提取液吸入另一个 25mL 带塞量筒中，合并乙醚提取液。用 3mL 氯化钠酸性溶液（40g/L）洗涤两次，静置 15min，用滴管将乙醚层通过无水硫酸钠滤入 25mL 容量瓶中，用乙醚洗量筒及硫酸钠层，洗液并入容量瓶。加乙醚至刻度，混匀。准确吸取 5mL 乙醚提取液于 5mL 带塞刻度试管中，置 40℃水浴上挥发干，加入 2mL 石油醚-乙醚（3+1）混合溶剂溶解残渣，备用。

苯甲酸（钠）的测定有气相色谱法、紫外分光光度法、高效液相色谱法和滴容法等。

气相色谱法和高效液相色谱法灵敏度高，分析结果准确，随着仪器的普及，被广泛采用。下面重点介绍气相色谱法。

1.测定原理

样品酸化后，用乙醚提取苯甲酸，用附氢火焰离子化检测器的气相色谱仪进行分离测定，与标准系列比较定量。

2.试剂

1）乙醚。不含过氧化物。

2）石油醚。沸程 30℃～60℃。

3）盐酸（1+1）。

4）无水硫酸钠。

5）氯化钠酸性溶液（40g/L）。于氯化钠溶液（40g/L）中加少量盐酸（1+1）酸化。

6）苯甲酸标准溶液。准确称取苯甲酸 0.2000g，置于 100mL 容量瓶中，用石油醚-乙醚（3+1）混合溶剂溶解并稀释至刻度（此溶液每毫升相当于 2.0mg 苯甲酸）。

7）苯甲酸标准使用液。吸取适量的苯甲酸标准溶液，以石油醚-乙醚（3+1）混合溶剂稀释至每毫升相当于 50μg、100μg、150μg、200μg、250μg

苯甲酸。

3.仪器

气相色谱仪，具有氢火焰离子化检测器。

4.操作方法

（1）色谱参考条件

1）色谱柱：玻璃柱，内径 3mm，长 2m，内装涂以 5%DEGS+1%H，PO 固定液的 60～80 目 Chromo sorb WAW。

2）气流速度：载气为氮气，50mL/min（氮气和空气、氢气之比按各仪器型号不同，选择各自的最佳比例条件）。

3）温度：进样口 230℃；检测器 230℃；柱温 170℃。

（2）测定

进样 2uL 标准系列中各浓度标准使用液于气相色谱仪中，可测得不同浓度苯甲酸的峰高，以浓度为横坐标，相应的峰高为纵坐标，绘制标准曲线。同时进样 2uL 样品溶液，测得峰高与标准曲线比较定量。

第三节　漂白剂的测定

一、漂白剂概述

在食品生产加工过程中，为使食品保持其特有的色泽，常加入漂白剂。漂白剂是破坏或抑制食品的发色因素，使食品褪色或使其免于褐变的物质。食品中常用的漂白剂大都属于亚硫酸及其盐类，通过其所产生的二氧化硫的还原作用使之褪色，同时还有抑菌及抗氧化等作用，广泛应用于食品的漂白与保存。

根据食品添加剂的使用标准，漂白剂的使用不应对食品的品质、营养价值及保存期产生不良影响。二氧化硫和亚硫酸盐本身无营养价值，也不是食品的必需成分，而且还有一定的腐蚀性，少量摄取时，经体内代谢成硫酸盐，从尿排出体外。一天摄取 4～6g 可损害肠胃，造成剧烈腹泻，因此对其使用量有严格的限制。如国家标准规定：残留量以 SO 计，竹笋、蘑菇残留量不得超过 25mg/kg；饼干、食糖、罐头不得超过 50mg/kg；赤砂糖及其他不得超过 100mg/kg。

二、硫酸盐（二氧化硫）的测定

测定二氧化硫和亚硫酸盐的方法有：盐酸恩波副品红分光光度法、中和滴定法、蒸馏法、高效液相色谱法和极谱法等。本节介绍盐酸恩波副品红分光光度法。

（一）原理

亚硫酸盐与四氯汞钠反应生成稳定的络合物，再与甲醛及盐酸恩波副品红作用生成紫红色络合物，与标准系列比较定量。

（二）仪器

分光光度计。

（三）操作步骤

1.样品处理

1）水溶性固体样品

如白砂糖等可称取约 10.00g 均匀样品（样品量可视二氧化硫含量而定），以少量水溶解，置于 100mL 容量瓶中，加入 4mL 氢氧化钠溶液（20g/L），5min 后加入 4mL 硫酸（1+71），然后加入 20mL 四氯汞钠吸收液，以水稀释至刻度。

2）其他固体样品

如饼干、粉丝等可称取 5.0～10.0g 研磨均匀的样品，以少量水湿润并移入 100mL 容量瓶中，然后加入 20mL，四氯汞钠吸收液浸泡 4h 以上，若上层溶液不澄清可加入亚铁氰化钾溶液及乙酸锌溶液各 2.5mL，最后用水稀释至

100mL 刻度，过滤后备用。

3）液体样品

如葡萄酒等可直接吸取 5.0～10.0mL 样品，置于 100mL 容量瓶中，以少量水稀释，加 20mL 四氯汞钠吸收液摇匀，最后加水至刻度混匀，必要时过滤备用。

2.测定

吸取 0.5～5.0mL 上述样品处理液于 25mL 带塞比色管中。另吸取 0.00mL、0.20mL、0.40mL、0.60mL、0.80mL、1.00mL、1.50mL、2.00mL 二氧化硫标准使用液（相当于 0.0μg、0.4μg、0.8μg、1.2μg、1.6μg、2.0μg、3.0μg、4.0μg 二氧化硫）分别置于 25mL 带塞比色管中。于样品及标准管中各加入四氯汞钠吸收液至 10mL，然后再加入 1mL 氨基磺酸铵溶液（12g/L）、1mL 甲醛溶液（2g/L）及 1mL 盐酸恩波副品红溶液摇匀，放置 20min。用 1cm 比色皿，以空白液调节零点，于波长 550nm 处测吸光度，绘制标准曲线比较。

（四）说明及注意事项

在重复性条件下两次独立测定结果的绝对差值不得超过算术平均值的 10%。

第四节　抗氧化剂的测定

一、概述

抗氧化剂是能防止或延缓食品成分氧化变质的添加剂。按溶解性分类有油溶性与水溶性两类：油溶性的如丁基羟基茴香脑（BHA）、2,6-二叔丁基对甲酚（BHT）、叔丁基对苯二酚（TB HQ）、没食子酸丙酯（PG）、维生素 E 等；水溶性的有异抗坏血酸及其盐类、EDTA-2Na 等。按来源分类可分为天然与人工合成两类：天然的抗氧化剂有 DL-α-生育酚、茶多酚（PT）等；人工合成的抗氧化剂有叔丁基羟基茴香脑等。

我国《食品添加剂使用卫生标准》规定，BHA 与 BHT 单独在食品中的最大使用量为 0.2g/kg；PG 在食品中单独最大使用量为 0.1g/kg，与 BHA 和 BHT 混合使用时，不得超过 0.1g/kg。

抗氧化剂的测定方法有气相色谱法、薄层色谱法和分光光度法等。

二、叔丁基羟基茴香脑（BHA）与 2，6-二叔丁基对甲酚（BHT）的测定

（一）原理

样品中的叔丁基羟基茴香脑（BHA）和 2，6-二叔丁基对甲酚（BHT）用石油醚提取，通过层析柱使 BHA 与 BHT 净化，浓缩后，经气相色谱分离后用氢火焰离子化检测器检测，根据样品峰高与标准峰高比较定量。

（二）仪器和试剂

1.仪器

（1）气相色谱仪：FID 检测器。

（2）旋转蒸发器：容积 200mL。

（3）振荡器。

（4）层析柱：1cm×30cm 玻璃柱，带活塞。

（5）气相色谱柱：长 1.5m、内径 3mm 玻璃柱。

2.试剂

（1）石油醚：沸程 30℃～60℃。

（2）二氯甲烷、二硫化碳、无水硫酸钠。

（3）硅胶 G：60～80 目于 120℃活化 4h 放干燥器中备用。

（4）弗罗里矽土（Florisil）：60～80 目，于 120℃活化 4h 放干燥器中备用。

（5）BHA、BHT 混合标准储备液：准确称取 BHA、BHT 各 0.1000g，混合后用二硫化碳溶解，定容至 100mL，此溶液分别为每毫升含 1.0mg BHA、BHT，置冰箱保存。

（6）BHA、BHT 混合标准使用液：吸取标准储备液 4mL 于 100mL 容量瓶中，用二硫化碳定容至 100mL，此溶液分别为每毫升含 0.040mg BHA、BHT，置冰箱保存。

（三）操作步骤

1.样品的处理

称取 0.5kg 含油脂较多的样品、1kg 含油脂少的样品，然后用对角线取 1/2、1/3 或根据样品情况取具有代表性的样品，在玻璃乳钵中研碎，混合均匀后放置广口瓶内，于冰箱中保存。

2.脂肪的提取

（1）含油脂高的样品（如桃酥等）

称取 50.0g，混合均匀，置于 250mL 具塞锥形瓶中，加 50mL 石油醚（沸程为 30℃～60℃），放置过夜，用快速滤纸过滤后，减压回收溶剂，残留脂肪备用。

（2）含油脂中等的样品（如蛋糕、江米条等）

称取 100g 左右，混合均匀，于 500mL 具塞锥形瓶中，加 100～200mL 石油醚（沸程为 30℃～60℃），放置过夜，用快速滤纸过滤后，减压回收溶剂，残留脂肪备用。

（3）含油脂少的样品（如面包、饼干等）

称取 250～300g 混合均匀后，于 500mL 具塞锥形瓶中，加入适量石油醚浸泡样品，放置过夜，用快速滤纸过滤后，减压回收溶剂，残留脂肪备用。

3.层析柱的制备：于色谱柱底部加入少量玻璃棉，少量无水硫酸钠，将硅胶-弗罗里矽土（6+4）共 10g，用石油醚湿法混合装柱，柱顶部再加入少量无水硫酸钠。

4.试样的制备

（1）试样制备

称取制备好的脂肪 0.50～1.00g，用 25mL 石油醚溶解移入上述层析柱上，再以 100mL 二氯甲烷分 5 次淋洗，合并淋洗液，减压浓缩近干时，用二硫化碳定容至 2mL，该溶液为待测溶液。

（2）植物油试样的制备

称取混合均匀样品 2.00g 放入 50mL 烧杯中，加 30mL 石油醚溶解，转移到上述层析柱上，再用 10mL 石油醚分数次洗涤烧杯并转移到色谱柱，用 100mL 二氯甲烷分 5 次淋洗，合并淋洗液，减压浓缩近干，用二硫化碳定容至 2mL，该溶液为待测溶液。

第五节　护色剂的测定

一、亚硝酸盐的测定

亚硝酸盐的测定采用盐酸萘乙二胺法，又称格里斯试剂比色法。

（一）测定原理

样品经沉淀蛋白质、去除脂肪后，在弱酸条件下亚硝酸盐与对氨基苯磺酸重氮化，再与盐酸萘乙二胺耦合形成紫红色染料，其最大吸收波长为 538nm，且色泽深浅在一定范围内与亚硝酸盐含量呈正比，可与标准系列比较定量。

（二）试剂

1.亚铁氰化钾溶液

称取 106.0g 亚铁氰化钾[$K_4Fe(CN)_6 \cdot 3H_2O$]，用水溶解，并稀释至 1000mL。

2.乙酸锌溶液

称取 220.0g 乙酸锌[$Zn(CH_3COO)_2 \cdot 2H_2O$]，加 30mL 冰乙酸溶于水，并稀释至 1000mL。

3.饱和硼砂溶液

称取 5.0g 硼酸钠（$NaB_4O_7 \cdot 10H_2O$），溶于 100mL 热水中，冷却后备用。

4.对氨基苯磺酸溶液（4g/L）

称取 0.4g 对氨基苯磺酸，溶于 100mL20%盐酸中，置棕色瓶中混匀，避光保存。

5.盐酸萘乙二胺溶液（2g/L）

称取 0.2g 盐酸萘乙二胺溶解于 100mL 水中，混匀后，置棕色瓶中，避光保存。

6.亚硝酸钠标准溶液（200μg/mL）

准确称取 0.1000g 于硅胶干燥器中干燥 24h 的亚硝酸钠，加水溶解后定容到 500mL。

7.亚硝酸钠标准使用液（5.0μg/mL）

临用前，吸取亚硝酸钠标准溶液 5.00mL，置于 200mL 容量瓶中，加水稀释至刻度。

（三）仪器

需要的仪器：小型绞肉机、分光光度计。

（四）操作方法

1.样品处理

称取 5.0～10.0g 粉碎混匀的样品，置于 50mL 烧杯中，加 12.5mL 硼砂饱和液，搅拌均匀，用约 300mL 70℃左右的热水将样品洗入 500mL 容量瓶中，于沸水浴中加热 15min，冷却至室温。边转动容量瓶边加入 5mL 亚铁氰化钾溶液，摇匀，再加入 5mL 乙酸锌溶液，以沉淀蛋白质。加水至刻度，摇匀，放置 0.5h，除去上层脂肪后过滤，弃去初滤液，滤液备用。

2.测定

吸取 40.0mL 上述滤液于 50mL 具塞比色管中，另取 0.0mL、0.2mL、0.4mL、0.6mL、0.8mL、1.0mL、1.5mL、2.0mL、2.5mL 亚硝酸钠标准使用液（5.0μg/mL），分别置于 50mL 具塞比色管中。于标准管与样品管中分别加入 2mL 对氨基苯磺酸溶液（4g/L），混匀，静置 3～5min 后各加入 1mL 盐酸萘乙二胺溶液（2g/L），加水至刻度，混匀，静置 15min，于波长 538nm 处测吸光度，并绘制标准曲线。同时做试剂空白试验。

（五）讨论

1.本方法为 GB/T5009.33—2003 标准方法，亚硝酸盐最低检出限为 1mg/kg。

2.亚铁氰化钾和乙酸锌溶液作为蛋白质沉淀剂，使产生的亚铁氰化锌与蛋白质产生共沉淀。蛋白质沉淀剂也可采用硫酸锌溶液（30%）。

3.饱和硼砂溶液的作用：亚硝酸盐提取剂，同时也是蛋白质沉淀剂。

4.对于含油脂多的样品，可撇去提取液中的上层脂肪；对于有色样品可用氢氧化铝乳液脱色后再进行显色反应。

5.本测定用水应为重蒸馏水，以减少误差。

二、硝酸盐的测定——镉柱法

（一）测定原理

样品溶液经过沉淀蛋白质、去除脂肪后，通过镉柱，使其中的硝酸盐还原为亚硝酸盐，在弱酸性条件下，亚硝酸盐与对氨苯基磺酸重氮化，再与盐酸萘乙二胺耦合形成紫红色染料，测得亚硝酸盐总量。另取一份样品溶液，不通过镉柱，直接测定其中的亚硝酸盐含量，由总量减去样品中原有的亚硝酸盐含量，即得硝酸盐含量。

（二）试剂

1.氨缓冲溶液（pH9.6～9.7）。量取 20mL 盐酸，加 50mL 水，混匀后加 50mL 氨水，再加水稀释至 1000mL，混匀。

2.稀氨缓冲液。量取 50mL 氨缓冲溶液，加水稀释至 500mL，混匀。

3.盐酸（0.1mol/L）。

4.硝酸钠标准溶液（200μg/mL）。准确称取 0.1232g 于 110℃～120℃干燥

恒重的硝酸钠，加水溶解，移入 500mL 容量瓶中，并稀释至刻度。

5.硝酸钠标准使用液（5.0μg/mL）。临用时吸取硝酸钠标准溶液 2.50mL，置于 100mL 容量瓶中，加水稀释至刻度。

6.亚硝酸钠标准使用液（5.0μg/mL）。

7.盐酸萘乙二胺溶液（2g/L）。称取 0.2g 盐酸萘乙二胺溶解于 100mL 水中，混匀后，置棕色瓶中，避光保存。

（三）仪器（镉柱）

1.海绵状镉的制备

投入足够的锌皮或锌棒于 500mL 硫酸镉溶液（200g/L）中，经 3～4h 后，当其中的镉全部被锌置换后，用玻璃棒轻轻刮下，取出残余锌棒，使镉沉底，倾去上层清液，以水用倾泻法多次洗涤。然后移入组织捣碎机中，加 500mL 水，捣碎约 2s，用水将金属细粒洗至标准筛上，取 20～40 目的部分装柱。

2.镉柱的装填

用水装满镉柱玻璃管，并装入 2cm 高的玻璃棉作垫，将玻璃棉压向柱底时，应将其中所包含的空气全部排出，在轻轻敲击下加入海绵状镉至 8～10cm 高，上面用 1cm 高的玻璃棉覆盖，上置一储液漏斗，末端要穿过橡皮塞与镉柱玻璃管紧密连接。如无上述镉柱玻璃管时，可以用 25mL 酸式滴定管替代。当镉柱填装好后，先用 25mL 盐酸（0.1mol/L）洗涤，再用水洗两次，每次 25mL。镉柱不用时用水封盖，随时都要保持水平面在镉层之上，不得使镉层中夹有气泡，见图 7-1。镉柱每次使用完毕后，应先以 25mL 盐酸（0.1mol/L）洗涤，再用水洗两次，每次 25mL，最后用水封盖镉柱。

3.镉柱还原效率的测定

吸取 20mL 硝酸钠标准使用液，加入 5mL 稀氨缓冲液，混匀后，吸取 20mL 于 50mL 烧杯中，加 5mL 氨缓冲溶液，混合后注入储液漏斗中，使流经镉柱还原，用原烧杯收集流出液，当储液漏斗中的溶液流完后，再加 5mL 水置换柱内留存的溶液。将全部收集液如前再经镉柱还原一次，第二次流出液收集于 100mL 容量瓶中，继续用水流经镉柱洗涤三次，每次 20mL，洗液一并收集于同一容量瓶中，加水至刻度，混匀。取 10.0mL 还原后的溶液（相当于 10μg 亚硝酸钠）于 50mL 比色管中，加入 2mL 对氨基苯磺酸溶液（4g/L），混匀，静置 3～5min 后各加入 1mL 盐酸萘乙二胺溶液（2g/L），加水至刻度，混匀，静置 15min。用 2cm 比色杯，以零管调节零点，于波长 538nm 处测吸光度，绘制标准曲线比较，同时做试剂空白。根据标准曲线计算测得结果，与加入量一致，还原效率大于 98% 为符合要求。

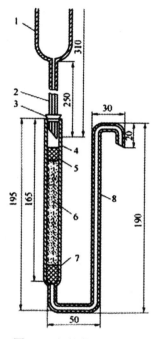

图 7-1　镉柱装填示意图

1.储液漏斗：内径 35mm，外径 37mm；2.进液毛细管：内径 0.4mm，外径 6mm；3.橡皮塞；4.镉柱玻璃管：内径 12mm，外径 16mm；5.玻璃棉；6.海绵状镉；7.玻璃棉；8.出液毛细管：内径 2mm，外径 8mm。

（四）操作方法

1.试样处理

2.测定

先以 25mL 稀氨缓冲液冲洗镉柱，流速控制在 3～5mL/min（以滴定管代替的可控制在 2～3mL/min）。吸取 20mL 处理过的样液于 50mL 烧杯中，加 5mL 氨缓冲溶液，混合后注入储液漏斗，使流经镉柱还原，以原烧杯收集流出液，当储液漏斗中的样液流完后，再加 5mL 水置换柱内留存的样液。将全部收集液如前再经镉柱还原一次，第二次流出液收集于 100mL 容量瓶中，继以水流经镉柱洗涤三次，每次 20mL，洗液一并收集于同一容量瓶中，加水至刻度，混匀。

3.亚硝酸钠总量的测定

吸取 10～20mL 还原后的样液于 50mL 比色管中，另吸取 0.00mL、0.20mL、0.40mL、0.60mL、0.80mL、1.00mL、1.5mL、2.00mL、2.50mL 亚硝酸钠标准使用液（相当于 0μg、1μg、2μg、3μg、4μg、5μg、7.5μg、10μg、12.5μg 亚硝酸钠），分别置于 50mL 带塞比色管中。在标准管和试样管中分别加入 2mL 对氨基苯磺酸溶液（4g/L），混匀，静置 3～5min 后各加入 1mL 盐酸萘乙二胺溶液（2g/L），加水至刻度，混匀，静置 15min。用 2cm 比色杯，以零管调节零点，于波长 538nm 处测吸光度，绘制标准曲线比较，同时做试剂空白。

（五）讨论

1.镉是有毒元素，在制作海绵镉或处理镉柱时，不要用手直接接触，不要弄到皮肤上，一旦接触立刻用大量水冲洗。在制备、处理过程中含镉废液应经处理后再排放，避免环境污染。

2.饱和硼砂液、亚铁氰化钾溶液、乙酸锌溶液是样品处理中的蛋白质沉淀剂。

3.为了保证其测定结果的准确性，镉柱的还原效能要经常检查。如镉柱维护得当，使用一年效能无明显变化。

4.氨缓冲液除了控制溶液的 pH 条件外，也可缓解镉对亚硝酸根的还原，还可作为配合剂，以防止反应生成 Cd^{2+} 与 OH^- 形成沉淀。

5.本法规定镉制备成海绵状，必须按照规定方法制备才能保证其还原效果。在制备海绵状镉和装填镉柱时最好在水中进行，勿使颗粒暴露在空气中而氧化。

6.当样品连续检测时，可不必每次都洗涤镉粒，如数小时不用，则须按前述方法洗涤处理。

7.本法操作过程中，镉柱还原效率的测定、样品的测定，都是将硝酸盐还原成亚硝酸盐，比色测定与标准曲线比较均以亚硝酸盐计。为方便将硝酸盐标准溶液以亚硝酸盐表示，计算为硝酸盐时乘以 1.232 的换算系数。

8.盐酸萘乙二胺有致癌作用，使用时注意安全。

9.肉类制品在沉淀蛋白质时也可使用硫酸锌溶液，但用量不宜过多，否则在镉柱还原时，由于加 5mL pH 9.6～9.7 稀缓冲溶液而生成 Zn（OH）白色沉淀，堵塞镉柱影响测定。

第八章　食品中非法添加物的检测技术

第一节　食品中三聚氰胺和双氰胺的检测

一、三聚氰胺、双氰胺的基本信息

（一）毒副作用及限量标准

三聚氰胺（Melamine）简称三胺，学名三氨三嗪，也叫作蜜胺、氰尿酰胺及三聚酰胺。三聚氰胺属于一种比较重要的氮杂环有机化工原料，常温状态下为白色结晶粉末。三聚氰胺可以在甲醛、乙酸及热乙二醇中溶解，在水及醇中的溶解度比较小，无法溶解在醚、苯以及四氯化碳中，但可以和硫酸、盐酸以及乙酸与草酸等结合产生盐。目前，三聚氰胺主要应用于三聚氰胺-甲醛树脂（MF）的生产中，并且在塑料、木材及造纸、涂料与皮革及医药等行业内也有着广泛的应用。然而，社会上的有些不法企业会将三聚氰胺添加到饲料原料中用以提升产品含氮量，以不法手段谋取利益。之所以出现这种情况主要是因为当前很多质检部门选择使用凯氏定氮法对粗蛋白含量进行测定，但这种方法只能检测含氮量，而无法检测氮的来源。由于三聚氰胺具有抗氨氮测定特点，通常情况下，饲料分析化验部门也很难进行分析。某些情况下，在对蛋白质原料进行化验时，蛋白质含量很高，但是氨基酸含量却较少，这可能就是加入三聚氰胺造成的。此外，三聚氰胺中氮的含量为66.6%，将其折算为粗蛋白，则含量高达416.3%，所以，只需掺入少量就可使蛋白质含量快速提升。动物食用含有三聚氰胺的饲料之后，对动物自身可能会产生一定的毒性，并且动物性食品中残留的三聚氰胺也会在一定程度上威胁人们的健康。

双氰胺也叫作二氰二胺或者二聚氨基腈，其属于比较重要的一种化工产品中间体，主要应用在三聚氰胺、胍及胍盐、医药、染料中间体、环氧树脂硬化剂、涂料以及阳离子表面活性剂生产中。2013 年曾有报道显示新西兰的牛奶及奶粉中被检查出来存在低含量的双氰胺，其主要原因是在农场使用的氮肥增效剂中含有一定量的双氰胺，这种肥料可以对硝化菌的活动进行控制，调节土壤中氮肥的转化速度，使氮损失减少，提升肥料的有效利用率，促进牧草生长。而奶牛在食用这种牧草之后，致使牛奶中残留双氰胺。但是，也不排除非法添加双氰胺的可能，因为双氰胺是一种氮含量较高且性质稳定的非蛋白氮物质，在食品中少量加入基本上不会对食品风味产生影响。

人体如果长期摄入三聚氰胺或者反复大量摄入三聚氰胺，对肾及膀胱会产生一定的影响，导致结石。在人体内三聚氰胺属于不活泼代谢，也就是说在人体内不会迅速发生任何类型的代谢变化，基本上都是通过肾脏以尿液形式排出。所以，三聚氰胺自身具备的毒性比较小。在将三聚氰胺经口喂食动物之后，动物表现出的临床症状主要为体重减轻，饲料食用量减少，膀胱结石，伴有结晶尿、膀胱上皮细胞增生，存活率降低。动物的日常行为表现为呕吐、食欲降低、多尿、烦躁以及无力、干渴等，伴有高磷血症，严重者会引发动物肾衰竭，甚至死亡。

2011 年我国卫健委颁布了有关食品中三聚氰胺限量值的公告（2011 年第 10 号），这一公告中明确指出，三聚氰胺并非食品原料，也不能作为食品添加剂，禁止在食品中添加。对于人为将三聚氰胺添加到食品中的，需要依法追究其法律责任。同时，公告中还规定，在婴儿配方食品中，三聚氰胺的含量需要控制在 1mg/kg 以内，在其他类型的食品中也需要将三聚氰胺含量控制在 2.5mg/kg 之内，若高于该限值，一律不能销售。

就目前的乳品而言，双氰胺的污染水平低于百万分之一（1mg/kg），并且双氰胺毒性也比较低，存在的健康风险很低，并不需要通过制定相关标准进行监管。

（二）理化性质

三聚氰胺及双氰胺均为无味的白色粉末。三聚氰胺属于弱碱性物质，其与硫酸、盐酸及乙酸与硝酸等相结合，可以形成三聚氰胺盐。在中性或者微碱性环境中，三聚氰胺可以与甲醛缩合，形成各种羟甲基三聚氰胺，且在微酸性环境中与羟甲基衍生物发生缩聚反应，得到树脂产物。而在强酸或者强碱性的水溶液中会发生水解，氨基会被羟基逐渐取代，此时会先生成三聚氰酸二酰胺，然后再进一步水解生成三聚氰酸一酰胺，最终生成三聚氰酸。双氰胺可溶解于醇、水及乙二醇与二甲基甲酰胺等，几乎不溶于醚及苯。同时具有不可燃、干燥时稳定性强等特点。

二、检测方案设计

在设计检测方案时，需要考虑以下几点：测定样品的对象是什么，要确定清楚是宠物食品还是人食用；样品的性质，即需要检测的对象是动物组织还是特殊样品；实验室仪器设备条件；需检测样品数量及检测需求。

（一）样品处理方法选择

三聚氰胺及双氰胺均为极性化合物，在乙腈与水等有着较强极性的溶剂中都可以溶解。所以，在实际检测过程中，需要在稀酸溶液、强极性的乙腈以及乙腈和水的混合溶液或缓冲溶液等有关溶剂中进行提取。若所需检测物为特殊样品，如巧克力及奶酪等，其很难在提取液中进行分散，通常需要在样品中加入适当海沙研磨，使样品与提取液之间加大接触面积，以更好地提取样品。就当前已经发布的三聚氰胺检测标准方案中，凡涉及巧克力及奶酪之类的样品检测中均选择这种方法。

就样品的净化方面来看，可以选择醋酸铅、三氯乙酸以及醋酸锌等蛋白质沉淀剂，将其中的蛋白质去除，在此基础上以极性溶液或者缓冲液通过液萃取、匀质提取及超声辅助提取等将三聚氰胺提取出来。在三聚氰胺的分子结构中包含一定的氨基，表现为弱碱性，在酸性溶液中比较容易溶解，但在强酸中溶解度具有差异性。对于这种情况，可以选择浓度为 1%～2%三氯乙酸-乙腈溶液作为提取溶剂，对蛋白变形及沉淀起到促进作用，并且在不同基质的多种组分中都比较适用。

在提取过程中由于选择的提取剂为 1%～2%的三氯乙酸-乙腈溶液，提取液可以起到使部分蛋白得以沉淀的效果，因而样品净化的目的就是要将样液中的脂肪去除。根据三聚氰胺无法在正己烷中融合这一特点，可以选择饱和乙腈正己烷，将其作为脱脂用的溶剂。

对于基质比较复杂的一些样品，通过实验可以发现有很多干扰物质，在单纯进行脱脂净化情况下得到的结果仍旧不够理想，可使用固相萃取方式，对样液实行进一步净化。由于三聚氰胺具有弱碱性，整个净化过程通常选择阳离子交换柱。

（二）测定方法选择

就当前的测定方法原理而言，在三聚氰胺测定方面应用比较多的就是理化方法及生物化学法。依据当前的生物化学法应用来看，主要分为两种，一种为酶联免疫吸附测定法，另一种为胶体金免疫层析实验测定法，这两种方法因具有敏感、方便以及特异性强、无污染等特点，在三聚氰胺的现场检测中比较适用。对于免疫学测定，其基础就是需要生产出敏感性及特异性均比较强的抗体，但国内外当前在这一方面的报道仍比较少。同时，免疫学测定还有简便、灵敏及特异性强特点，检测限制比较少，可以对多种样品同时检测，但也有一定缺陷，就是比较容易出现假阳性，只有在三聚氰胺的快速筛选方面比较适用。在三聚氰胺的测定方面，应用的理化方法主要包括气相色谱质谱法、液相色谱法以及液相色谱串联质谱法；而在双氰胺的测定方面，则主要应用高效液相色谱法及液相色谱-串联质谱法。

在食品中三聚氰胺检测方面，国家标准 GB/T22388《原料乳与乳制品中三聚氰胺检测方法》明确规定，检测三聚氰胺主要有三种方法，即高效液相色谱法、气相色谱-质谱联用法以及液相色谱质谱/质谱法，检测过程中的定量限分别为 2mg/kg、0.05mg/kg 和 0.01mg/kg。同时，国家还发布 GB/T22400《原料乳中三聚氰胺快速检测液相色谱法》、GB/T22288《植物源产品中三聚氰胺、三聚氰酸一酰胺、三聚氰酸二酰胺和三聚氰酸的测定气相色谱-质谱法》。当前，对于食品中双氰胺的检测方法，主管部门并未明确公布，实验室需要依据自身的检测要求及具备的实验资源，选择适当、合理的方法实行测定。

1. 液相色谱法

HPLC 检测通常有以下 3 种模式。

（1）离子对模式。对于三聚氰胺及其同系物而言，都是极性比较强的化合物，基本上无法保留在常用的反相色谱 C_{18} 柱上，很难进行分离及检测。为能够使其在色谱柱上保留的时间得以延长，通常都会将离子对试剂加入流动相中，其可与三聚氰胺形成中性离子，使分离条件得到有效改善，确保其稳定保留。目前国内选择的离子对试剂通常为庚烷-磺酸钠、辛烷-磺酸钠以及己烷-磺酸钠等。对于这种离子对色谱法而言，其优点为操作比较简单，只需要利用常规 $C_{18柱}$ 和 C_8 柱在普通的 HPLC 仪上与紫外检测器连接或者与二极管阵列检测器进行连接就可以进行分析，保留的时间相对比较长，并且有着很高的灵敏度。但是，这种模式也存在一定缺陷，即平衡时间比较长，离子对试剂会对环境产生不利影响，对色谱柱及色谱系统也会产生不利，无法连接质谱，在与质谱连接时需要改成挥发性离子对试剂。

（2）强阳离子交换模式。由于三聚氰胺属于阳离子，可以利用阳离子交换法实行检测。国标 GB/T22400 原料乳中快速进行三聚氰胺检测的方法就是利用交换色谱法。这种检测方法的优点为分离检测速度比较快，并且具有比较理想的分离效果，可将无机盐作为流动相，不需要使用离子对试剂。但也存在一定缺陷，即无法与质谱连用。

（3）亲水作用色谱法（HILIC）。这种方法可以对三聚氰酸与三聚氰胺同时进行检测，也能够对三聚氰胺及双氰胺同时进行检测，且色谱保留的时间比较理想。这一方法的原理类似于正相色谱，但在实际检测中可以选择水性流动相，通常情况下其流动相为乙酸铵及乙腈的缓冲液，乙腈浓度越大，则保留的时间越长。这种方法的优点为色谱流动相能够与质谱进行兼容，可以进行 HPLC 及 HPLC-MS 对照。目前，在三聚氰胺及双氰胺检测中，HILIC

柱已经有着广泛的应用。

在利用高效液相色谱法对三聚氰胺进行分析方面，通常情况下都会选择紫外检测器或者二极管阵列检测器，这两种检测器的配置成本相对来说比较低，在实验室中比较适用，然而由于其利用紫外吸收光谱进行定性，选择性比较差，对于加工食品中数量较多的共存物质缺乏比较理想的抗干扰能力。在检测出不合格样品的情况下，建议分析者对二极管阵列检测器收集到的紫外线光谱图进行进一步数学处理，比如实行一阶导数处理，从而保障定性判断的可靠性提高，对于有条件的实验室，可以选择液相色谱-质谱/质谱法实施进一步确证检测。

2. 气相色谱法和质谱联用法

对于三聚氰胺而言，其相对分子质量低于 150，在实施 GC-MS 分析时，在这一质量数附近，常用的毛细管气相色谱柱流失产物的碎片离子很多，这会在很大程度上干扰到质谱，这就要求对三聚氰胺实行衍生化，使背景化学噪声所产生的影响降低。

当前，在衍生化中使用的试剂主要包括三甲基硅（TMS）和 N，O-双三甲基硅基三氟乙酰胺/三甲基氯硅烷。

3. 液相色谱-质谱联用法

液相色谱-质谱联用法的优点是在实际检验中有着较高的准确性及选择性，在权威质检机关进行三聚氰胺及双氰胺的确认方面属于首选方法，在该方法中样品的前处理和 HPLC 基本相同，在提取样品之后不必实行任何化学衍生化就可以上机分析。

LC-MS/MS 定量限能够低于 0.01mg/kg，由于加工食品中的成分相对比较复杂，而三聚氰胺的来源又比较广泛，在检测痕量水平的双氰胺及三聚氰胺时，可以选择同位素稀释质谱法，从而保证检测结果可以更加准确。国外的一些官方机构在三聚氰胺检测过程中比较重视利用同位素内标，进行出口食品安全检测的实验室需要对这一点加强注意。

4. 酶联免疫吸附测定法

ELISA 是以抗原抗体的特异性反应为基础的一种分析方式。由于三聚氰胺属于小分子，且不具备免疫原形，也很难在固相介质表面包被。在免疫学检测方法建立及应用中，首先需要使三聚氰胺与载体蛋白进行耦联，将其作为生产抗体的免疫原及检测中使用的包被原。在固相载体表面结合的三聚氰胺或者酶标记抗体，仍旧保持其抗体抗原的结合活性，酶标记抗体同时也具备酶活性。竞争 ELISA 选择的为非均相竞争模式，主要包括直接竞争与间接竞争。当前，市场上很多公司都在出售三聚氰胺残留检测 ELISA 试剂盒，如 RomLabs 公司、Beacon 公司和 Abraxis 公司等，都可以对食品及饲料中残留的三聚氰胺进行定量测定，其中最低检测含量可以达到 10g/kg。

这一方法的原理就是竞争 ELISA，利用萃取液通过均质及振荡的方式提取样品中的三聚氰胺，然后进行免疫测定。ELISA 法的优点是操作比较简单，检测速度比较快，可以实现大批量筛选，但在实际检测过程中会存在假阳性问题，所以对于阳性样品需要利用确证方法实行确证。

5. 胶体金免疫层析

这一检测方法的原理就是利用柠檬酸三钠对 HAuCl4 进行还原，使其聚合成为金颗粒，在金颗粒间静电作用及布朗运动的影响下，可以使其维持水溶胶状态，胶体金含有大量电子，并且有着很强的给电子能力。当胶体溶液的 pH 值达到 8.2 时，胶体金可以非共价键和三聚氰胺抗体结合，使金标抗体形成，将金标抗体吸附在玻璃纤维棉上，其中一端与固定三聚氰胺蛋白质偶联物（检测线）以及二抗羊抗鼠 IgG（质控线）的硝酸纤维素膜（NC）相连，另外一端连接样品垫。而后连同其他所需的吸水纤维、支撑材料、覆盖材料等按照设计工艺进行制作和组装，使快速检测试纸得以形成。在检测样品中如果不存在三聚氰胺，则金标抗体会与三聚氰胺蛋白质偶联物发生反应，从而会被部分截获，导致金颗粒富积，会有明显且直观的红色条带出现，未完全结合的金标抗体至质控线时同样会出现红色条带出现。在检测样品中如果有三聚氰胺存在，那么三聚氰胺和三聚氰胺蛋白质耦联物会与金标记抗体进行竞争性结合，检测线不会有红色条带出现或者红色条带比较弱。快速检测线主要针对小分子物质残留进行检测，检测时间只需几分钟，当前已经有各种类型的小分子检测试纸被成功研制出来。

第二节　食品中甲醛的测定

甲醛和吊白块经常被不法商家非法使用。在一些水产品及水发水产品中，检出甲醛浓度高达 2854mg/kg 和 4250mg/kg。在米粉、馒头、面饼、腐竹等食品中也可检出甲醛和吊白块。吊白块又称雕白块，其化学名称为甲醛次硫酸氢钠，分子式为 $NaHSO_2 \cdot CH_2O \cdot 2H_2O$，分子量为 154.11，呈半透明白色结晶，易溶于水，在水溶液中易分解成甲醛和二氧化硫，随着温度升高分解加快，呈强还原性，使被还原物质的颜色消失。所以，在工业上常用作漂白剂。甲醛俗称蚁醛，分子式为 HCHO，常温下是无色具有特殊刺激气味的气体，易溶于水，呈强还原性，浓度为 37%左右的甲醛在医学上用作标本和尸体的防腐剂，农业上又称"福尔马林"。

甲醛的测定方法主要有分光光度法、色谱法、电化学法、化学滴定法等，如德国、意大利、荷兰等国家采用变色酸比色法；英国、日本等采用乙酰丙酮比色法。分光光度法主要有乙酰丙酮法、变色酸法、MBTH 法、付品红法、AHMT 法等几种方法；色谱法主要有气相色谱法、高效液相色谱法、离子色谱法等，直接利用色谱法较少，一般是和其他分析仪器相连用，如 GC-MS、HPLC-UV 等，其方法简单、快速、直接，其他醛、酮、有机酸等干扰少，但仪器设备投入大，且技术难度高。下面重点介绍分光光度法。

1. 适用范围

本方法适用于水产品、豆制品及面米食品中甲醛的定性和定量测定。

本方法中样品的最低检出浓度为 1mg/kg。

2. 基本原理

依据甲醛与某些化学试剂的特异性反应，进行定性鉴别。根据样品在磷酸溶液中进行水蒸气蒸馏出甲醛，经水吸收后与乙酰丙酮及铵离子生成黄色化合物，与标准系列比色定量。

3. 试剂

（1）10%氢氧化钾溶液：称取固体氢氧化钾 10g 溶于水中，稀释至 100mL。

（2）10%邻苯三酚溶液。

（3）磷酸溶液（10%）：量取磷酸10mL，用水稀释至100mL。

（4）乙酰丙酮溶液：称取醋酸铵25g，溶于100mL蒸馏水中，加冰乙酸3mL和乙酰丙酮0.4mL，振摇混匀，储存于棕色瓶中（此溶液可使用1个月）。

（5）甲醛储备液的制备和标定：精密吸取甲醛（36%～38%）3mL，用蒸馏水定容至1000mL，混匀，冷藏保存（此溶液可保存1个月）。吸取储备液10.00mL于250mL碘溶液量瓶中，加25.00mL 0.1mol/L碘溶液、7.5mL 1mol/L氢氧化钠溶液放置15min，再加入10mL10%硫酸溶液，放置15min；用0.1mol/L硫代硫酸钠标准溶液滴定，当滴至淡黄色时，加入0.5%淀粉溶液1mL，继续滴定至蓝色消失，记录所需体积。同时做空白试验。

（6）甲醛标准液（5μg/mL）：根据储备液的浓度，精密吸取适量于100mL容量瓶中，用水定容至刻度，混匀备用（现用现配）。

4. 仪器

紫外分光光度计，水蒸气蒸馏装置：具500mL蒸馏烧瓶，20cm直型水冷凝管。

5. 测定步骤

（1）样品处理。将样品用捣碎机打成匀浆，称取5～10g于500mL蒸馏瓶中，加入10%磷酸溶液10mL，1～2滴硅酮油消泡，玻璃珠数粒，加蒸馏水至约200mL，连接水蒸气蒸馏装置；冷凝管下端插入盛有10mL蒸馏水且置于冰浴的100mL烧杯中，立即加热蒸馏，收集蒸馏液至80～90mL，放冷，移入100mL容量瓶中，定容。同时做空白试验。

（2）定量测定。

①标准曲线制备：分别吸取5μg/mL甲醛标准液0mL、0.5mL、1.0mL、2.0mL、3.0mL、4.0mL、5.0mL于20mL纳氏比色管中，加水至10mL，加入乙酰丙酮溶液1mL，混匀，置于沸水浴中3min，取出冷却，以空白为参比，于波长435nm处进行比色，测定吸光度，绘制标准曲线。

②样品测定：分别移取样品蒸馏液10mL于20mL纳氏比色管中（如含量太高可稀释），加入乙酰丙酮溶液1mL，混匀，置沸水浴中3min，取出

冷却，以空白为参比，于波长 435nm 处进行比色，测定吸光度，查标准曲线计算结果。

6. 注意事项

（1）此法最大的优点是操作简便，性能稳定，误差小，不受乙醛的干扰，有色溶液可稳定存在 12h；缺点是灵敏度较低，最低检出浓度为 0.25mg/L，仅适用于较高浓度甲醛的测定；SO_2 对测定存在干扰（使用 $NaHSO_3$ 作为保护剂则可以消除）。该方法非常传统，应用极为广泛。

（2）在室温下显色较慢，完全显色需要 2h；沸水浴 3～5min；40℃水浴 30min；60℃水浴 20min。

（3）接收容器内预先加入一定量的接收液，接收管应插入接收液面以下，以免损失。

（4）加入玻璃珠或沸石，避免局部过热导致突然沸腾。

（5）最好用可调式电炉做热源，以便控制蒸馏的速度。

（6）甲醛测定时，蒸馏液中须加入硫酸或磷酸酸化。

（7）如果温度过高，可能使样品中的一些物质如糖分等分解产生甲醛，导致测定结果偏高。

第三节　食品中苏丹红染料的检测方法

苏丹红为亲脂性偶氮化合物，是应用广泛的化工合成染色剂，主要应用于溶剂、蜡、汽油等工业领域，目前已确认了有机偶氮类染料的毒性，其大多数具有致癌性，包括苏丹红Ⅰ、Ⅱ、Ⅲ、Ⅳ号。我国 1996 年已发布的《食品添加剂使用卫生标准》，允许使用的食品添加剂有 800 多种，但不包括苏丹红，也就是说"苏丹红"是被国家禁止使用于食品生产中的。我国和欧盟都禁止苏丹红类化学染料用于食品生产。食品中最常见的苏丹红染料的检测方法是高效液相色谱法和液质联用法。

一、适用范围

食品中苏丹红染料的检测。此法最低检测限值：苏丹红Ⅰ、苏丹红Ⅱ、苏丹红Ⅲ、苏丹红Ⅳ均为 10μg/kg。

二、基本原理

样品经有机溶剂提取、氧化铝柱固相萃取净化后，梯度洗脱分离，用反相高效液相色谱——紫外可见光检测器进行色谱分析，采用外标法定量。

三、试剂

（1）乙腈（色谱纯），丙酮（色谱纯）。

（2）甲酸，乙醚，正己烷，无水硫酸钠，丙酮，皆为分析纯。

（3）层析柱管：1cm（内径）×5cm（高）的注射器管。

（4）层析用氧化铝（中性 100 目～200 目）：105℃干燥 2h，于干燥器中冷却至室温，每 100g 中加入 2mL 水降活，混匀后密封，放置 12h 后使用。

四、注意事项

（1）本法适用范围广，具有高提取率、高纯化性能、高浓缩系数、高灵敏度。选择正己烷和丙酮为提取溶剂，水和丙酮为分散溶剂。对于纯油基的样品，采用正己烷直接溶解，可保证提取率达 95%；对于水基食品，经水和丙酮分散后，采用正己烷提取，也可保证提取率在 85% 以上。

（2）采用正相吸附固相萃取原理，通过氧化铝的强吸附作用，利用了其对苏丹红的强吸附能力，并对油脂进行饱和性吸附，可将苏丹红从其他基质成分中纯化、富集出来，一次性最大可能除掉样品中红辣椒和番茄中的干扰成分，尤其是对苏丹红Ⅱ、苏丹红Ⅲ的干扰。

（3）中性氧化铝需在 105℃干燥 2h，冷却至室温后，加入 2%水降活，混匀密封，放置 12h 后使用。

（4）氧化铝层析柱采用干法装柱，上、下层各塞入一薄层脱脂棉，以免氧化铝粉末散落，中间氧化铝层的高度约为 3cm，不宜过低，否则影响吸附能力。

（5）本方法采用 10mL 正己烷预淋层析柱，充分条件化后上样，样液约 5mL，色素含量高的可以适当降低，控制氧化铝表层的色素带在 0.5cm 以内，再用正己烷淋洗除掉油类杂质，注入 5%丙酮的正己烷液分 3～5 次洗脱，直至流出液无色。注意在全程的层析过程中不应使柱干涸。

（6）用 HPLC 测定时，如无法切换波长，可只用 478nm 做检测波长，色谱分离后根据实际情况做光谱分析。另外，本方法采用梯度洗脱，为了保证色谱分离效果，两次进样间隙时间应为 10min。

第四节 水溶性非食用色素的快速检测

一、检测意义

我国允许使用的食品色素有 50 多种，而已知的非食用色素有 3000 多种，其毒性各不相同。要想区别出哪一种色素是食用色素，需要付出相当大的工作量。人工合成色素是指用人工化学合成方法所制得的有机色素，主要是以煤焦油中分离出来的苯胺染料为原料制成的。

我国允许使用的人工合成色素，主要是由煤炭干馏产生的煤焦油中分离出来的苯胺合成的偶氮化合物酸性染料，不仅本身没有营养价值，而且大多数对人体有害——主要包括一般毒性、致泻性和致癌性，表现为对人体直接危害或在代谢过程中产生有害物质（α-氨基萘酚、β-萘胺为致癌物）及合成过程中带入的砷、铅等污染物的危害。

下面介绍近些年对食品安全影响有名的几类非食用色素或染料。

（一）孔雀石绿（Malachite Green，盐基块绿、碱性绿）

孔雀石绿是一种带有金属光泽的绿色结晶体，既是杀真菌剂，又是染料（三苯甲烷类），易溶于水，溶液呈蓝绿色。但是它的颜色代谢很快，使用在鱼身上，数小时就会变成无色（隐性孔雀石绿），因此肉眼很难辨别。养殖户、渔民在防治鱼类感染真菌（如水霉病）时使用，也有运输商用作消毒，以延长鱼类在长途贩运中的存活时间。孔雀石绿具有高毒素、高残留、致癌、致畸、致突变等副作用，有的人虽然摄入量不多，不会有明显的中毒症状，但当体内孔雀石绿积蓄到一定程度，就可能引发各种疾病。

（二）结晶紫［Methyl Violet，龙胆紫（甲紫）、碱性紫5BN］

结晶紫属三苯甲烷类碱性染料，暗绿色闪光粉状或粒状物，溶于水（呈紫色），极易溶于酒精（呈紫色）。结晶紫作为抗真菌剂、抗外生性寄生虫药和消毒剂被广泛使用于鱼类养殖业中。但是最近研究显示，结晶紫对哺乳动物细胞具有高毒性，所以，被禁止使用于鱼类和虾类等食品中。

（三）罗丹明B（Rhodamine B，花粉红、玫瑰红B、盐基桃红精）

罗丹明B为鲜桃红色、碱性的人工荧光燃料，易透过皮肤，引起皮下组织生肉瘤，是致癌物质。在高浓度时对人体有剧毒作用。该物质具有脂溶性，常非法用来作为调味品（主要是辣椒油和辣椒粉）的染色剂，食用添加过玫瑰红B的调味品会造成体内残留。

（四）碱性嫩黄O（Auramine O，金胺O、盐基槐黄）

碱性嫩黄O为黄色均匀粉末状化工染料，易溶于热水。多非法用于糖果、腌黄萝卜、酸菜、面条、油面、黄豆等黄色加工食品中，腐竹检出较多。碱性嫩黄O对皮肤黏膜有轻度刺激，可引起结膜炎、皮炎和上呼吸道刺激症状，人接触或者吸入碱性嫩黄O都会引起中毒。

（五）碱性橙Ⅱ（Basic OrangeⅡ，王金黄、块黄）

碱性橙Ⅱ是一种偶氮类碱性染料，为红褐色结晶性粉末或带绿色光泽的黑色块状晶体。碱性橙Ⅱ比其他水溶性染料如柠檬黄、日落黄等更易于在豆腐以及鲜海鱼上染色且不易褪色，因此一些不法商贩用碱性橙Ⅱ对豆腐皮、黄鱼进行染色，以次充好，以假充真，欺骗消费者。过量摄取、吸入以及皮肤接触该物质均会造成急性和慢性的中毒伤害，可能会造成多种癌变。

（六）酸性橙Ⅱ（Acid OrangeⅡ，金黄粉）

酸性橙Ⅱ为金黄色粉末，溶于水呈红光黄色，溶于乙醇呈橙色，属于常用酸性水溶液性染料，有强致癌性，我国禁止其作为食品添加剂使用。由于酸性橙Ⅱ具有色泽鲜艳、着色稳定、价廉，经长时间烧煮、高温消毒而不分解褪色等特点，一些不法商贩为使卤制品卖相好看，在其中非法添加，严重危害了消费者身体健康。人若食用加入此染料的肉制品、毒豆干、豆皮干等，可能会引起食物中毒。该染料中有大量的化学助剂，如果长时间暴露，有可能对将来的生育造成影响，如不孕或者畸形儿。

（七）奶油黄（Butter Yellow，甲基胆蒽）

工业用黄色色素，常非法用于酸菜、腌黄萝卜、面条、饮料、糖果、臭豆腐等的制作中，容易导致肝癌。

（八）对位红（Para Red，对硝基苯胺红）

对位红是一种化工常用暗红色的染料，对位红的结构与苏丹红Ⅰ号相似，只是在苯基偶氮对位增加了一个硝基，主要染色原理和毒性也与苏丹红Ⅰ号相似，被禁止在食品染色剂中使用。英国食品标准局在2005年四、五月份宣布先后有47种食品被非法添加对位红，要求紧急撤架并召回，主要有辣椒酱、辣酱油、咖喱调味料等调味品。据牛津大学物理与理论化学实验室的化学品安全信息中心介绍，"对位红"对眼睛、皮肤和呼吸系统有刺激性，但其毒性尚在研究中，没有明确的结论。

（九）俾斯麦棕（Bismarck Brown，碱性棕、盐基棕）

深棕色粉末，易溶于水成棕色溶液，呈黄光棕色。用于棉、腈纶、黏胶、皮革、纸张等的染色，精制品用作显微镜检测试剂，也可用于竹、木的着色和制造色淀。禁止作为食品添加剂使用。

二、适用范围

可能含有水溶性非食用色素的饮料、汽水、酒类、糕点、糖果等食品。

三、样品处理

（一）液体食品

如汽水、饮料、有色酒等：取约 30mL 样品置于烧杯中，加热除去酒精或二氧化碳，样液备用。

（二）固体食品

称取已捣碎好的样品约 10g 置于烧杯中，加 30～50mL 热水，摇匀浸泡 5min，经玻璃棉过滤，滤液备用；糖果可用 5 倍热水溶解。如果某些固体食品上的颜色不溶于水，则采用"苏丹红等非食用色素快速检测试剂盒"进行检测。

第九章　食品微生物检测技术

第一节　菌落总数的测定

一、适用范围

这种方法在食品菌落总数的测定中比较适用。

二、基本原理

菌落总数所指的就是食品在经过处理之后，利用一定条件进行培养，得到的 1mL 或者 1g 检样含有的细菌菌落总数量。菌落总数在对食品被污染程度进行判断方面属于重要的标志，也可以利用该方法对食品中细菌繁殖动态进行观察，从而在对被检样品实行卫生学评价时提供依据及支持。

菌落总数的测定，是以检样中的细菌细胞和营养琼脂混合后，每个细菌细胞都能形成一个可见的单独菌落的假定为基础的。由于在实际检验过程中选择在 37℃ 的有氧条件下实行培养，所以无法将每克或者每毫升检测样品中的实际总活菌数量检测出来。在这种条件下，微嗜氧菌、厌氧菌及冷营菌无法生长，同时具有特殊营养结构的一些细菌也会被限制，所以得到的结果只包含一些能够在普通营养琼脂中发育、嗜中温、需氧和兼性厌氧的细菌菌落总数，所表示的并非在样品中实际存在的全部细菌总数。

三、菌落计数方法

在进行平板菌落计数时，可以通过肉眼观察，在必要情况下也可以利用放大镜进行检查，以防止出现遗漏，在将各个平板的菌落数记录下来之后，可以求出相同稀释度下不同平板平均菌落数。

四、菌落计数的报告

（一）平板菌落数的选择

选择菌落数在 30～300 的平板，将其当作菌落总数测定中的标准。每个稀释度使用两个平板，需要选择两个平板平均数，如果其中一个平板中生长有较大的片状菌落，则不适宜使用，而需要选择不存在片状菌落生长的平板，将其作为这一稀释度的菌落数；如果片状菌落少于平板一半，而另外一半的菌落分布又比较均匀，就可以在计算半个平板数量之后乘以 2，以表示全皿菌落数量。若在平板内生长有链状菌，如果只有一条链，就可以将其当作一个菌落；如果有几条来源不同的链，则需要将每条链都当作一个菌落计算。

（二）稀释度的选择

（1）应当选择平均菌落数在 30～300 的稀释度，乘以稀释倍数进行报告。

（2）如果有两个稀释度，其生长菌落数都在 30～300，则依据两者比例确定，如果两者的比值低于 2，则需要报告其平均数；如果两者比值在 2 以上，则需要报告其中比较小的数字。

（3）如果全部稀释度中的平均菌落数都在 300 之上，则需要按照最高稀释度的平均菌落数与稀释倍数相乘进行报告。

（4）如果全部稀释度的平均菌落数都在 30 之内，则需要按照最低稀释度的平均菌落数与稀释倍数相乘进行报告。

（5）如果每个稀释度中都没有生长菌落，则需要以低于 1 的数值与最低稀释倍数相乘进行报告。

（6）如果每个稀释度的平均菌落数都未处于 30～300，部分大于 300 或者小于 30 的情况下，则按照最接近 30 或者 300 的相关平均菌落数与稀释倍数相乘进行报告。

（三）菌落数的报告

在菌落数处于 100 之内的情况下，依据实际数据开展报告，对于高于 100 的，选择两位有效数字，对于两位有效数字之后的数值，利用四舍五入方法进行计算。为能够使数字之后的零数减少，可以选择 10 的指数形式进行表示。

五、注意事项

（1）每次递增稀释都需要另外更换 1mL 的灭菌吸管，以确保得到的检样具有准确的稀释倍数。

（2）对于装有稀释液的相关试管或者玻璃瓶，吸管在进出时应当注意不能触碰瓶口以及试管口的外侧部分，防止发生感染。

（3）在实行十倍递增稀释情况下，吸管在样液稀释液内插入的深度不能低于液面 2.5cm；在吸入液体时应当先使液面的高度高出吸管的刻度，然后将吸管尖端提起，使其离开液面，让尖端紧贴玻璃瓶或者试管的内壁，使吸管内的液体可以调到要求刻度，以确保准确取样，同时注意在稀释液中取出吸管时不能在管外黏附多余液体。

（4）当用吸管将检样稀释液加至另一装有 9mL 空白稀释液的试管内时，应小心沿管壁加入，不要触及管内稀释液，以防吸管尖端外侧部分黏附的检液混入。

（5）在对被检查样进行稀释时，检样与稀释液需要均匀混合，以确保结果更加准确。在进行 10 倍递增稀释时，也应当符合这一要求。

（6）在培养营养琼脂平板时，应倒置培养。

（7）在检验的整个过程中都需要保证进行无菌操作，可以选择在无菌室内实施，也可以利用超净工作台开展操作。

第二节　大肠杆菌的检测技术

大肠埃希氏菌（Escherichia coli）俗称大肠杆菌，为哺乳类、禽类肠道中的正常优势菌群之一，通常对人体无害。如果进入肠道以外的其他组织可引起感染，为机会致病菌。

大肠杆菌的抗原构造复杂，主要分 O、H、K 三种抗原。O 抗原（菌体抗原）为脂多糖，是分群的依据；H 抗原（鞭毛抗原）为鞭毛蛋白抗原；K 抗原（表面抗原）为荚膜多糖抗原。某些血清型为毒力较强的大肠杆菌，其中以大肠杆菌 O157：H7 血清型为代表菌株。

主要成分为大肠杆菌的致病机理主要包括：肠道致病性大肠杆菌（Enteropathogenic Escherichia coli，EPEC）、肠道产生毒性大肠杆菌（Enterotoxigenic Escherichia coli，ETEC）、肠道侵袭性大肠杆菌（Enteroinvasive Escherichia coli，EIEC）、肠道出血性大肠杆菌（Enterohemorrhagic Escherichia coli，EHEC）、肠黏附性大肠杆菌（Enteroadhesive Escherichia coli，EAEC）五种类型。肠出血性大肠埃希菌（EHEC）是近些年来发现的危害比较严重的肠道性致病菌，主要引起出血性腹泻、出血性结肠炎等，主要血清型为 O157：H7，还包括 O157：NM、O26：H11 和 O111 等多种血清型菌株。由于 O157：H7 毒力强、致病剂量低，并能导致严重的并发症，病死率高，而受到广泛重视。

目前已报道的大肠杆菌 O157：H7 的检测方法主要分为两类：一类是常规培养法；一类是免疫学检测方法。

一、常规培养法

《食品卫生微生物学检验大肠埃希氏菌 O157：H7/NM 检验》是中国国家标准化管理委员会制定的国家标准。标准分为四法。第一法：常规培养法；第二法：免疫磁珠捕获法；第三法：全自动酶联荧光免疫分析仪筛选法；第四法：全自动病原菌检测系统筛选法。常规培养法属于传统检验方法。

常规培养法的优点是：

（1）无特殊设备要求；

（2）方法经典可靠。但检测方法需要进行增菌、分离，检测周期长，费时费力。

根据 E.coli O157：H7 的某些生化特征设计一些选择性培养基，在这些培养基上 E.coli O157：H7 显示出特殊的颜色以便与其他大肠杆菌、杂菌进行区分。这类培养基主要为山梨醇麦康凯琼脂（SMAC）。在此种平板上，E.coli O157：H7 上的菌落呈现乳白色，而其他大肠杆菌呈粉红色菌落。

为提高选择性，又设计了 CT-SMAC，在 SMAC 中添加微量抑制剂亚酸钾和头孢克肟（cefixime），能有效地抑制杂菌，而对 E.coli O157：H7 的生长无影响。在法国梅里埃公司生产的 O157ID 培养基上，E.coli O157：H7 显蓝色，而其他大肠杆菌显紫色。

二、免疫学检测方法

免疫学检测方法主要是检测菌体抗原 O157 和鞭毛抗原 H7，包括血清凝集和针对 O157：H7 抗原而发展起来的其他方法。用双抗体夹心法检测粪便中的大肠杆菌 O157：H7，其敏感性和特异性分别为 91.2% 和 99.5%，与志贺氏菌、沙门氏菌、弯曲菌无交叉反应。

用单克隆抗体 MAB4E8C12 进行直接 ELISA 反应检测大肠杆菌 O157：H7，除 O26：H11 外，与沙门氏菌、志贺氏菌、肺炎克雷伯氏菌、小肠结肠炎耶尔森氏菌、黏质沙雷氏菌等并未发生交叉反应。

第三节　霉菌和酵母菌的快速检测

霉菌和酵母菌可作为食品中正常菌相的一部分存在，长期以来被人们利用加工某些食品。但在某些情况下，过多的霉菌和酵母菌可使食品腐败变质，并形成有毒代谢产物而引发疾病，因此霉菌和酵母菌也作为评价食品卫生质量的指标之一。

测试方法：快速检测方法在对霉菌和酵母菌检测时应用较多，与传统方法相比，省去了配制培养基、消毒和培养器皿的清洗处理等大量辅助性工作，即开即用，操作简便。培养时间由一周缩短为48～72h。

适用范围：适用于各类食品及饮用水中霉菌、酵母菌的计数。

检测原理：将霉菌、酵母菌的培养基、可溶性凝胶和酶显色剂加载在特制纸片上，通过培养，在酶显色剂的放大作用下，使霉菌、酵母菌在测试片上显现出来，通过计数报告结果。

主要仪器：恒温培养箱，冰箱，恒温水浴锅，电子天平，均质器，振荡器，微量移液器。

试剂：

（1）无菌生理盐水。称取8.5g氯化钠溶于1000mL蒸馏水中，121℃高压灭菌15min。

（2）1mol/L氢氧化钠。称取40g氢氧化钠溶于1000mL蒸馏水。

（3）1mol/L盐酸。移取浓盐酸90mL，用蒸馏水稀释至1000mL。

操作步骤：

（1）样品处理：取样品25g（mL）放入含有225mL无菌水的玻璃瓶内，经充分振摇做成1：10的稀释液，用1mL灭菌吸管吸取1：10稀释液1mL，注入含有9mL灭菌水的试管内，用1mL灭菌吸管反复吸吹50次做成1：100的稀释液，以此类推，每次换一支吸管。

（2）接种：一般食品选3个稀释度进行检测，将检验纸片水平置于台面上，揭开上面的透明薄膜，用灭菌吸管吸取样品原液或稀释液 1mL，均匀加到中央的滤纸片上，然后轻轻将上盖膜放下。将压板放置在上层膜中央处，平稳下压，使样液均匀覆盖于滤纸片上，静止至少 1min 以待培养基凝固。

（3）培养：将加了样的检验测试片平放在 28℃～35℃培养箱内培养48～72h。

结果判定：霉菌和酵母菌在纸片上生长后会显示蓝色斑点，霉菌菌落显示的斑点略大或有点扩散，酵母菌菌落则较小而圆滑，许多霉菌在培养后期会呈现其本身特有的颜色。选择菌落数适中（10～100 个）的纸片进行计数，乘以稀释倍数后即为每克（或毫升）样品中霉菌和酵母菌的数目。

注意事项：使用过的测试片上带有活菌，及时按照生物安全废弃物处理原则进行处理。

第四节　沙门菌的快速检测

在世界各地的食物中毒中，沙门菌食物中毒常占首位或第二位，它常作为食品中致病菌和进出口食品的检测指标，因此检验食品中的沙门菌极为重要。

本节只介绍操作简单、检测费用低的试剂盒法。

适用范围：各类食品及动物饲料中沙门菌的快速检测。

检测原理：在检测装置的样品孔中加入一部分富集培养物。样品沿检测装置流动，出现易于区分的可见结果。如果只在对照区形成一个条带，则样品为沙门菌阴性；在对照区和检测区同时出现条带，则可初步鉴定样品为沙门菌阳性。检测及初步鉴定在 21h 内即可完成。这是一种快速定性方法。

主要仪器：恒温培养箱，冰箱，恒温水浴锅，电子天平，均质器，振荡器，微量移液器。

试剂：

（1）无菌生理盐水。称取 8.5g 氯化钠溶于 1000mL 蒸馏水中，121℃高压灭菌 15min。

（2）1mol/L 氢氧化钠称取 40g 溶于 1000mL 蒸馏水。

（3）1mol/L 盐酸移取 90mL，用蒸馏水稀释至 1000mL。

操作步骤：

（1）检品处理后待用。

（2）溶解预富集培养。

（3）向预富集培养基加入样品，在（36±1）℃的培养箱中培养 2～4h。

（4）溶解选择性富集。

（5）向预富集样品中加入选择性富集培养基，在（42±1）℃的培养箱中培养 16～18h。

（6）富集后从袋子中取出液体样品，并冷却至室温。

（7）向样品孔中滴入自由滴落的 5 滴样品。

（8）等待 15min 后，观察记录结果。

结果判定：如果只在对照区形成一个条带，则样品为沙门菌阴性；在对照区和检测区同时出现条带，则可初步鉴定样品为沙门菌阳性。

第十章　生物酶素检测技术

通常而言，天然毒素所指的是食品中天然存在的毒性物质、诱发过敏物质及致癌物质，还有存在于非食品用的动植物中的有毒物质。

食品中天然毒素物质种类繁多，依据其来源不同，可以将其分为三种类型，分别为植物性天然毒素、动物性天然毒素以及微生物性天然毒素，这些天然毒素物质中大部分毒性都比较强，往往会导致食物中毒事件的发生。在我国的食品检测中，经常会检测出的天然毒素物质主要包括细菌毒素、真菌毒素以及有毒蛋白类，还有生物碱类。就目前而言，仍有很多天然毒素物质的危害机理仍不完全清楚，然而对于每一种天然毒素物质而言，其具备的共同特点就是这些毒素都是在食品中天然存在的，而不是人为添加进去的，虽然其污染量比较小，但是产生的危害比较大。所以，当前对食品中已经了解的相关天然毒素，在管理方面通常以风险评估为基础，进行法定限量标准设置，以控制其危害。对于当前的天然毒素物质而言，大部分都是在食品中以痕量形式存在的，同时由于食品介质及不同毒素理化性质方面存在的差异，在这些天然毒素物质的监督管理方面存在的一个主要问题就是选择一种有效技术进行有效检测。天然毒素物质的检测技术在发展过程中主要包括三个时期，分别为色谱技术时期、免疫分析时期以及现代集成技术时期。在天然毒素物质检测技术的发展中，最为明显的特点就是简单化、精确化、规范化、国际化以及在线化，在检测技术方面还引进计算机技术、尖端生物技术以及化学技术、物理技术与数控技术，同时集合各种高新技术形成一体化检测体系，实现检测样品的前处理、分离以及测定与数据处理，不但使检测效率得以有效提升，而且有效提升了检测限度及精密度。

然而，就当前常见天然毒素物质，如细菌毒素、真菌毒素及鱼贝类毒素及其他生物碱毒素检测而言，其检测方法仍旧依靠传统技术。当前人们对天然毒素物质的危害认识有所提升，并且世界各个国家也都在对天然毒素物质的检测技术方面不断加强研究。

第一节　细菌性生物毒素的快速检测

当前的细菌毒素有很多不同种类，依据相关统计来看，当前发现的细菌毒素近 300 种，并且每年还会发现新毒素。

细菌性食物中毒所指的就是人们由于摄入含有细菌毒素或者细菌的一些食品而导致的食物中毒，其中最为常见的原因是食品受到细菌污染，好发于高温天气，主要临床表现为发热、头晕以及腹泻、恶心等。依据我国近些年的食物中毒统计情况看，在所有食物中毒案中，细菌性食物中毒占总数量的50%左右，而导致细菌性食物中毒发生的主要食品就是动物性食品，其中以畜肉类及其熟肉制品为主，其次是禽肉、鱼、乳、蛋类。

一、肉毒毒素的快速检测

目前我国出现的肉毒中毒食品，通常来源于家庭自制食物，如豆酱、豆腐及豆腐渣与变质土豆、豆芽等。由于这些食物若蒸煮加热时间较短，其中的芽孢不能完全杀灭，在坛内经过多天发酵，将为芽孢及肉毒梭菌产生毒素提供条件，如果在食用之前未进行充分加热处理，在进食之后很容易出现中毒情况。此外，动物性食品，如不新鲜的肉类、腊肉、腌肉、风干肉、熟肉、死畜肉、鱼类、鱼肉罐头、香肠、动物油、蛋类等也可能导致出现肉毒毒素食物中毒。

对于肉毒毒素而言，其毒性比氰化钾还要强，属于剧毒物质。这种毒素的致死量只需要 0.1～1.0μg。依据毒素抗原性不同，可以将其分为八种不同类型，导致人类疾病发生的常见类型是 A、B 型，所占比例高达 95%。目前，我国已经报道的毒素类型主要有三种，即 A、B、E。

针对肉毒中毒情况，应当以检查毒素为主，以检查细菌为辅。

（一）胶体金法

这种方法可用于包括豆制品、肉类以及腌制的酱、菜与乳液等相关 A 型肉毒毒素的检验中。

这种检测方法的原理就是利用双抗体夹心法，选择抗 A 型肉毒毒素特异性抗体，将其包被在酸纤维素膜上，用来进行标本中 A 型肉毒毒素的捕捉，之后利用特异性抗体所标记的相关免疫胶体金探针实行检测。在实际检测中，待检测样品中的肉毒毒素与试纸条中的金标记抗体结合并沿着硝酸纤维素膜进行移动，进而与膜上抗体联结，即可形成肉眼可见的红色带。

（二）反向乳胶凝集法

这种检测方法适用于各种类型的肉毒易中毒食品，比如香肠、午餐肉、咸牛肉、腊肠、青豆、蘑菇、酱豆腐和豆豉等。

这种方法的检测原理为，采用无活性乳胶颗粒作为载体，使肉毒毒素抗体在乳胶颗粒上预先吸附，在其表面包被，产生大颗粒型试剂，与食品中的相关肉毒毒素发生作用，进而凝集，抗体通过结合相对应的抗原发生间接凝集反应。

二、金黄色葡萄球菌肠毒素的快速检测

金黄色葡萄球菌中可以导致人体中毒的通常为毒素型菌株，由其导致的食物中毒事件好发于高温季节，通常易被感染的食物主要包括加少量淀粉的肉馅、凉粉、剩饭、米酒、蛋及蛋制品、乳及乳制冷饮、含乳糕点、糯米凉糕、熏鱼等。

对于金黄色葡萄球菌而言，导致患病的能力主要由其产肠毒素及凝固酶能力决定，所产生的肠毒素可以沾染食物而发生食物中毒，进食者食用 100ng 肠毒素就会有食物中毒情况出现，主要症状为腹泻及呕吐。肠毒素能够在

100℃煮沸长达 30min 情况下不会受到破坏。

当前主要是利用免疫学方法对葡萄球菌肠毒素进行检测，这种方法不但有着较强的特异性，并且比较敏感，同时简便快速。其中较实用的两种方法为反向乳胶凝集以及酶联免疫吸附（ELISA）。

（一）胶体金法

这种方法适用于凉粉、剩饭、肉馅、蛋、米酒等比较容易感染金黄色葡萄球菌的食品中。

其原理是利用双抗体夹心法，在硝酸纤维素膜上包被抗金葡萄球菌肠毒素特异性抗体，以便对标本中肠毒素进行捕捉，之后利用特异性抗体所标记的相关免疫胶体金探针实行检测。

（二）反向乳胶凝集法

这种方法可在各种固体以及液态易感染金葡菌的食品检测中适用，如肉馅、凉粉、剩饭以及米酒、蛋及蛋制品、乳及乳制冷饮（如棒冰）等。

这种方法的检测原理是，金黄色葡萄球菌肠毒素免疫的兔抗体血清经过纯化后与聚苯乙烯乳胶颗粒结合，这些乳胶颗粒与相应的肠毒素相互结合，就会产生相应的凝集反应。

（三）ELISA

这种方法在乳制品、巧克力、熏肉、鱼肉、生肉、熟猪肉、海产品、液态和灌装菌类和高盐高糖类样品中金黄色葡萄球菌肠毒素的检测中比较适用。

这一方法的检测原理就是选择已知的金葡萄球菌肠毒素抗体，使其在固态载体微孔板的表面包被，消除未吸附抗原，再将待测样品提取液与一定量抗体加入其中，经过竞争培养之后，会有抗原抗体复合物在微孔板表面形成。然后将多余抗体部分洗除，将经过酶标记的抗球蛋白第二抗体结合物加入其中，结合在固体表面吸附的抗原抗体复合物，之后将酶的底物加入。由于酶具有催化作用，底物在酶的作用下降解，生成有色物质，利用酶标检测仪将酶底物降解量测出后，即可推断出被检样品中抗原的含量。

这一反应中的载体就是包被在微孔板中针对金葡萄球菌肠毒素的相应特异性抗体。

第二节　真菌性生物毒素的快速检测

真菌性生物毒素对人体有极大的危害性，当前真菌性生物毒素的快速检测方法发展迅速，特别是生物化学方法，如亲和色谱法和酶联免疫吸附测定法。下面分别介绍黄曲霉毒素和赭曲霉毒素的检测方法。

一、黄曲霉毒素的检测

（一）简述

黄曲霉毒素（aflatoxins，AF）于 20 世纪 60 年代发现，是由黄曲霉和寄生曲霉产生的一组次生代谢产物。黄曲霉毒素及其衍生物有 20 余种，主要存在于霉变的花生、谷物、果仁和大米等食物中，食用油等制品中也经常发现黄曲霉毒素。

我国黄曲霉毒素的分析一般采用薄层色谱法（TCL）、高效液相色谱法（HPLC）以及酶联免疫吸附法（ELISA）、微柱筛选法。国际上普遍采用免疫亲和层析法（immunoaffinity chromatography，IAC）。目前金标试纸法、分子印迹技术、生物传感器技术等用于黄曲霉毒素的检测，方法简便，灵敏度高，特异性强。

（二）酶联免疫吸附测定法

1. 原理

试样中的黄曲霉毒素 B_1 经提取、脱脂、浓缩后与定量特异性抗体反应，多余的游离抗体则与酶标板内的包被抗原结合，加入酶标记物和底物后显色，与标准比较测定含量。

2. 仪器与设备

酶标仪，内置 490nm 滤光片；酶标微孔板；微量加样器及配套吸头。

（三）免疫亲和柱-高效液相色谱法测定

试样经过甲醇—水提取，提取液经过滤、稀释后，滤液经过含有黄曲霉毒素特异抗体的免疫亲和层析净化，此抗体对黄曲霉毒素 B_1、B_2、G_1、G_2 具有专一性，黄曲霉毒素交联在层析介质中的抗体上。用水或吐温-20/PBS 将免疫亲和柱上杂质除去，以甲醇通过免疫亲和层析柱洗脱，洗脱液通过带荧光检测器的高效液相色谱仪柱后碘溶液衍生测定黄曲霉毒素的含量，也可将洗脱液的一部分用荧光光度计进行定量。

二、赭曲霉毒素的检测

赭曲霉毒素（ochratoxin）是曲霉属和青霉属等菌株产生的有毒代谢产物，存在于各种食品、饲料及其他农副产品中。赭曲霉毒素包括 7 种结构类似的化合物，其中分布最广泛、毒性最强、对人类和动植物影响最大的是赭曲霉毒素 A（Ochratoxin A，OTA）。赭曲霉毒素 A 具有肾脏毒性、肝脏毒性、免疫毒性，以及致畸、致癌和致突变等多种毒性。赭曲霉毒素 A 是一种无色结晶粉末状化合物，呈弱酸性，微溶于水，易溶于极性有机溶剂和碳酸氢钠溶液。在极性有机溶剂中稳定，但对空气与光不稳定，特别是在潮湿环境中。但赭曲霉毒素 A 的乙醇溶液在避光、冷藏条件下可稳定 1 年以上。赭曲霉毒素 A 对热相对稳定，谷物产品中的赭曲霉毒素 A 在高温条件下可保存 3h，毒性保持 35%。在紫外光下赭曲霉毒素 A 呈绿色荧光，最大吸收峰为 333nm。

2005 年，欧盟设定了赭曲霉毒素 A 的限量标准：烘焙咖啡豆和研磨烘焙咖啡 5.0μg/kg；速溶咖啡 10.0μg/kg；葡萄酒及其他用于饮料制作的葡萄酒或葡萄 2.0μg/kg；葡萄汁和其他饮料中的葡萄汁成分 2.0μg/kg。我国食品安全国家标准规定赭曲霉毒素 A 的限量为谷物及其制品、豆类及其制品 5.0μg/kg。

赭曲霉毒素的检测方法较多，有 TLC、ELISA、免疫亲和层析净化高效液相色谱法、毛细管电泳—二极管阵列检测法、液相-质谱联用法等。

（一）离子交换固相萃取柱净化——高效液相色谱法

试验中的赭曲霉毒素 A 用碱性甲醇+水提取，提取液经离子交换固相萃取柱净化、洗脱后，用配有荧光检测器的液相色谱仪进行测定，标准曲线法定量。

（二）免疫亲和柱层析净化荧光光度法

试样中的赭曲霉毒素 A 用乙腈—水提取，利用抗体与其相应抗原之间的专一性免疫亲和反应，以含有赭曲霉毒素 A 特异性抗体的免疫亲和层析柱净化提取液，用荧光光度计进行测定。

第三节　动物类毒素的检测

一、河豚毒素及相关的检测方法

河豚毒素（tetrodotoxin，TTX）是由河豚产生的一种氨基全氢化喹唑啉化合物，分子式为 $C_{11}H_{17}N_3O_8$，分子量为 319。该毒素为无色针状结晶，熔点为 220℃，继续加温则分解，与酸作用可生成盐，如氢卤酸盐、酒石酸盐等。河豚毒素的水溶液呈中性，易溶于稀乙醇，而难溶于纯乙醇，不溶于醚、氯仿、苯及二硫化碳，其与生物碱试剂不发生任何沉淀和颜色反应。河豚毒素对热与酸的作用非常稳定，在 15 磅加压锅内加热 2h 始失去毒性，但遇碱不稳定，易被破坏。

河豚种类较多，肉味鲜美，但它的某些脏器及组织中均含有毒素。河豚毒素有似箭毒样的毒性作用，主要使神经中枢和神经末梢发生麻痹：先是感觉神经麻痹，其次运动神经麻痹，最后呼吸中枢和血管神经中枢麻痹，出现感觉障碍、瘫痪、呼吸衰竭等。如不积极救治，常可导致死亡，其致死剂量为 0.5mg/70kg。TTX 的检测方法主要包括生物法、液相色谱法、荧光检测法、气相及气质联用、电泳法、ELISA 法等。以下介绍河豚毒素的 ELISA 方法。

二、方法原理

抗-TTX 酶标记物与样品中的 TTX 及酶标板上包被的 TTX 发生免疫竞争反应，样品中的 TTX 浓度与吸光度值成反比。用白蛋白-甲醛-河豚毒素连接物（BSA-HCHO-TTX）溶液包被酶标微孔板，然后加入不同浓度的 TTX 标准溶液（制作校正曲线）或样品提取液（检测样品）与单克隆抗体辣根过氧化物酶标记物（McAb-HRP）的混合液，再加入底物液，显色后加入终止液，于 490nm 处测定 A 值，根据各标准溶液浓度的 A 值和样品液的 A 值可分别计算出校正曲线和样品中河豚毒素的含量。

第十一章　转基因食品检测技术

第一节　转基因食品安全等级的确认

一、转基因食品的定义

转基因食品的另外一种叫法就是基因改性食品，这种类型的食品主要是采用生物技术将一种或者多种生物中的基因向其他生物进行转移，通过这种方式实现生物机体内遗传物质的改造，使其达到对相关产物的表达，表现出不同于原物种的性状或者产物，以转基因生物为原料进行加工而得到的食品也就是转基因食品。转基因生物包括的类型主要有转基因植物、转基因动物以及转基因微生物，而当前应用于食品中最成功且推广范围最大的就是转基因植物产品。就实用性方面而言，当前的转基因植物产品主要就是对植物的延熟、抗病虫害、耐极端环境及抗除草剂等性能进行培养，以实现其生存能力的提升，以利于更好种植；另外一个发展方向主要就是通过转基因实现植物内部营养成分及配比的变化，有的还可以赋予植物以新的营养功能。而对于转基因动物当前仍处于研究开发的初始阶段，转基因微生物的研究对象主则以食品发酵用酶及转基因酵母为主。就目前转基因应用实践而言，取得理想成果或者规模比较大的主要是植物产品，如玉米、大豆、棉花以及油菜、烟叶、番茄、水稻和小麦、蔬菜等相关品种。当前，转基因食品涉及的领域主要就是已实现商品化种植的植物转基因产品和与其相关的加工产品。

自转基因食品出现便一直存在很大的争议，转基因虽然给人们带来了丰富的食用产品供应及经济效益，但转基因食品自身的安全性问题也引起了人们的质疑。有关转基因食品存在的争议和问题主要表现在以下几个方面：新物种可能威胁当前的生态环境；标记基因的传递可能导致抗生素产生耐性；在物种之间转基因成分发生漂移；转基因食品成分有可能导致食物过敏；转基因成分对人体及动物可能存在潜在毒性；人造物种会产生社会伦理问题。对于转基因作物国际上一直以来都存在争议，尤其是近些年来，欧洲公众对转基因食品可能对健康及环境引发的危害一直在担忧。很多产品生产者及消费者都希望了解转基因在产品中的具体使用实质，并且对转基因食品与非转基因食品不同国家及地区在法律及价格方面也存在严格规定及区分，随着转基因食品在国际市场上出现的越来越多，对这类食品实行检测已是大势所趋。

当前，在所有的转基因植物中，外源基因主要有以下三个基本元件：目的基因（tans gene），该基因可供给植物形成理想性状的外源 DNA；启动子（promotor），基因 5'端约含几十个碱基的特殊调控序列，主要就是对植物体内目的基因的表达进行控制，CaMV35s 为常见的启动子，来源于花椰花叶病毒；终止子（terminator），基因 3'端的一段序列，可以确保外源基本在这一点转录且正确终止，来自植物细菌的 Nos 为常用终止子。这三个基本元件对新插入的外源基因实现表达进行调控，基本上在所有转基因植物中都存在。

转基因的检测主要做两方面准备，一方面需要确定是否存在外来基因或者 DNA；另一方面要找出是否存在外来蛋白质。大部分实验室都是将外来基因或者 DNA 检测作为主要手段。在对转基因表达蛋白质检验方面，当前需要注意以下两个方面的问题：①蛋白质自身结构以及活性不能发生改变，但是在食品加工过程中通常都会导致蛋白质活性受到影响，甚至会完全被破坏。②这些蛋白质中并非所有蛋白质都通过外来基因表达，有些转基因的主要目的是使特定功能性成分表达量增加。这些因素都会导致蛋白质测定受到严重的限制及影响。在目前的转基因检测过程中，应用比较多的方法是 PCR 法，这种方法主要就是筛选检测转基因操作中需要的启动子、终止子或者其他标记基因，同时对所转外源基因进行扩增检测，通过这种方式确定是否有转基因成分存在。当前，已经出现多种产品方法及有关检测标准。然而，随着转基因种类的不断增加、多转基因成分的出现及不明确外源基因的复杂化遗传背景，在当前的转基因检测中存在检测复杂、基因数量多、分析困难等多种问题。近些年来，针对多个基因检测的基因芯片技术正在不断研发，这种技术能在同一芯片上对多种不同转基因成分进行同时检测。

二、转基因检测的相关方法标准

当前随着我国转基因产品的种植、引进及开发，相关职能部门特制定出一系列转基因检测方法标准，主要包括：GB/T19495.12004 转基因产品检测通用要求和定义；GB/T19495.2-2004 转基因产品检测实验室技术要求；GB/T19495.3-2004 转基因产品检测核酸提取纯化方法；GB/T19495.4-2004 转基因产品检测核酸定性 PCR 检测方法；CB/T 19495.5-2004 转基因产品检测核酸定量 PCR 检测方法；GB/T19495.6-2004 转基因产品检测基因芯片检测方法；GB/T19495.7-2004 转基因产品检测抽样和制样方法；GB/T19495.8-2004 转基因产品检测蛋白质检测方法。同时，针对转基因出入境检验检疫，国家也制定相关行业标准：SN/T1204-2003 植物及加工产品中转基因成分实时荧光 PCR 定性检验方法；SN/T 1202-2003 食品中转基因植物成分 PCR 检测方法；SN/T 1197-2003 油菜籽中转基因成分定性 PCR 检测方法；SN/T 1200-2003 烟草中转基因成分定性 PCR 检测方法；SN/T1201-2003 植物性饲料中转基因成分定性 PCR 检测方法；SN/T 1198-2003 马铃薯中转基因成分定性 PCR 检测方法；SN/T 1195-2003 大豆中转基因成分定性 PCR 检测方法；SN/T 1196-2003 玉米中转基因成分定性 PCR 检验方法；SN/T 1203-2003 食用油菜籽中转基因植物成分定性 PCR 检测方法；SN/T 1199-2003 棉花中转基因成分定性 PCR 检测方法。农业农村部也制定了相关标准：《转基因植物及其产品检测通用要求》（NY/T672）；《转基因植物及其产品检测抽样》（NY/T673）；《转基因植物及其产品检测 DNA 提取和纯化》（NY/T674）三个标准及《转 Bt 基因抗虫水稻检测技术规范——定性 PCR 方法（试行）》。针对以上检验方法，其技术原理基本相同，可依据实际需求选择适当的检测方法标准。

三、转基因食品安全等级的确认

转基因食品是以基因工程技术为基础而得到的产品，采用确认安全等级的方法来衡量转基因产品对人类健康及生态环境所具有的危害程度，是当前国际上广泛采用的方法。通过对产品安全等级的确定及验证，对转基因食品的食用安全性及营养质量进行评价管理，可促使转基因生产中的各环节实现有效衔接；促使转基因产品安全评价管理达到国际标准；促使转基因食品的安全性评价及管理工作更好地结合在生产、研发、加工等相关活动中。这在转基因食品安全性评价及管理工作水平及效率的提升，及促进转基因食品产业对外贸易的健康发展方面有着重要的意义。

（一）转基因食品安全等级的评价标准

对转基因生物安全性产生影响的因素主要有基因工程中选用的受体生物安全性以及基因操作的安全性，其安全等级与类型以及相互组合与产生的具体效果，对转基因生物安全等级有着决定性作用。所以，在对转基因生物安全等级进行确定时，不仅需要审查受体生物及基因操作的安全等级资料，而且要对具体的结合情况进行审查，更为重要的是要验证转基因生物产生的目标形状以及非期望效应。依据不同品种对人类健康产生的危害程度，转基因食品可被分为四个安全等级：

安全等级Ⅰ：对人类健康无危害。

安全等级Ⅱ：对人类健康危险度低。

安全等级Ⅲ：对人类健康危险度适中。

安全等级Ⅳ：严重危害人类健康。

（二）转基因食品安全等级的确认

对于转基因食品的安全等级，其确认方法主要是根据《食品卫生法》《新资源食品管理办法》《转基因生物安全管理条例》与《农业转基因生物安全评价管理办法》中的相关规定，分别依据食用安全性及营养质量要求，通过样品检验、资料审查及信息检索与综合分析等方式对基因操作、受体生物及转基因生物与生产与加工等相关内容与对象进行安全等级或者安全类型的验证与确定，依据与转基因食品有关对象进行结合及所得到的结果，对转基因食品进行安全等级的综合验证。另外，还需要对其基本卫生质量、功效成分及保健作用、产品稳定性等方面实行评价。

1. 受体生物的安全等级

在转基因食品生产中，相关受体生物主要有受体植物、受体动物以及受体微生物。在对受体生物影响人类健康程度进行评价时，所参照的指标主要有受体生物的食用习惯、天然毒性、致敏性、致病性、抗营养因子、营养成分及配比、吸收利用率与安全控制措施的有效性等。

（1）受体生物安全等级的标准。

受体生物安全等级标准见表 11-1。

表 11-1　受体生物安全等级及评价标准

安全等级	卫生部门的审查条件和评价标准	农业部门的审查条件和评价标准
I	未曾影响人类健康	对人类健康及生态环境无影响；或者转变成为有害生物的可能性比较低；或者在特殊研究中应用的存活期短的一些受体生物，其在实验结束后存活率很小
II	对人类健康可能会产生危害，但危险比较小，通过应用合理的安全控制措施可以有效避免危害	对生态环境及人类健康会存在一定危害，但通过采用安全控制措施，可以有效避免其危害的相关受体生物
III	对人类健康可能会产生中度影响，但通过对安全控制措施的应用基本上可以有效避免危害的发生	对生态环境及人类健康可能会产生中度危害，但通过有效安全控制措施的应用，基本上可避免危害的相关受体生物
IV	对人类健康可能会产生高度危害，且无法通过安全控制措施防止危害的发生	对生态环境及人类健康存在高度危害，且在封闭设施之外无法适当进行有效安全控制以避免产生危害的受体生物

（2）受体植物安全等级评价标准。

受体植物安全等级评价标准见表 11-2。

表 11-2　受体植物安全等级评价标准

安全等级	评价标准
I	传统的食物植物，不曾影响人类健康
II	传统食物植物，可能会有天然毒性物质、致敏原及抗营养因子存在，但可以通过安全控制措施有效避免其危害 非传统食物植物，在分类学上与传统食物植物具有的地位相同或相似，通过验证与传统食物植物具有相同安全性
III	传统食物植物，可能有天然毒性物质、致敏以及抗营养因子存在，但通过安全控制措施的应用基本上可以防止其危害 非传统食物植物，在分类学上和传统食物植物的地位相同或者相似，安全性未被验证
IV	传统食物植物，可能有天然毒性物质、致敏原以及抗营养因子存在，且当前仍无有效措施防止其危害 非传统食物植物，在分类学上和传统食物的地位相似或者相同，且未验证其安全性

（3）受体动物安全等级评价标准。

受体动物安全等级评价标准见表 11-3。

表 11-3　受体动物安全等级评价标准

安全等级	评价标准
I	传统食物动物，未危害过人类健康
II	传统食物动物，可能会有天然毒性物质、致敏原以及抗营养因子存在，但可以通过有效安全措施避免产生危害 非传统食物动物，在分类学上与传统食物动物地位相同，通过验证且与传统食物动物安全性相同

续表

安全等级	评价标准
III	传统食物动物,可能有天然毒性物质、致敏以及抗营养因子存在,但通过安全控制措施的应用基本上可以防止其危害 非传统食物动物,在分类上和传统食物动物地位相同或者相似,但是其安全性未被验证
IV	传统食物动物,可能有天然毒性物质、致敏原以及抗营养因子存在,且当前仍无有效措施防止其危害 非传统食物动物,在分类学上和传统动物的地位相似或者相同,且未验证其安全性

（4）受体微生物安全等级评价标准。

受体微生物安全等级评价标准见表11-4。

表11-4 受体微生物安全等级评价标准

安全等级	评价标准
I	传统食物微生物,未曾危害或者影响人类健康;或者个体与群体不存在危害,或者危害性极低,不会使人与动物致病的相关微生物
II	传统食物微生物,可能会有天然毒性物质、致敏原以及抗营养因子存在,但可以通过有效安全措施避免产生危害 非传统食物微生物,在分类学上与传统微生物地位相同,通过验证与传统食物微生物具有相同安全性
III	对个体的危害性较高,对群体的危害性较低。其病原体可以导致人及动物有严重疾病发生,但基本上不具备传染性,通过选择有效安全控制措施可以对其危害进行控制
IV	对群体及个体产生的危险性都较高,其病原通常都会导致人或者动物有严重疾病产生,很容易发生间接或者直接传染,并且没有安全有效措施对其危害进行控制

2. 转基因生物的安全等级及评价标准

转基因生物的安全等级及评价标准见表 11-5。

表 11-5 转基因生物的安全等级及评价标准

受体生物安全等级	基因操作对受体生物安全等级的影响类型		
	1	2	3
I	转基因生物安全等级仍为 I	转基因生物安全等级仍为 I	若安全性降低,且不必选择任何安全措施的,转基因生物安全等级仍为 I
II	若安全性增加到对人类健康和生态环境不再产生不利影响的,其安全等级为 I 若安全性虽然增加但对人类健康及生态环境仍存在低度危险,转基因产品的安全等级仍为 II	转基因生物安全等级仍为 II	依据安全性减小的高低程度,转基因生物的安全等级可为 II、III或IV
III	依据安全性增加的不同程度,转基因生物安全等级可为 I、II或III	转基因生物安全等级仍为III	依据安全性降低的不同程度,转基因生物的安全等级可为III或IV。在分级上选择与受体生物相同标准
IV	根据安全性增加的程度不同,转基因生物安全等级可为 I、II、III或IV,分级标准与受体生物的分级标准相同	转基因生物安全等级仍为IV	转基因生物安全等级仍为IV

3. 基因操作安全类型的评价

依据基因操作中不同构件方法在受体生物安全性方面产生的综合影响程度,按照表 11-6 所示标准确认基因操作的安全类型。

表 11-6 基因操作的安全类型及评价标准

安全类型	卫生部门的评价	农业部门的评价
1	采用安全类型为 1 的外源基因或基因改造方法、安全类型为 1 的标记基因和报告基因、安全类型为 1 的载体、安全类型为 1 的导入方法进行的基因操作，包括：抑制、去除了受体生物中某个（些）已知具有危险的基因的表达；或提高了受体生物的食品营养质量，无非期望效应发生，外源基因结构和整合稳定	使受体生物安全性增加的基因操作增加，包括将其中某个已具有危险的基因去除，或者抑制某个具有危险的基因表达
2	采用安全类型为 2 的外源基因或基因改造方法、安全类型为 1 的标记基因和报告基因、安全类型为 1 的载体、安全类型为 1 的导入方法进行的基因操作，包括：改变了受体生物的表型或基因型而对人类健康没有影响或没有不利影响；有非预期效应发生，但对受体生物安全性没有影响	对受体生物安全性不会产生影响的基因操作，包括在改变受体生物表型及基因型情况下而对人类健康及生态环境不会产生影响的有关基因操作
3	采用安全类型为 3 的外源基因或基因改造方法、安全类型为 1 或 2 的标记基因和报告基因、安全类型为 1 或 2 的载体、安全类型为 1 或 2 的导入方法进行的基因操作，包括：改变受体生物的表型或基因型，并可能对人类健康产生不利影响或不能确定对人物安全性有不利的影响；对外源基因的表达产物缺乏足够的了解，尚未被证实为对人类健康无不利影响的成分	使受体生物安全性降低的相关操作，包括将受体生物表型及基因型改变而对人类健康及生态环境没有影响的相关操作

4. 转基因产品生产、加工活动的安全类型及评价标准

在转基因产品生产及加工过程中主要包括转基因生物种植、养殖及培植等生产活动，原料加工、半成品加工及成品加工等相关加工活动和产品使用及消费等有关活动。对于转基因产品，其生产加工活动会直接影响转基因产品安全性以及营养质量。依据生产加工活动在产品安全等级方面的影响程度，

按照表 11-7 的标准对其安全类型进行确认，即增加转基因生物和产品的安全性、不影响转基因生物和产品的安全性和降低转基因生物和产品的安全性。

表 11-7　转基因产品生产、加工活动的安全类型及评价标准

安全类型	卫生部门的评价标准	农业部门的评价标准
1	生产、加工活动提高转基因生物及产品的食用安全性和营养质量，如降低对人和动物健康有害成分的含量和摄入量，降低有害成分的毒副作用、降低有害成分对产品的污染、提高营养成分的吸收利用率、提高产品的稳定性等	增加转基因生物安全性的生产、加工活动
2	生产、加工活动对转基因生物及产品食用安全性和营养质量没有影响	不影响转基因生产安全性的生产、加工活动
3	生产、加工活动降低转基因生物及产品食用安全性和营养质量。如种植、养殖或增殖过程导致生物基因组变异、性状改变并产生有害的非目标产物，加工过程增加了有害成分的富集、毒性或摄入量，降低了产品的稳定性等	降低转基因生物安全性的生产、加工活动

5. 基本卫生质量和营养质量指标

（1）基本卫生质量。

对转基因食品或食品添加剂产品进行基本卫生质量检验，评价其结果是否与相应的食品或者食品添加剂卫生标准相符合。

（2）营养质量。

转基因食品具备的营养质量和有关转基因生物之间是否存在差异性，分析其对人体及动物吸收利用其营养成分的程度是否产生影响。

（3）功效成分及其保健功能。

是否确认标示的功效成分及其保健功能。

（4）产品稳定性。

对加工定型包装的转基因食品进行稳定性试验，判断实验结果是否符合

相关的稳定性要求。

6. 转基因食品安全等级的确认

依据相关转基因生物所具有的安全等级、转基因产品生产、加工活动的安全类型与转基因食品的卫生质量、营养质量和产品稳定性等方面的试验检测结果，参考转基因生物安全等级确定标准与方法，对转基因产品进行安全等级的确定。

（三）转基因食品安全等级的应用

对于转基因食品，依据验证的安全等级，对产品使用及管理提供一定建议。

1. 安全等级为Ⅰ的转基因食品

（1）安全等级为Ⅰ的转基因食品是对人类健康没有危害的食品。这类食品可按照传统食品进行使用及管理，在食品标志上需要标注"转基因××食品"或"以转基因××食品为原料"。

（2）如果要在这种类型的食品上标示营养强化作用，则需要将相应的强化营养素、含量及作用标示出来。

（3）若这类食品需要标示保健功能，则需要依据《保健食品管理办法》中有关规定操作。

2. 安全等级为Ⅱ的转基因食品

（1）安全等级为Ⅱ的转基因食品是对人类健康有较低危害的食品。若这类食品的食用安全性与相应原食品相似，则可以按照传统食品进行使用及管理。管理及标准按照安全等级为Ⅰ的食品执行。

（2）若食用安全性与相应原食品相比较低，其标志应当与安全等级为Ⅰ的食品有所差别。不但需要标注"转基因××食品"或"以转基因××食品为原料"，还需要将其潜在的危害性标注出来。比如，标注上"本品转××食物基因，对××食物过敏者注意"等。

（3）对于这类食品，若需要标示其具备的保健功能或者营养强化作用，需要依据安全等级为Ⅰ的转基因食品相对应的相应办法实行管理。

3. 安全等级为Ⅲ的转基因食品

安全等级为Ⅲ的转基因食品，这些食品对人类健康有中度危害，对这类食品应当选择适当的安全措施进行防范，在其危害性得到降低后，重新实行评价及验证。

4. 安全等级为Ⅳ的转基因食品

安全等级为Ⅳ的转基因食品，其对人类健康会产生高度危害，要禁止生产及销售。

第二节　转基因食品的检测技术

转基因食品的检测方法是对转基因食品进行确认、生产和管理的必要手段。转基因食品的检测，其实质就是检测产品中是否存在外源 DNA 序列或重组蛋白产物。由于转基因生物的特征是含有外源基因和表现出导入基因的性状，因此，在检测转基因食品时，主要针对外源启动子、终止子、筛选标记基因、报告基因和结构基因的 DNA 序列和产物进行检测。目前所采用的检测方法有两大类：一是在核酸水平上检测插入的外源基因，主要应用 PCR 法、核酸印迹杂交、基因芯片等；二是检测表达的重组蛋白，主要采用基于蛋白质的酶学和免疫学的血清学检测法、ELISA 法、试纸条法等检测技术。通过对蛋白质和核酸的检测不但可以确认转基因食品的种类，而且还可以确认转基因成分的含量。

一、PCR 检测技术

（一）定量 PCR

目前常用于转基因食品检验的定量 PCR 法主要包括半定量 PCR 法、竞争性定量 PCR 法及实时定量 PCR 法。

半定量 PCR 法是通过同时扩增待测样品和一系列标准样品（0.1%、0.5%、

1%、2%、5%转基因食品含量）中的共有核酸成分，如在 PCR 反应中引入高纯度质粒的双 35S 启动子 DNA 进行共扩增，以帮助消除反应中未知因素带来的假阴性现象，凝胶电泳扫描定量 PCR 产物，由标准品建立的标准曲线来判定待测样品中转基因成分的含量。但是其实验原理与常规的定性 PCR 筛选法原理基本相同，对转基因食品含量的确定应参考标准样而定，检测结果的准确程度取决于实验者，不同实验室或重复实验的结果都可能会有差别，因而此方法仍未达到定量检测要求，仅作为半定量方法使用。此方法操作较为方便，但准确性较低。

定量竞争 PCR 法的实验原理比较巧妙，实验程序设计较为严谨，采用构建的竞争 DNA（含有修饰过的内部标准 DNA 片段）与待测样品 DNA 在同一体系中相互竞争相同底物和引物，并根据电泳结果做工作曲线图，从而得到可靠的定量分析结果。1998 年欧盟的 12 个实验室共同对竞争 PCR 法进行了研究，结果表明竞争 PCR 法与定性 PCR 法相比大大降低了实验空间的实验误差，竞争 PCR 法完全可以对转基因食品的 GMO 含量进行检测，包括有关法规确定的 GMO 含量的下限量。此方法对实验仪器要求不高，不足之处是需时较长，步骤较为复杂和烦琐，而且对于不同的转基因品系的检出水平有一定差异；另外需要用基因重组技术构建标准竞争 DNA，对一般实验室来说难度较大。

实时定量 PCR 法的灵敏度至少是竞争 PCR 的 10 倍，可检测到每克样品中 2μg 转基因的 DNA 量。该实验操作自动化，可在提取 DNA 后 3h 内完成检测分析。检测信号具有特异性，对未加工、加工和混合的样品都可检测。下面以实时定量 PCR 法为例介绍定量 PCR 扩增反应。

1. 实时定量 PCR 技术原理

由于 PCR 技术具有极高的敏感性，扩增产物总量的变异系数常常达到 10%～30%。20 世纪 90 年代出现了实时定量 PCR 技术，自问世以来迅速得到应用，被认为是准确、特异、无交叉污染和高通量的定量 PCR 方法。实时定量 PCR 技术是在常规 PCR 基础上，添加一条标记了两个荧光基团的探针，一个标记在探针的 5'端，称为荧光报告基团（R），另一个标记在探针的 3'端，称为荧光抑制基团（Q）。两者可构成能量传递结构，即 5' 端荧光基团所发出的荧光可被荧光抑制基团吸收或抑制，当二者距离较远时，抑制作用消失，报告基因荧光信号增强，荧光信号随着 PCR 产物的增加而增强。在 PCR 扩增过程中利用带荧光检测的 PCR 仪连续不断地检测反应体系中荧光信号的变化，对整个 PCR 过程中扩增 DNA 的累积速率绘制动态变化图，从而消除了在测定终端产物丰度时有较大变异系数的问题。该循环参数（Ct 值）和 PCR 体系中起始 DNA 量的对数值之间有严格的线性关系。利用阳性梯度标准品的 Ct 值，制成标准曲线，再根据样品的 Ct 值就可以准确确定起始 DNA 含量。

2. 实时定量 PCR 检测中的探针

实时定量 PCR 反应在带透明盖的塑料小管中进行，激发光可以直接透过管盖，使其中的荧光探针被激发。荧光探针事先混合在 PCR 反应液中，只有与 DNA 结合后，才能够被激发出荧光。随着新合成目的 DNA 片段的增加，由于结合到 DNA 上的荧光探针增加，被激发产生的荧光相应增加。应用于实时定量 PCR 检测体系中的荧光探针主要有以下几种：

（1）最简单的 DNA 结合的荧光探针是非序列特异性的，如荧光染料 SYBR Green I，激发光波长 520nm，这种荧光染料只能与双链 DNA 结合，并且只有在与 DNA 结合时，才能被激发产生荧光。SYBR Green I 可插入 DNA 双链进行染色，并可利用熔点曲线进行定量分析。该法同 EB 染色的原理基本相同，但灵敏度高且可以通过熔点曲线进行定量推导。相对其他的实时定量检测方法（TaqMan 方法及分子信标法等）而言，其准确度较低，但操作方便，且不需要另外设计昂贵的荧光素标记的探针。

（2）荧光共振能量转移（Fluorescence Resonance Energy Transfer，FRET）探针。荧光双链探针是由两条反向互补的寡核苷酸链构成，两条链碱基与扩增的靶序列互补在探针的一条链上标记荧光剂，另一条链上标记蝰灭剂。因为探针呈双链结构而使荧光剂和蝰灭剂靠近，二者发生荧光能量传递，荧光被焠灭。PCR 反应过程中，变性阶段的高温使探针两条链分开，使荧光能量不能转移到焠灭基团上，标记在探针上的荧光剂发出荧光。退火阶段，若无靶序列存在，探针将重新形成双链结构而不发荧光，此时若有扩增的靶序列产生，探针与靶序列特异性结合并发出荧光，没有结合的多余探针仍然保持双链状态。因此通过测定 PCR 反应过程中荧光强度的变化，就可判定是否存在靶序列以及靶序列的含量。

（3）TaqMan 探针，是一段 5'端标记荧光报告基团、3'端标记焠灭基团，并可以与靶 DNA 序列中间部位结合的寡核苷酸。在 PCR 扩增过程中，上游和下游引物与靶 DNA 的特定序列结合，TaqMan 探针则与 PCR 产物相结合。TaqDNA 聚合酶的 5'→3'外切酶活性将 TaqMan 探针水解，而报告荧光基团和焠灭荧光基团由于探针水解而相互分开，导致报告荧光信号的增加。报告荧光基团与蜂灭荧光基团的分离导致报告荧光信号的增加，而荧光信号的增加可被系统检测到，所产生的荧光强度直接反映了扩增 DNA 的总量。

（4）分子信标（Molecular Beacon）探针，为一环形发夹型结构，探针的 LOOP 环与靶序列互补，位于主干部分的 5'端和 3'端分别标记荧光报告基团和荧光蜂灭基团。正常无靶序列时，探针形成发夹结构，报告荧光和蜂灭荧光相距很近，报告荧光被焠灭；PCR 扩增时，溶液中有模板序列，探针环序列与模板杂交，探针的发夹结构被破坏而呈线性展开，此时，报告荧光和蜂灭荧光距离拉开而释放荧光，荧光强度的增加与 PCR 产物量成正比。

3. 实时定量 PCR 技术的应用

随着各国转基因标志制度的建立和不断完善，对转基因食品的准确定量检测日趋重要，实时荧光定量 PCR 检测技术由于具有灵敏、快速、精准定量等特点而成为转基因食品检测中使用最广泛的方法之一。由于目前转基因技术中使用的基因构件主要来源于花椰菜花叶病毒（CaMV）的 35S 启动子和脓杆菌的 NOS 终止子，因此通过对 35S 启动子、NOS 终止子等基因检测，基本可以获得几乎所有转基因产品的筛选检测结果。欧盟国家的定量标准基本都是采用实时荧光定量 PCR 技术建立的，我国先后颁布的部分转基因产品的定量检测标准也是采用实时荧光定量 PCR 技术来实现的。

（二）反转录 PCR 定性检测

反转录 PCR 技术（Reverse Transcription PCR，RT-PCR）的基本原理是以 RNA 为起始模板反转录产生 cDNA，再采用特异引物以 cDNA 为模板进行 PCR 扩增，从而获取目的基因片段或检测基因表达。RT-PCR 技术结合了 cDNA 合成和 PCR 扩增这两种方法，可以检测出单个细胞中少于 10 个拷贝的 mRNA，比其他的 RNA 分析技术（包括 Northern 印迹、原位杂交等）灵敏度要高出 1000～10000 倍，是一种快速、简便、灵敏的检测技术。

该技术适用于通过检测外源基因表达情况来检测是否为转基因食品。

RT-PCR 的起始材料可以为总 RNA，也可以是 mRNA，反转录后的 PCR 反应可以直接用反转录产生的单链 cDNA 作为模板，不必再转变成双链 cDNA。提取 RNA 的方法主要有两种：一是采用异硫氰酸胍裂解和氯化铯梯度离心两步法；另一种是采用异硫氰酸胍-酚-氯仿一步法。现在提取 RNA 的时候广泛应用的是一步法。由于采用异硫氰酸胍-酚-氯仿一步法提取的 RNA 是细胞的总 RNA，通常会采用亲和层析法对总 RNA 中的 mRNA 进行提取。获得 mRNA 后，就可以进行 RT-PCR 反应了。

RT-PCR 过程中常用的引物一般有三种：随机引物（Random Priming）、Oligo dT 引物［Oligo（dT）priming］和基因特异性引物（Gene Special Priming，GSP）。其中，随机引物适用于长的或具有发卡结构的 RNA，主要用于单一模板的 RT-PCR 反应，适用于 rRNA、mRNA、tRNA 等所有 RNA 的反转录反应；Oligo dT 引物适用于具有 PolyA 尾巴的 RNA；基因特异性引物适用于目的序列已知的情况。对于短的不具有发夹结构的真核细胞 mRNA，三种引物都适用。

RT-PCR 可以采用一步法或两步法的形式进行。两步法 RT-PCR 就是指反转录反应和 PCR 扩增反应是分别在两个反应管中进行的，每一步都要进行反应条件的优化，然后在最佳的反应条件下进行。即 cDNA 的合成首先在含反转录酶的缓冲液中进行，然后取出 1/10 的反应产物进行 PCR 反应；而一步法 RT-PCR 是指反转录反应和 PCR 扩增反应在一个管中进行。一步法 RT-PCR 适于处理大量样品，因为它转管步骤少，易于操作，在 eDNA 合成和扩增之间不需要打开管盖，所以有助于降低污染的可能性。一步法 PCR 的灵敏度也要比两步法 RT-PCR 的高，因为整个 cDNA 样品都被扩增。

RT-PCR 的影响因素有很多，如镁离子的浓度、引物的退火温度、扩增反应的循环次数等。建议选择 0.5～3.0mmol/L（相差 0.5retool/L）的镁离子做预实验。对于具有较高 Tm 值的引物，增加退火和延伸时的温度对反应有利。较高的温度有利于减少非特异的结合，因而提高特异产物的得率。一般来说，大多数目标 RNA 经 40 次循环就能观察到 PCR 反应结果。但如果目标 RNA 太少，就应该将循环次数增加到 45～50 次。

（三）复合 PCR 技术

复合 PCR（Multiplex PCR，M-PCR），又称多重引物 PCR 或多重 PCR，它是在同一 PCR 反应体系里加入多对特异性引物，针对多个 DNA 模板或同一模板的不同区域同时扩增出多个核酸片段的 PCR 反应，其反应原理、反应试剂和操作过程与一般 PCR 相同。与普通 PCR 的主要区别是引物对数目的增多。M-PCR 基本步骤包括引物的设计与筛选、引物在单引物对 PCR 中的验证和优化、多重聚合酶链式反应参数优化。

引物设计是 M-PCR 技术成功的重要保证，应用于 M-PCR 体系中的每对引物都应当符合单引物对 PCR 体系的引物设计原则。这些原则包括：要尽量确保引物之间彼此无同源性，引物自身也没有二级结构；GC 含量在 40%～60%；序列长度在 20bp 左右；在 DNA 序列库中进行同源性比较（如 BLAST）确保扩增结果的特异性等。多对引物间的组合必须满足两个条件：一是将反应条件较为接近的引物组合在一起，以使该反应条件能尽量适合所有被扩增片段；二是同一反应内各扩增产物片段的大小应不同，以便检测时能通过电泳将各片段充分分离。

M-PCR 技术具有节省时间和模板、降低成本、提高效率等优点，在一些实验中显示出其独特的优势。例如当被检基因较大、突变点较多时，可以用 M-PCR 这一较为简便和理想的技术。Permingeat 等仅用两对引物就可同时检测出转基因玉米 Btl76、MON810、Bt11 和 T25 中存在的 CrylA（b）和 pat 基因。多重 PCR 也可同时准确地扩增出 Roundup Ready 大豆的 NOS 和 epsps 序列片段。张平平等为了同时检测转基因食品中所含的多个目标基因序列并排除扩增结果的假阴性，采用多重 PCR 对转基因大豆食品进行了定性检测。

二、免疫化学检测技术

转基因生物中外源基因的表达产物是蛋白质，因此可利用抗原（antigen）和抗体（antibody）的结合特异反应，从蛋白质水平对转基因食品进行检测。抗原应该是要检测的对象，而抗体是抗原刺激产生的对抗原具有特异结合能力的免疫球蛋白。从目前的研究而言，利用免疫学检测技术已经达到了 ng、pg 级的水平。免疫化学检测不需要特殊的仪器设备，检测速度快，具有一定的灵敏度，也能进行半定量，在现场检验或初筛中具有较好的应用前景。目前应用的免疫化学检测方法主要有血清学检测方法、酶联免疫吸附快速检测法（ELISA）和试纸条法，尤其是利用 ELISA 测定法制备的试剂盒在转基因成分快速检测中得到广泛应用。

（一）血清学检测方法

血清学检测方法在医学及生物学研究中起着重要的作用，并被广泛应用。其基本原理，就是利用抗原（antigen）抗体（antibody）特异反应来实现的。抗原，分成完整抗原和半抗原，完整抗原是一种具有生物学活性的物质或化合物，当它被注射到动物中时能诱导产生特异抗体，抗原和它诱导产生的特异抗体能产生免疫反应；而半抗原，本身不能诱导动物产生特异抗体（除非被交联到某些载体上），但能和抗体产生反应。一种抗原可能具有诱导产生多个抗体的空间机构，即具有多个抗原决定簇，每个抗原决定簇能诱导产生一种抗体，因此动物血液中往往同时存在许多种抗体，每种抗体由一种细胞产生，从血液中直接分离得到的抗体，称为多克隆抗体。一个产生抗体的细胞扩大培养，再分离得到的抗体称为单克隆抗体。抗原抗体反应是一种非共价键特异性吸附反应，即通常情况下，抗原只和它自己（或者具有相同抗原决定族的抗原）诱导产生的抗体发生反应，因此血清学检测快速，具有一定的灵敏度，也能进行半定量。

（二）ELISA 快速检测方法

1. ELISA 方法的原理

酶联免疫吸附法（Enzyme-Linked Immune Sorbent Assay，ELISA）是在酶免疫技术的基础上发展起来的一种新型免疫测定技术，其基本原理是将抗原和抗体反应的特异性与酶对底物的高效催化作用结合起来，根据酶作用于底物后的显色反应，当抗原与抗体结合时，借助于比色或光吸收测定等进行检测结果的判定。酶与底物反应的颜色与样品中抗原的含量成正比。ELISA 检测对样品进行定性检测的同时又能进行定量分析。

2. ELISA 方法的应用

由于 ELISA 过程相对简单，并且可同时检测多个样品，因此在对转基因食品中外源蛋白的检测上较有应用前景。但对于转基因食品，特别是经过深加工的食品，由于要检测的目的蛋白（抗原）发生了变性，造成三级或四级结构的改变，使抗体无法识别抗原，使检测结果出现假阳性，因此在实际应用中有局限性，只能用于对未加工食品的检测。

目前，在转基因植物源食品商业化前的安全性评价中，对抗性标记筛选基因、报告基因、外源结构基因表达产物的检测，以及在模拟消化道的降解试验、过敏试验、环境安全等的检测中大多应用 ELISA 技术；另外，该技术已经被广泛用于分析测定转基因作物中外源基因所表达的靶蛋白的水平，这些基因产物有 BT 杀虫蛋白 Cryl Ab（MON810）、EPSPS 蛋白、NptⅡ蛋白、抗除草剂 PAT 蛋白质。Rogan 等用 ELISA 技术检测出传统大豆加工产品中混有 2% Roundup Ready 大豆中的 CP4 EPSPS 蛋白质。此方法具有选择性、灵敏性和商业可利用性。Holzhauser 等运用 ELISA 技术检测出各种食物中花生蛋白质的最低残余量为 2mg/kg。目前，市场上已有检测常见转基因蛋白的 ELISA 试剂盒。如 stratejic Dignostics 公司已开发能简便地定性检测转基因大豆的试剂盒，其原理就是利用 ELISA 方法制备出的特异性抗体检测 Roundup 大豆的特异基因产物 CP4 EPSPS 蛋白。中国农业大学的白卫滨等使用 ELISA 方法定量检测了来自美国、阿根廷及巴西等国的转基因大豆及相关产品中的 CP4 EPSPS 蛋白，检测出美国转基因大豆中该蛋白含量为 3.768%，阿根廷转基因大豆含量为 2.820%，巴西转基因大豆含量为 1.920%。在转基因豆粕、转基因豆粉和中国大豆中未检测到 CP4 EPSPS 蛋白。该方法的检测灵敏度可达 0.0075%，稳定性好，为抗草甘膦转基因大豆中 CP4 EPSPS 蛋白的定量检测提供了有效的手段。

（三）试纸条检测方法

试纸条法是简化的 ELISA 方法，也是根据抗原抗体特异性结合的原理，不同之处之一是固相载体不同，试纸条是以硝酸纤维素膜（NC 膜）代替聚苯乙烯反应板作为固相载体。这种检测方法的原理主要依据胶体金免疫层析测定，采用的是双抗体夹心法固相膜免疫测定抗原（转基因生物中的外源目的蛋白），以硝酸纤维素膜为载体，以红色胶体金作为标记物，利用微孔膜的毛细管作用检测抗原。胶体金是由于氯金酸在还原剂作用下，可聚合成一定大小的金颗粒，形成带负电的疏水胶溶液，这样由于静电作用而成为稳定的胶体状态，故称胶体金。金颗粒具有高电子密度的特性，形成的胶体金颗粒表面的负电荷与蛋白质的正电荷基团因静电力而形成牢固结合，对蛋白质有很强的吸附功能，蛋白质等高分子被吸附到胶体金颗粒表面，无共价键形成，标记后大分子物质活性不发生改变。金标蛋白在相应的配体处大量聚集时，在显微镜下可见黑褐色颗粒或肉眼可见红色或粉红色斑点，进而可以进行结果判断。

检测 Starlink 玉米中的 Cry9e 蛋白的试纸条、检测 EPSPS 蛋白的 Trait RUR Lateral Flow 试剂条等均有市售。典型的免疫层析试纸条由衬板、样品垫、吸收垫、结合垫、硝酸纤维素膜、检测带和控制带等组成。其中样品垫、结合垫、检测带和控制带是试纸条检测技术的核心部分。样品垫也称过滤垫，是试纸条检测时直接与样品溶液互相接触的部分，起到了过滤样品溶液中的非可溶性杂质成分的作用；结合垫中含标记有免疫胶体金颗粒的金标抗体，可与被检测靶蛋白发生抗原—抗体特异性结合；检测带含有被固定的与被检测靶蛋白发生抗原—抗体特异性反应的捕获抗体；控制带含有被固定的与过量的金标抗体发生抗原—抗体特异性反应的捕获抗体。检测时先将样品垫浸在已提取好的蛋白样品溶液中，样品溶液在毛细吸收作用下由样品垫沿 NC 膜向吸收垫流动。样品溶液中的靶蛋白在流经结合垫时首先与其中金标记的抗体发生抗原—抗体的特异性的结合作用，流经检测带时抗原-抗体复合物被固定在检测带上的捕获抗体结合，聚集形成肉眼可见的金标条带，显示检测结果为阳性。过量的金标抗体继续流动，被固定在控制带上的第二抗体结合聚集形成条带，显示检测的结果有效。

试纸条检测以其灵敏、经济、快捷等特点，广泛应用于各种转基因农产品的检测，是一种快速简便的定性检测方法。将试纸条放在待测样品抽提物中，5～10min 就可得出结果，不需要特殊仪器和熟练技能。但试纸条检测也存在着一些不足。首先，试纸条检测只能对特定的单一靶蛋白进行检测，检测的原理是基于抗原和抗体的特异性结合，但是由于大多数转基因食品的外源蛋白在加工过程中发生变化，进而会引起目的蛋白的结构改变，而且有些转基因产品中目的蛋白表达水平低，达不到可检测的含量，因此试纸条技术不能用于所有的转基因产品检测，而且会存在检测阈值达不到要求的缺陷；其次，国外的一些检测定量系统虽然在一定程度上解决了试纸条技术无法定量的问题，但是其实质上并不是真正意义上的定量检测，与目前比较成熟的定量 PCR 检测及定量 ELISA 检测相比在精确性、可信度和灵敏度方面还有很大的差距，只能用于转基因产品检测工作中的初步筛选。可以应用于转基因加工产品的检测，可以解决试纸条对深加工产品检测中存在的一些问题。

三、基因芯片与转基因产品的检测

近年来食品工业所用的转基因食品数量呈指数上升趋势。新的转基因食品在进入市场前，需要经过合法有效的食品检验才能获得标志，同时为了保证转基因食品的安全性，需从加工、流通、销售、进出口等环节进行监控，有效监控则需要一种快速、高效的检测方法。对转基因食品的检测不论是 PCR 法还是 ELISA 法，通常一个检测反应只能检测到一个外源基因或外源蛋白。而随着生物转基因技术的发展，常将几个目的基因同时转入生物体内，使转基因生物同时具有几种改良特性。针对这种具有多种特征的转基因食品的鉴定和分析，传统 PCR 方法只能定性地分析出外源基因的有无，至于含有几种外源基因或者外源基因的种类则很难鉴定出来，不适合于对食品中的大量不同转基因成分的快速测定。基因芯片技术用一个实验就能筛选出大量的各种转基因食品，被认为是最具潜力的检测手段之一，具有高通量检测能力，符合有效监控的要求，正适合于鉴定和分析具有多种特征的转基因食品。

（一）基因芯片技术的原理

基因芯片又称 DNA 微阵列（DNA microarray），是指将许多特定的寡核苷酸片段或基因片段作为探针，有规律地排列固定于支持物上形成的 DNA 分子阵列。芯片与待测的荧光标记样品的基因按碱基配对原理进行杂交后，再通过激光共聚焦荧光检测系统等对其表面进行扫描即可获取样品分子的数量和序列信息。基因芯片是一种小型分析装置，能够快速和精确地研究生物基因组信息。制作基因芯片时，可用机械臂把大量已知或未知序列的 DNA 片段点在玻璃片（通常为 $2 \times 2cm^2$）、金属片或尼龙膜上，再经过物理吸附作用达到固定化（cDNA 芯片）。也可以直接在玻璃板或金属表面进行化学合成，从而得到寡聚核苷酸芯片。将芯片与待研究的 cDNA 或其他样品杂交，经过计算机扫描和数据处理，便可以观察到成千上万个基因在不同组织或同一组织不同发育时期或不同生理条件下的表达调控情况。荧光标记的 cDNA 与芯片上相匹配的 DNA 序列发生杂交反应，使得芯片上的点呈现出荧光信号，荧光信号的强度和基因表达的多度呈正相关。基因芯片这种微型化装置具有巨大的容量，使研究者在单次实验中就可以分析整个基因组的变化，同传统核酸印迹杂交（southern blot 和 northern blot 等）相比，具有灵敏、高效、低成本、自动化等优点。

（二）基因芯片的种类和用途

按照基因芯片上探针的长度可将芯片分为寡核苷酸芯片和 cDNA 芯片，寡核苷酸芯片以寡核苷酸片段作为探针，而 cDNA 芯片以较长的 PCR 产物作为探针。适用于转基因食品检验和安全性分析的基因芯片技术主要有两种：一种是检测芯片，将各类重组 DNA 的特异片段固定于片基上作为探针，与待测样本杂交，以确定样本中各类基因或序列元件的存在。序列检测芯片广泛用于各种特定基因序列的检测、基因突变和单核苷酸多态性检测，也可用于基因测序。另一种是表达谱芯片，是指 mRNA 提取后经反转录合成相应 cDNA 或直接提取基因组 DNA，构建 cDNA 文库或基因组文库，选择合适基因片段进行 PCR 扩增，扩增产物密集排列到玻片、尼龙膜或其他支持物上，建立 cDNA 芯片或基因组芯片。样品提取 mRNA 进行反转录标记，然后与 cDNA 芯片或基因组芯片进行杂交用于研究基因表达情况。表达谱芯片是目前比较成熟、应用最广泛的一种基因芯片，主要用于检测基因的差异性表达、寻找新基因和研究基因功能。

（三）基因芯片实验的步骤

1. 样品制备和标记

为了获得目的基因的杂交信号必须对目的基因进行标记，由于目前常用的荧光检测系统的灵敏度还不够高，为了提高检测灵敏度，需要在对样品核酸进行荧光标记时，对目的基因进行扩增。生物样品成分复杂，往往含有较多的抑制物，在对样品进行扩增、荧光标记之前，必须先提取、纯化样品核酸。目前普遍采用的荧光标记方法有体外转录（NASBA）、PCR、反转录（RT）等。

2. 杂交反应

杂交反应是荧光标记的样品与芯片上的探针进行杂交产生一系列信息的过程。在合适的反应条件下，靶基因与芯片上的探针进行碱基互补形成稳定的双链，未杂交的其他核酸分子随后被洗去（如果用实时荧光检测可省去此步）。杂交条件的选择与研究目的有关，基因的差异性表达检测需要长的杂交时间、高严谨性、高样品浓度和较低温度，这有利于增加检测的特异性和低拷贝基因检测的灵敏度。在进行突变体检测和单核苷酸多态性（SNP）分析时，要鉴别出单碱基错配，需要更高的杂交严谨性和更短的时间。此外，杂交反应还必须考虑杂交反应体系中盐浓度、探针 GC 含量和所带电荷、探针与芯片之间连接臂的长度、待检基因的二级结构等因素。

3. 信号检测和结果分析

当前主要的检测手段是荧光法和激光共聚焦显微扫描。在杂交反应完成后，将芯片插入扫描仪，对片基进行激光共聚焦显微扫描，样品核酸上标记的荧光分子受激发出荧光，用带滤光片镜头采集每一点的荧光，经光电倍增管（PMT）或电荷耦合元件（CCD）转换为电信号，计算机软件将电信号转换为数值，并同时将数值的大小用不同颜色在屏幕上直观地表示出来。荧光分子对激发光、光电倍增管或电荷耦合元件都具有良好的线性响应，所得的杂交信号值与样品中靶分子的含量有一定的线性关系。由于芯片上每个探针的序列和位置是已知的，对每个探针的杂交信号值进行比较分析，最后得到样品核酸中基因结构和数量的信息。

（四）基因芯片在转基因食品检测中的应用

1. 转基因食品原料（作物）检测基因芯片的制备

目前对于外源基因的检测主要是通过对转入的外源基因进行 PCR 扩增，然后进行紫外或荧光检测。要进行 PCR 扩增必须知道待扩增 DNA 的序列。转基因食品中的外源基因不仅仅包括外源蛋白编码序列，还包括选择性标记基因和对于外源基因发挥作用所必需的功能基因。根据所选择的用作模板的外源基因不同，PCR 实验可分为不同的类型。

如果所选择的 DNA 序列是广泛存在于转基因植物中的序列，如 35S 启动子和 NOS 终止子，则这种实验将不具有专一性，这种扩增能检测出多种不同的转基因食品。但如果所选择的扩增靶序列既包括启动子，又包括特定的外源基因，或者是既包括特定的外源基因，又包括终止子，则 PCR 实验将具有专一性。对 35S 启动子和 NOS 终止子进行扩增能检测到大量的转基因食品。

但这种方法对于不含 35S 启动子和 NOS 终止子而是其他的启动子和终止子的转基因食品来进行检测，易造成假阴性结果。

另一方面，由于花椰菜花叶病毒的存在，35S 启动子也存在于一些样品中，因此当通过检测 35S 启动子和 NOS 终止子而认为样品为阳性时，还要进行验证实验。验证实验可以通过两种方式来进行，一是通过用限制性内切酶进行酶解后再进行凝胶电泳分析，二是进行 Southern 杂交。

选择合适的基因片段后，分别设计扩增引物，PCP 扩增得到探针。纯化、浓缩、高温水浴变性后，利用基因芯片全自动点样仪，将探针和阴性对照点样于包埋有氨基的载玻片上。载玻片经水合、干燥、UV 交联，用 SDS 洗涤后稍做处理，晾干备用。

2. 转基因食品原料（作物）DNA 的提取

选用转基因作物颗粒饱满的种子，浸泡过夜后加入 20mL 提取液，捣碎后加入 Triton-100，搅拌 45min 后过滤；中速离心去上清液，沉淀中加入另一提取液，混匀后中速离心去上清液，沉淀中加入 SDS 混匀后中速离心 5min，将上清液转移到 10mL 的离心管中。加入 10%体积的醋酸钠（NaAc），2 倍体积无水乙醇沉淀，70%乙醇清洗后烘干，溶于适量 TE 中。若转基因作物为有叶作物，则以叶为新鲜材料，提取 DNA。

3. 目的片段的扩增和标记

采用多重 PCR 方法对提取的被检测转基因作物 DNA 样品进行扩增，以 Cy3 或 Cy5 标记。选用适当的反应体系和反应程序进行扩增，扩增产物加入 5μg 鲑鱼精 DNA，经酒精共沉淀后再溶解于 15μL 杂交液中。

4. 杂交和洗涤

标记探针于 95℃水浴变性后，取 15μL 铺在芯片微点阵表面，用一片盖玻片覆盖其上，然后放置在杂交盒中，于 60℃杂交 46h；依次用 SDS 水溶液、0.2×SSC 水溶液、SSC 水溶液洗涤芯片，晾干。

5. 杂交结果的检测与结果分析

杂交结果于基因芯片扫描仪上在波长为 560nm（Cy3 标记）或 660nm（Cy5 标记）处进行扫描检测，利用软件分析杂交信号，最后对结果进行分析得出结论。

四、转基因食品的核酸印迹杂交检测技术

核酸印迹杂交技术是 20 世纪 70 年代开发的一项分子生物学的标准技术，用于检测 DNA 或 RNA 分子的特定序列（靶序列）。DNA 或 RNA 先转移并固定到硝酸纤维素或尼龙膜上，与其互补的单链 DNA 或 RNA 探针用放射性或非放射性标记。在膜上杂交时，探针通过氢键与其互补的靶序列结合，洗去未结合的游离探针后，经放射自显影或显色反应检测特异性结合的探针。由于核酸分子杂交的高度特异性及检测方法的灵敏性，用核酸探针检测样品中是否存在同源序列，或确定不同物种之间的亲缘关系，已成为分子生物学中一类最常用的重要检测手段，在科学研究和实践中具有十分广泛的用途。它可用于基因组特定 DNA 序列的定位，测定相关片段的同源性和从 cDNA 文库、基因组文库中筛选完整基因等。还可以用于构建 DNA 分子的酶切图谱和遗传图——指纹分析等。

核酸杂交检测都是在滤膜上进行的，常用的滤膜有尼龙滤膜、硝酸纤维素滤膜等。其基本过程包括以下几步：首先将待检样品 DNA 或 RNA 分子直接点加到滤膜上，或经过凝胶电泳分离再通过毛细管作用或电导作用被转移到滤膜上，而且是按其在凝胶中的位置原封不动地"吸印"上去的，这个过程称为核酸印迹（nucleic acid blotting）转移。然后将具有核酸印迹的滤膜同带有放射性标记或其他标记的 DNA 或 RNA 探针进行杂交。最后，经过放射自显影技术或光化学、免疫学技术显示出不同的颜色，根据颜色的有无和深浅判定结果。核酸印迹杂交主要包括检测 DNA 的 Southern 杂交和检测 RNA 的 Northern 杂交。

（一）Southern 杂交技术（Southern blot）

1. 原理

Southern 杂交是一项在复杂的背景基因中识别特异性 DNA 序列的重要技术之一，它是由英国分子生物学家 E. M. Southern 于 1975 年首创的杂交方法。其基本原理是具有一定同源性的两条核酸单链 DNA，在一定的条件下可按碱基互补配对原则退火形成双链。杂交的双方是待测核酸序列及标记的探针。

Southern 分子杂交首先是基因组 DNA 经限制性内切酶消化后进行琼脂糖电泳，将电泳分离的 DNA 片段在凝胶上经 NaOH 处理使之变性，然后将硝酸纤维素滤膜（nitrocellulose filter membrane，NC 膜）放在凝胶上，使之按原有顺序将条带转移至膜上并固定起来，这是 Southern 转膜过程。Southern 膜杂交是将吸附并固定在硝酸纤维素滤膜上的 DNA 片段与一个 32P 标记的 DNA 或 RNA 探针杂交，最后经放射自显影从 X 光片上显现出杂交分子区带，从而可以确定在众多酶解产物中含某一特定序列的 DNA 片段的位置和大小。

2. 应用

在分子生物学中，Southern 杂交技术用于基因组 DNA 特定序列定位。在转基因食品中用 DNA 杂交技术，是在知道该转基因食品转入外源基因片断的情况下使用。Southern 杂交技术用于食品外源基因的检测用途广泛，可检测出外源基因与内源基因有高度同源性的 DNA 片段，也可以同时用于构建 DNA 的分子酶切图谱和遗传图谱。虽然该技术对样品的纯度要求较高，烦琐费时，成本高，并且在后处理过程中容易产生污染，同时在操作过程中可能接触到对人体有害的放射性核素，但由于其准确可靠、灵敏度高，在理想条件下，即使每条电泳条带仅含有 2ng 的 DNA 也可以被清晰地检测出来，因此，Southern 杂交技术仍是目前鉴定转基因外源基因拷贝数的主要方法。

（二）Northern 杂交技术（Northern blot）

1. 原理

Northern 杂交是指将细胞组织中的总 RNA 或 mRNA 样品，经变性电泳分离后，将其转移到固相支持物（如尼龙膜）上，用放射性标记的外源 DNA 探针或 RNA 探针进行杂交和放射自显影,确定外源 DNA 的转录产物 RNA。DNA 印迹技术由 Southern 于 1975 年创建，称为 Southern 印迹技术。RNA 印迹技术正好与 DNA 相对应，故被趣称为 Northern 印迹杂交，Northern 印迹杂交的 RNA 吸印与 Southern 印迹杂交的 DNA 吸印方法类似，只是在进样前用甲基氧化汞、乙二醛或甲醛使 RNA 变性，而不用 NaOH，因为它会水解 RNA 的 2'-羟基基团。RNA 变性后有利于在转印过程中与硝酸纤维素膜结合，它同样可在高盐中进行转印，但在烘烤前与膜结合得并不牢固，所以在转印后不能用低盐缓冲液洗膜，否则 RNA 会被洗脱。在胶中不能加 EB，因它为影响 RNA 与硝酸纤维素膜的结合。为测定片段大小，可在同一块胶上加标记物一同电泳，之后将标记物胶切下，上色、照相。样品胶则进行 Northern 转印，标记物胶上色的方法是在暗室中将其浸在含 5μg/mL EB 的 0.1mol/L 醋酸铵中 10min，在水中就可脱色。在紫外光下用一次成像相机拍照时，上色的 RNA 胶要尽可能少接触紫外光，若接触太多或白炽灯下暴露过久，会使 RNA 信号降低。从琼脂糖凝胶中分离功能完整的 mRNA 时，甲基氢氧化汞是一种强力、可逆变性剂，但是有毒，因而许多人喜用甲醛作为变性剂。所有操作均应避免 RNase 的污染。

2. 应用

Northern 杂交技术用于外源基因的测定，可测定特定外源基因 DNA 的转录产物 mRNA 分子的大小和丰度。该方法是研究转基因植株中外源基因表达及调控的重要手段。通过 Southern 杂交可以得知外源基因是否整合到植物染色体上。但是，整合到染色体上的外源基因并不一定都能表达。植物细胞的基因表达是一个十分复杂的问题，大部分的植物基因只在特定的细胞内、特定的发育时期或特定的环境因素作用下才表达。通过转化整合到植物染色体上的外源基因同内源的植物基因一样，其表达要受生理状态调控外，还与其调控序列及整合部位等因素有关。

第十二章 食品包装及容器检测技术

第一节 食品包装材质及容器评价分析

食品接触材料所指的就是食品接触到的相关材料或者物品，主要有包装材料、器皿以及餐具、食品加工设备与容器等。通常而言，食品接触材料指的就是食品包装材料以及食品容器，同时还包含活性食品接触材料以及智能型食品接触材料。

使用活性材料或者物品的主要目的是使食品的保质期得以延长。这些材料有意释放一些特定物质进入包装食品或食品周围的环境，或从包装食品或食品周围的环境吸收某些特定物质，以延长某一食品的保质期。当前，在美国、日本及澳大利亚已经开始应用活性食品包装材料。而智能材料或者物品所指的就是可以对食品包装条件或者食品周围环境进行监控的相关材料或者物品。

依据国家标准 GB4122-83，食品包装所指的就是用于对食品进行盛装或者为能够对食品安全进行保护，以便于食品的运输及销售，而依据特定技术手段加工制作直接与食品接触的相关容器、材料或者有关辅助物的全称。常见的材料及辅助物主要包括纸、竹、木、金属、搪瓷、陶瓷、塑料、橡胶、天然纤维、化学纤维、玻璃制品和接触食品的涂料等。对于食品安全而言，食品容器及包装材料具有两个方面的重要意义，一方面，适当的包装方式及材料可以有效避免食品被外界环境污染，确保食品自身的成分、水分及品质等不会有任何变化。另一方面，包装材料自身具备的化学成分会迁移到食品中，若迁移量超出一定限制，则对食品的安全卫生产生影响。对于食品直接接触的包装材料而言，其原材料、辅料及工艺等方面具备的安全性都会对食品质量产生影响，进而会影响人体健康。

导致食品卫生安全受到威胁的一个重要途径就是与食品直接接触的包装材料所含有的有毒、有害化学物质发生迁移。所谓食品接触材料迁移所指的就是在食品包装材料接触到食品的情况下，材料自身中存在的一些化学物质会向食品中扩散，转化为食品的附属添加剂，这些物质的量可能极其小，但如果食用时间过长，同样会严重威胁人体的生命健康。

依据我国《食品安全法》中的相关规定，食品容器、包装材料及食品用工具与设备等都需要与食品安全标准及相关要求相符合。利用新型原材料所生产的相关新型食品容器、包装材料及食品设备等，相关生产企业在投入使用之前，必须提供对其产品安全性进行评价的所有相关材料。同时，这些新品种在投入使用之前，还应当提供相关样品，且需依据所规定的食品安全标准审批程序进行报请审批。对于进口包装材料，需要依据国家标准实行检验，对于国内尚未形成标准的，进口单位有义务提供输出国卫生部门对出口产品出具的卫生安全评价材料，待口岸食品监督机构进行审查检验并向国务院卫生行政部门进行上报批准。依据以上规定，近些年我国相继颁发了关于食品容器、包装材料及加工助剂的相关国家标准，同时也出台有关食品安全的管理方法，将其作为管理各种食品容器以及包装材料的法律依据。另外，我国卫生部食品卫生标准委员会还成立了食品包装材料卫生标准协查组，其主要工作就是制定新型包装材料以及加工助剂的有关评价标准及依据。

在已颁布实施的食品接触材料卫生标准中，世界上的各个国家都通过液体实行浸泡，而后对这些液体中相关成分迁移量实行测定。就目前的实际情况而言，涉及的相关迁移方法主要有两种不同类型，其中一种类型就是通用检测方法，比如高锰酸钾消耗量、蒸发残渣及重金属含量等；另外一种类型就是根据不同材料所具有的特点而制定相应的检测方法，比如针对聚酯材料及容器中锑的有关检测方法。当前，我国在进行食品包装材料及包装容器检测方面制定的方法已经有 30 多种，就检测中所使用的仪器、应用的检测方法主要包括气相色谱法、化学方法以及液相色谱法、原子吸收分光光度法、分光光度法等。在食品包装材料检测方面，不同国家、地区及组织所使用的检测方法也存在差异性。在包装材料出口时，通常都是以出口国检测标准及方法为准，而进口时则要符合进口国所制定的检测标准及方法。

一、食品包装材质及容器的评价

（一）食品包装材质

目前，使用的食品包装材料比较多，而其中应用比较广泛的有塑料、玻璃及金属、纸以及陶瓷等。

1. 玻璃

这种材料包括很多不同种类，其成分主要包括氧化钾、氧化硅以及三氧化二铝，还有氧化钙与氧化锰等，其张力通常都处于 $3.5\sim8.8kg/mm^2$，而抗压力一般都在 $60\sim125kg/mm^2$。对于玻璃材料，其传热性能比较差，比热相对较大，化学稳定性比较理想，在进行食品盛放时，重金属溶出量通常为 $0.13\sim0.04mg/L$，低于陶瓷重金属溶出量（$2.72\sim0.08mg/L$），有着比较高的安全性。同时，由于玻璃材料缺乏理想的韧性及弹性，为脆性材料，因而缺乏比较理想的抗冲击能力。

2. 塑料

依据我国当前相关规定，可以接触食品的塑料主要包括聚丙烯、聚乙烯以及聚苯乙烯与三聚氰胺，这些食品在利用塑料进行包装之后，会表现出以下几个特点：不会透水、透气；其中的内容物基本上不会出现化学作用，内容物质量可以长期保持；封口方式简单且牢固；材料透明，可直接对内容物进行观察；便于开启，包装精美且质量轻，不会生锈，容易成型与着色，不会导电，抗腐蚀。

塑料用于食品包装材料也存在一定缺点，主要包括以下几点：相比于钢铁强度比较差；耐热性与玻璃及金属相比比较差；在有些塑料中会包含有毒助剂或者单体；在塑料产品中可能会有一定有害物质残留。用于食品包装中的塑料，通常都会禁止使用氯化镉及铅等稳定剂，有关标准指标中对重金属所做要求即与这一点有关；此外，塑料比较容易产生静电；塑料废弃物处理难度比较大，很容易产生公害。

3. 纸

在当前的食品行业中，纸属于应用最为广泛的一种包装材料，大体上可以将其分为两种类型，即内包装与外包装。作为内包装的纸主要包括脱蜡纸、原纸以及玻璃纸与锡纸；外包装纸主要包括印刷纸与纸板等。对于纸包装而言，其优点在于简单易操作，在包装表面可以进行各种文字及图案的印刷，呈现食品特有标志，并且包装的废弃纸比较容易回收，经过加工可用于二次用途。

纸包装因具有上述优点而受到广泛欢迎，然而这种包装方式也有一定的缺陷及不足之处，主要包括以下几点：缺乏刚性，抗湿性以及密封性都比较差；经过涂蜡或者涂胶处理的相关包装用纸，并非所有蜡的纯净度都能符合标准要求；经荧光增白处理的相关包装纸及原料，其中都含有某些化学物质，可导致食品被污染。所以，需要对纸的性能不断进行改进，这样才能够使开发出来的新产品越来越符合复杂多变的包装要求。

4. 金属

金属容器在食品领域经常被用来盛装罐头、饮料、糖果以及饼干与茶叶等食品。依据材料不同，金属容器通常可划分为两种类型，分别为钢系与铝系。其中钢系主要包括镀锡薄钢板、镀铬薄钢板以及镀锌薄钢板与低碳薄钢板等；而铝系主要有铝箔以及铝合金薄板。金属通常在形式及规格不同的罐包装中使用，全封闭包装形式较多见，以实现避气、避光及避微生物，延长产品的保质期，易于运输及储藏，在有些金属罐表面还可以彩印，呈现精美外观。就食品贮藏角度而言，金属包装形式是最为理想的一种包装形式。但是，金属容器相比于纸及塑料而言，质量更重，需要的成本相对也更高。同时，金属材料的化学稳定性通常会比较差，缺乏较强的耐酸碱能力，很容易被酸性食品腐蚀。所以，通常需要在内部涂层进行保护，但是在内部涂层有弯曲、缝隙及折叠出现的情况下，可能存在溶出物向食品内迁移的现象，继而对食品安全性产生影响。

5.陶瓷

陶瓷是一种有着悠久历史的包装容器,其优点是耐热、耐火、耐酸以及透气性小,可以制作成不同形状的罐、瓶及坛等。陶瓷原料比较丰富,并且废弃物不会对环境产生污染,相比于其他材料,可以使食品风味得到更好保持,包装可以更好地体现民族特色,所以受到很多消费者的欢迎。但是,陶瓷比较容易破碎,并且质量一般都比较大,不方便携带,且不透明,无法直观包装中的食品,生产率比较低,而且重复使用的概率很小,成本也就比较高。另外,就安全方面来看,上釉是陶瓷制品制作过程中必不可少的环节,而这些釉彩中多含有浓度比较高的镉、铅等重金属,在接触到食品后,表层上的釉可能会溶出镉与铅,导致食品受到污染,在一定程度上危害人体健康。由于陶瓷制品的这些缺点,导致其在食品包装中的应用受到限制。

（二）按包装材料来源分类

依据实际需求制作成的各种形态不同的食品包装容器可满足不同目的和性能的需求。食品包装不但可以对食品的色、香、味、形进行保护,还可以有效避免食品腐败,这些对食品的销售比较有利。因包装种类不同,其具有多种分类方法,就材料来源及用途方面实行分类,可以将食品包装容器分为两种类型。

1.玻璃

玻璃罐:这种食品包装容器透明无色,或者略显青色,罐体光滑端正,厚薄也比较均匀,罐口为圆形且平整,底部比较平坦,罐身不存在严重裂纹、气泡、条痕及厚薄不均等缺点。同时,玻璃罐有着比较理想的化学稳定性,与食品不会发生反应,可以使食品原有风味得到保持。然而其机械性能相对较差,很容易发生破碎,抗热及抗冷变化性能也比较差,在60℃高温情况下,机械强度会降低,很容易出现破碎。

2.塑料

对于食品包装中使用的塑料材料,必须有理想的耐油性及不透气性,且具有良好的化学稳定性。具体来说包括以下几种功能。

（1）可溶性包装：这种包装材料可以不必将其去除，放入水中即可溶化，比如粉末茶汤及茶叶等食品中的内包装。

（2）收缩包装：这种材料在加热时会自动收缩，将内容物裹紧，使产品轮廓突显，通常用来对肉脯及糖果等食品进行包装。

（3）吸塑包装：这种包装利用真空吸塑热成型。在实际包装过程中可以先生产出来两个半透明的薄膜，在盛满糖果之后将其捏拢成香蕉形或橄榄形，然后用塑条将其贴牢，很多糖果及膨化食品的生产中都会选择这种包装形式。

（4）泡塑包装：这种包装就是按照需要的模式将透明塑料吸塑成型，然后将其罩在食品硬纸板或者塑料板上，使内容物的轮廓更加突显，比如巧克力糖及糕点中通常会使用这种包装。

（5）蒙皮包装：这种包装方法就是以吸塑法使塑料底板及食品同时成形，然后将一层贴体薄膜蒙在食品上，其与收缩薄膜相比更加光滑，内容物的轮廓更加突显，清晰可见，如鱼香肠使用的包装。

（6）拉伸薄膜包装：这种包装就是在集装板中的垛纸箱外，用拉伸薄膜以次序环绕，将其全部裹紧，用来代替集装箱。

3. 纸与纸板

牛皮纸袋可以用来进行各种类型食品的盛放；硫酸纸可以用于干酪、乳酪及油脂的包装；上蜡透明纸通常都是在糖果包装中使用，但是包装上印刷的彩色字画需要使用无毒印色，上蜡纸杯可以用来盛放牛奶、冰淇淋，纸碟以及小杯可盛装糕点、冷食及果酱等，使用之后便可丢弃，比较卫生轻便，但是在使用之前应当注意保持清洁。

4. 金属

（1）马口铁罐：这种铁罐质量小，具有高机械强度，可以将其制作成抗黏、抗酸及抗硫等的专业料罐，有着十分广泛的使用范围。

（2）易拉罐：以拉环式易拉罐最为常见，还有以手指掀开的液体罐头，在罐体上存在以金属薄片封闭的两个小孔，以手指下掀，使小孔露出，这样就可以从罐中倾倒出液体。对于以铝箔封盖的罐，通常都会在外面罩上塑料套盖，在开启时以三根手指捏住铝箔上突出的箔片，在撕去箔片之后，塑盖仍能够使用，多用于出口饮料的罐装。

（3）轻质铝罐：大多数制作成长圆形的冲拔罐，在啤酒包装中使用比较多。

（三）按包装功能分类

1. 专用包装

（1）饮料：这种食品通常都是用塑料瓶或者玻璃瓶包装。

（2）肉、禽、鱼的包装：熟制品通常使用玻璃罐、塑料复合袋以及金属罐进行包装，而生鲜制品通常使用塑料周转箱及塑料袋进行包装。

（3）粮油制品：通常使用上蜡纸包袋或者塑料袋包装。

2. 运输包装

通常选择使用有脚的塑料箱或者纸箱，以便于使用叉车进行堆垛及搬运。在容器的上下端设置相互衔接的槽，比如六角形罐头的包装，以便于更好搬运以及堆高排列。

3. 展示包装

这种包装主要用于搬运陈列，比如瓦楞箱的上部通常呈梯形，在开启之后可以使内容物更容易显示出来。

（四）检测技术的发展趋势

通常情况下，对于迁移至模拟溶媒中的有关物质，无法完全获得真实情况下的迁移情况，当前国际上对食品实行详细分类及溶媒选择的研究之后，已经开始对食品中迁移物的测定方法进行研究构建，对包装材料中含有的各种化学物质在接触到不同食品后的迁移特性进行研究，构建出迁移模型。我国也在积极开展包装材料中化学物质在直接接触食品时的相关迁移试验，比如陶瓷及搪瓷制品中重金属迁移到酒精性饮料方面的研究，在食品中存在形式的研究，在不同的食品加工方式下，迁移物转移、转化受到的影响研究等。

二、食品包装用纸的技术指标

与食品直接接触的各种类型原纸，其主要包括食品包装纸、糖果纸以及冰棍纸等，其外观应色泽正常，不存在异味及污物，理化指标以及微生物指标需要符合国家的相关要求。

在这种类型的食品包装纸中，Ⅰ型纸经印刷及上蜡加工之后主要是作为糖果包装的商标用纸；Ⅱ型纸经印刷涂蜡加工之后主要是作为冰棍包装的原纸；Ⅲ型纸主要是作为不需要进行涂蜡加工就可以直接进行食品包装的普通纸。对于各种包装纸产品而言，①Ⅰ型（糖果包装原纸）包含三个等级，分别为A、B、C。其中，A等和B等纸主要用于机械包糖，而C等主要用于手工包糖。②Ⅱ型即冰棍包装纸原纸，可以分为两个等级，即B等和C等。其中，B等纸主要用于冰棍及雪糕的机械包装，C等纸主要用于冰棍及雪糕的手工包装。③Ⅲ型（普通食品包装纸）也可以分为三个等级，分别为A、B、C。普通食品包装纸有两种类型，即单面光与双面光，并且依据订货需求中的规定选择白度或其他颜色来生产。

食品羊皮纸主要用于食品、药品及消毒材料内包装中，并且在其他有耐水性及不透油包装要求中也比较适用。食品羊皮纸主要有两种类型，即平板纸与卷筒纸，可依据用户对颜色的不同需求经甘油处理及生产。这些食品羊皮纸都必须要与规定的卫生标准相符合。

纸餐盒卫生指标应当与规定要求相符合，并且餐盒的亮度需要符合 Rf 在 2.0 之内的要求。在食品包装纸的生产中，不能以废旧纸以及社会回收废纸作为原料，也不能使用荧光增白剂以及影响人体健康的化学助剂，同时与相关规定必须符合。

纸巾纸在符合相关技术指标的同时，还要保证纸面的洁净，不能存在鲜明的褶皱、尘埃以及破损，纸张也不能出现掉粉、掉色及掉毛情况。对于湿强型纸巾，应当保证在浸湿与浸泡之后不会出现掉色情况。纸巾纸不能有令人不适的气味，不能选择垃圾纸等含有病菌和有害化学物质的原料。

三、纸与纸制品包装的检测方法

对于食品包装用纸以及纸制品检测而言，其检测项目主要包括铅、砷、荧光检查、脱色试验以及致病菌与大肠菌群等，而对于纸巾纸、纸餐盒及纸杯等，还需符合对其水分、尘埃度以及菌落总数等相关指标要求。在对食品包装用纸实行检测过程中，需要以无菌方式在每批产品中抽取样纸 500g，将产品名称、批号及日期注明，将这些样品中的一半用于检验，另一半保存两个月时间，用来进行仲裁分析。

（一）砷的测定

在对食品包装用原纸进行砷测定过程中，试样需在经行干法灰化处理后，依据砷斑法进行操作，也可以选择其他适当的方法进行测定。

1. 砷斑法原理

这种方法的原理就是在样品经消化之后，采用碘化钾及氯化亚锡使高价砷还原成为三价砷，之后与锌粒和酸反应生成的新生态氢结合得到砷化氢，再与溴化汞试纸结合，形成黄色到橙色色斑，最后与标准砷斑相比较确定数量。

2. 材料与试剂

在实际测定中选择的试剂与材料主要有盐酸、硫酸、氧化镁、无砷锌粒。硝酸-高氯酸混合溶液（4：1），其制作方法是取 80mL 硝酸，将 20mL 高氯酸加入其中之后混合均匀。硝酸镁溶液，即取硝酸镁 15g，将其溶解在水中，稀释到 100mL。碘化钾溶液，将其在棕色瓶中储存。酸性氯化亚锡溶液，选择氯化亚锡 40g，将其稀释到 100mL，然后选择几颗金属锡粒加入其中。还有盐酸 1+1 溶液，选择盐酸 50mL，加水之后稀释到 100mL。乙酸铅溶液。乙酸铅棉花，即将脱脂棉以乙酸铅溶液浸透之后，将多余溶液压除，并且使其疏松，放置在 100℃以下干燥，然后在玻璃瓶中储存。氢氧化钠溶液（200g/L）。硫酸（6：94），取硫酸 6.0mL，将其溶入 80mL 水中，在冷却之后加水稀释到 100mL。砷标准溶液，取经过干燥的三氧化二砷 0.1320g，将其加入 5mL 的氢氧化钠溶液中，在溶解完成之后加入硫酸 25mL，然后移入 1000mL 容量瓶内，加入新煮沸后冷却的水，稀释到刻度，放置在棕色玻塞瓶内，该溶液中每毫升相当于砷 0.10mg。砷标准使用液，取 1.0mL 砷标准溶液存于 100mL 容量瓶中，加入 1mL 硫酸，然后加水稀释到刻度，此每毫升溶液相当于 1.0μg

砷。溴化汞-乙醇溶液（50g/L），取溴化汞 25g，将其以少量乙醇进行溶解，然后定容到 500mL。溴化汞试纸，选择直径为 2cm 的圆形滤纸片，浸泡于溴化汞乙醇溶液中 1h，然后置于冰箱保存，在准备使用时取出置于暗处阴干。

3. 仪器与设备

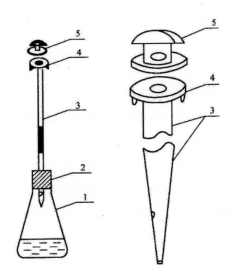

1—锥形瓶；2—橡皮塞；3—测砷管；4—管口；5—玻璃帽

图 12-1　测砷装置

（1）测砷装置（图 12-1）。

（2）100mL 锥形瓶。

（3）橡皮塞。中间有一孔。

（4）玻璃测砷管：整体长 18cm，形状为上粗下细，从管口位置向下到 14cm 一段的内径为 6.5mm，自该位置以下会渐细，末端内径在 1～3mm，在临近末端的 1cm 处开一孔，直径取 2mm，将狭细部分紧密插入橡皮塞中，使其下部伸到小孔正处于橡皮塞的下面。在上部比较粗的部分放置乙酸铅棉花，其长度为 5～6cm，由上端到管口的位置最小 3cm，测砷管顶端为圆形扁平的管口，上端磨平，下面两侧分别有一钩，用来固定玻璃帽。

⑤玻璃帽。该部分下面磨平，在上面有弯月形的凹槽，中央部位有圆孔，圆孔的直径为 6.5mm。在实际应用过程中，在测砷管的管口位置盖上玻璃，

使圆孔可以相互吻合，选择一溴化汞试纸夹在中间位置，光面朝下，以适当方法固定玻璃帽和测砷管。

4. 灰化

取 1.0～2.5g 置于容积为 50～100mL 的坩埚内，同时做 2 份试剂空白。添加 10mL、150g/L 的硝酸镁溶液混合均匀，在低热状态下蒸干，将氧化镁置于干渣上覆盖，放在电炉上碳化到无黑烟状态，然后将其移入 550℃ 高温炉内进行灰化，时间为 4h。取出放冷后，以 10mL 盐酸加入其中，目的是中和氧化镁并溶解灰分，再转入 25mL 的容量瓶或比色管，加入 2.5mL、50g/L 的硫脲，另用硫酸分次洗坩埚后转出、合并，定容至 25mL，搅拌均匀后等待测试。

5. 操作方法

选取消化后并定容的一定量溶液，同时选择等量的试剂空白液，分别放置于测砷瓶内，将碘化钾溶液、酸性氯化亚锡溶液与 5mL 盐酸加入其中，再加入适量水达到 35mL。量取砷标准使用液分别为 0、0.5、1.0、2.0（mL）［相当 0、0.5、1.0、2.0（μg）砷］，置于测砷瓶内，分别加入 5mL 碘化钾溶液（150g/L）、酸性氯化亚锡溶液及 5mL 盐酸，全部加水到 35mL（测定植物油时加水至 60mL）。选择锌粒 3g 分别加入盛样品消化液、试剂空白液以及砷标准液的测砷瓶内，马上塞上事先装有乙酸棉花及溴化汞试剂的测砷管，在 25℃ 温度下放置 1h，将样品及试剂空白的溴化汞试剂纸与标准砷斑进行比较。

6. 结果计算

$$X = \frac{(m_1 - m_2) \times 1000}{m \times \frac{V_2}{V_1} \times 1000}$$

式中：X——样品中砷的含量，mg/kg 或 mg/L；m_1——测定用样品消化液中砷的质量，mg；m_2——试剂空白液中砷的质量，μg；m——样品质量（体积），g（mL）；V_1——样品消化液的总体积，mL；V_2——测定用样品消化液的体积，mL。

计算结果表示到 2 位有效数字，也可根据相关规定进行修约。本方法在重复性条件下获得的两次独立测定的绝对差值不得超过 20%。

（二）铅的测定

进行食品包装用原纸铅的测定时，试样需经过干法灰化或过硫酸铵灰化。

干法灰化：称取 1.00～5.00g 试样（根据铅含量而定）于瓷坩埚中，先小火在可调式电热板上炭化至无烟，移入马弗炉（500±25）℃灰化 6～8h，冷却。若个别试样灰化不彻底，则加 1mL 混合酸在可调式电炉上小火加热，反复多次直到消化完全，放冷，用硝酸（0.5mol/L）将灰分溶解，用滴管将试样消化液洗入或过滤入（视消化后试样的盐分而定）10～5mL 容量瓶中，用水少量多次洗涤瓷坩埚，洗液合并于容量瓶中并定容至刻度，混匀备用；同时做试剂空白。

过硫酸铵灰化法：称取 1.00～5.00g 试样于瓷坩埚中，加 2～4mL 硝酸浸泡 1h 以上，先小火炭化，冷却后加 2.00～3.00g 过硫酸铵盖于上面，继续炭化至不冒烟，转入马弗炉，（500±25）℃恒温 2h，再升至 800℃，保持 20min，冷却，加 2～3mL 硝酸（1.0mol/L）用滴管将试样消化液洗入或过滤（视消化后试样的盐分而定）入 10～25mL 容量瓶中，用水少量多次洗涤瓷坩埚，洗液合并于容量瓶中并定容至刻度，混匀备用；同时做试剂空白。

铅的测定常用的有五种方法，即石墨炉原子吸收光谱法，其方法检出限为 5μg/kg；氢化物原子荧光光谱法，其方法针对固体样品检出限为 5μg/kg；火焰原子吸收光谱法，其方法检出限为 0.1mg/kg；二硫腙比色法，其方法检出限为 0.25mg/kg；单扫描极谱法，其方法检出限为 0.17μg。其中前四个方法均有较广泛的应用，这里仅重点介绍石墨炉原子吸收光谱法。

1.原理

试样经灰化或酸消解后，注入原子吸收分光光度计石墨炉中，电热原子化后吸收 283.3nm 共振线，在一定浓度范围，其吸收值与铅含量成正比，与标准系列比较定量。

2.材料与试剂

除非另有规定，本方法所使用试剂均为分析纯，水为一级水。①硝酸，优级纯。②过硫酸铵。③过氧化氢（30%）。④高氯酸，优级纯。⑤硝酸（1∶1）。取 50mL 硝酸慢慢加入 50mL 水中。⑥硝酸（0.5mol/L）。取 3.2mL 硝酸加入

50mL 水中，稀释至 100mL。⑦硝酸（1mol/L）。取 6.4mL 硝酸加入 50mL 水中，稀释至 100mL。⑧磷酸二氢铵溶液（20g/L）。称取 2.0g 磷酸二氢铵，以水溶解稀释至 100mL。⑨混合酸：取 9 份硝酸与 1 份高氯酸混合。⑩铅标准储备液：准确称取 1.000g 金属铅（99.99%），分次加少量硝酸，加热溶解，总量不超过 37mL，移入 1000mL 容量瓶，加水至刻度，混匀。此溶液每毫升含 1.0mg 铅。⑪铅标准使用液：每次吸取铅标准储备液 1.0mL 于 100mL 容量瓶中，加硝酸至刻度。如此经多次稀释成每毫升含 10.0、20.0、40.0、60.0、80.0（ng）铅的标准使用液。

3.仪器与设备

所用玻璃仪器均需以硝酸（1∶5）浸泡过夜，用水反复冲洗，最后用去离子水冲洗干净。①原子吸收光谱仪，附石墨炉及铅空心阴极灯。②马弗炉。③天平：感量为 1mg。④干燥恒温箱。⑤瓷坩埚。⑥压力消解器、压力消解罐或压力溶弹。⑦可调式电热板、可调式电炉。

4.操作方法

（1）仪器条件：根据各自仪器性能调至最佳状态。参考条件为波长 283.3nm，狭缝 0.2～1.0nm，灯电流 5～7mA，干燥温度 120℃，20s；灰化温度 450℃，持续 15～20s，原子化温度：1700℃～2300℃，持续 4～5s，背景校正为氘灯或塞曼效应。

（2）标准曲线绘制：吸取上面配制的铅标准使用液 10.0、20.0、40.0、60.0、80.0（ng/mL）各 10μL，注入石墨炉，测得其吸光值并求得吸光值与浓度关系的一元线性回归方程。

（3）试样测定：分别吸取样液和试剂空白液各 10μL，注入石墨炉，测得其吸光值，代入标准系列的一元线性回归方程中求得样液中的铅含量。

（4）基体改进剂的使用：对有干扰试样，则注入适量的基体改进剂磷酸二氢铵溶液（20g/L），一般为 5μL 或与试样同量消除干扰。绘制铅标准曲线时也要加入与试样测定时等量的基体改进剂磷酸二氢铵溶液。

5.结果计算

$$X = \frac{(c_1 - c_0) \times V \times 1000}{m \times 1000 \times 1000}$$

式中：X——试样中铅含量，mg/kg 或 mg/L；

c_1——测定样液中铅含量，ng/mL；

c_0——空液中铅含量，ng/mL；

V——试样消化液定量总体积，mL；

m——试样质量或体积，g 或 mL。

计算结果表示到 2 位有效数字。本方法在重复性条件下获得的 2 次独立测定结果的绝对差值不得超过 20%。

（三）荧光检查

为了增加纸张的白度，在造纸过程中常加入一些荧光增白剂。但对于食品包装用纸来说，荧光增白剂则是不宜使用的。

从试样中随机取 5 张 100cm² 的纸样，分别置于波长 365nm 和 254mm 紫外灯下进行检查。当试样中含有荧光增白剂时，在波长 365nm 的紫外线照射下，其吸收的能量的一部分会再以 400～500nm 的可见光发射出来，使试样呈均一的紫或蓝白色荧光。当任何一张纸样中最大荧光面积均不超过 5cm² 时，该纸样的荧光检查为合格。值得注意的是，许多造纸原料，如某些植物成分、色素等在紫外光激发下也会出现荧光，应在检查过程中加以区分。

国外也有按下述方法进行检查的，即取 25cm²（5cm×5cm）大小的纸片，用稀氨水（pH 7.5～9.0）浸泡 10min，其间不时搅动，然后将浸泡液通过玻璃棉过滤，滤液用稀盐酸 1～2 滴中和至弱酸性（pH 3～5），在暗室中紫外光下（365nm）距离 20cm 处观察；同时将一片已知无荧光的纱布（2cm×4cm）经同样处理作为空白对照。

（四）脱色试验

从每张样纸上分别剪下 10cm²（2cm×5cm）大小纸条两块，将剪好的纸条分别放入水和正己烷浸泡液中，以每平方厘米纸样加 2mL 浸泡液计算，每张纸以两面计算，即每张纸条按 20cm² 加 40mL 浸泡液，注意纸条不要重叠，不低于 20℃的常温下浸泡 24h。若水和正己烷浸泡也没有染有颜色，则该纸的脱色试验结果合格。

（五）大肠杆菌

食品包装用纸中的大肠菌群数是以 100g 试样中大肠菌群的最可能数（MPN）表示的。以无菌操作称取样品 25g，剪碎，置无菌广口瓶中加无菌生理盐水 225mL，充分混匀成 1∶10 混悬液。再吸取 1∶10 混悬液 1mL 于 9mL 灭菌生理盐水管中稀释成 1∶100 混悬液，然后按 GB/T4789.3-2003 规定的大肠菌群测定操作步骤进行。

（六）致病菌

1. 沙门氏菌的测定

以无菌操作取样 25g，置于装有 225mL 缓冲蛋白胨水的广口瓶中，然后按 GB/T4789.4-2003 沙门氏菌检验操作步骤进行。

2. 志贺氏菌的测定

以无菌操作取样 25g，置于装有 225mL GN 增菌液的广口瓶中，然后按 GB/T4789.5-2003 志贺氏菌检验操作步骤进行。

3. 金黄色葡萄球菌的测定

以无菌操作取样 5g，置于装有 50mL 含 7.5%氯化钠肉汤的广口瓶中，然后按 GB/T4789.10-2003 金黄色葡萄球菌检验操作步骤进行。

4. 溶血性链球菌的测定

以无菌操作取样 5g，置于装有 50mL 葡萄糖肉浸液肉汤的广口瓶中，然后按 GB/T4789.11-2003 溶血性链球菌检验操作步骤进行。

第二节　金属制品包装的检测

一、不锈钢制品包装的检测

不锈钢食具容器，即以不锈钢为原料制成的各种炊具、餐具、食具及其他接触食品的容器和机械。不锈钢食具容器的外观应表面平整、光滑；不同途径的餐具应选用不同的材料，如用于存放食品的容器和食品加工机械应选用奥氏体型不锈钢（1Cr$_{18}$Ni$_9$Ti，0Cr$_{19}$Ni$_9$，1Cr$_{19}$Ni$_9$），而各种餐具则应选用马氏体型不锈钢（0Cr$_{13}$，1Cr$_{13}$，2Cr$_{13}$，3Cr$_{13}$）。此外，不锈钢食具容器还应满足表 12-1 的要求。

表 12-1　不锈钢食具容器的理化指标

项目	指标	
	奥氏体型不锈钢	马氏体型不锈钢
［铅（以 Pb 计），4%乙酸浸泡液中]/（mg/L）≤	1.0	1.0
［铬（以 Cr 计），4%乙酸浸泡液中]/（mg/L）≤	0.5	—
［镍（以 Ni 计），4%乙酸浸泡液中]/（mg/L）≤	3.0	1.0
［镉（以 Cd 计），4%乙酸浸泡液中]/（mg/L）≤	0.02	0.02
［砷（以 As 计），4%乙酸浸泡液中]/（mg/L）≤	0.04	0.04

注：浸泡条件均为煮沸 30min，在室温 24h。

不锈钢食具容器项卫生指标的测定，包括铅、铬、镍、镉、砷。进行不锈钢食具容器卫生指标的检测时，需按产品数量的 0.1%抽取试样，小批量生产，每次取样不少于 6 件，分别注明产品名称、批号、钢号、取样日期。试样一半供化验用，另一半保存两个月，备做仲裁分析用。取样时首先应进行外观检查，其感官指标应符合《食品安全国家标准不锈钢制品 GB9684-2011》的规定，成品器形端正，表面光洁，无蚀斑。

不锈钢食具容器的试样处理同样采用 4%的乙酸浸泡，具体步骤为：用肥皂水洗刷试样表面污物，自来水冲洗干净，再用蒸馏水冲洗，晾干备用。若器形规则，便于测量计算表面积的食具容器，每批取 2 件成品，计算浸泡面积并注入水测量容器容积（以容积的 2/3～4/5 为宜）。记下面积、容积，把水倾去，滴干。若器形不规则、容积较大或难以测量计算表面积的制品，可采用其原材料（板材）或取同批制品中（使用同类钢号为原料的制品）有代表性制品裁割一定面积板块作为试样，浸泡面积以总面积计，板材的总面积不要小于 50cm²，每批取样 3 块，分别放入合适体积的烧杯中，加浸泡液的量按每平方厘米 2mL 计。如两面都在浸泡液中，总面积应乘以 2，把煮沸的 4% 乙酸倒入成品容器或盛有板材的烧杯中，加玻璃盖，小火煮沸 0.5h，取下，补充 4% 乙酸至原体积，室温放置 24h，将以上试样浸泡液倒入洁净玻璃瓶中供分析用。在煮沸过程中因蒸发损失的 4% 乙酸浸泡液应随时补加，容器的 4% 乙酸浸泡液中金属含量经分析结果计算公式计算以折算为每平方厘米 2mL 浸泡液计。

（一）铬、铅、镍的测定——石墨炉原子吸收分光光度法

1. 原理

试样经干燥、灰化后原子化。原子化时产生的原子蒸气吸收特定的辐射能量，吸收量与金属元素含量成正比，试样含量与标准系列比较定量。

2. 材料与试剂

50g/L 磷酸二氢铵溶液。称取 5g 磷酸二氢铵溶液（$NH_4H_2PO_4$，优级纯），加水溶解后，稀释至 100mL。

铬标准溶液。精密称取 105℃～110℃烘至恒量的重铬酸钾（$K_2Cr_2O_7$，基准试剂）2.8289g，加 50mL 水溶解后，移入 1000mL 容量瓶中，加 2mL 硝酸，摇匀，加水稀释至刻度，此溶液每毫升相当于 1mg 铬。

铅标准溶液。精密称取 1.0000g 金属铅（Pb，99.99%），加 5mL 6mol/L 硝酸溶解后，移入 1000mL 容量瓶中，加水稀释至刻度，此溶液每毫升相当于 1mg 铅。

镍标准溶液。精密称取 1.0000g 金属镍（Ni，99.99%），加 5mL 6mol/L 硝酸溶解后，移入 1000mL 容量瓶中，加水稀释至刻度，此溶液每毫升相

当于 1mg 镍。

铬、镍、铅标准使用液。使用前分别把铬、镍、铅标准溶液逐步稀释成每毫升相当于 1μg 的金属标准使用液。

3. 仪器与设备

（1）石墨炉原子吸收分光光度计。

（2）热解石墨管及高纯度氩气。

（3）微量取液器。

4. 操作方法

（1）吸取试样浸泡液 0.50～1.00mL 于 10mL 容量瓶；另取 6 个 10mL 容量瓶，分别吸取金属标准使用液，铬：0、0.20、0.40、0.60、0.80、1.00（mL）；镍：0、0.50、1.00、1.50、2.00、2.50（mL）；铅：0、0.30、0.60、0.90、1.20、1.50（mL）。试样和标准管中加 1.0mL 50g/L 磷酸二氢铵溶液，用水稀释至刻度，混匀。配好的标准系列金属含量分别为，铬：0、0.20、0.40、0.60、0.80、1.00（μg）；镍：0、0.50、1.00、1.50、2.00、2.50（μg）；铅：0、0.30、0.60、0.90、1.20、1.50（μg）。

（2）铬、镍、铅均使用灵敏分析线（铬 357.9nm；镍 232.0nm；铅 183.3nm）；狭缝宽度，镍为 0.19nm，铬、铅为 0.38nm。测定方式为 BGC，峰值记录，内气流量 1L/min，进样量为 20μL，原子化时停气。

5. 结果计算

用微量取液器分别吸取试剂空白、标准系列和试样溶液注入石墨原子化器进行测定，根据峰值记录结果绘制校正曲线，从校正曲线上查出试样金属含量（μg），并按下式计算结果。

$$X = \frac{(A_1 - A_2) \times 1000}{V_1 \times 1000} \times F$$

$$F = \frac{V_2}{2 \times S}$$

（二）镉的测定——火焰原子吸收光谱法

镉是一种毒性很大的重金属，其化合物也大都属毒性物质，其在肾脏和骨骼中会取代骨中钙，使骨骼严重软化；镉还会引起胃脏功能失调，使锌镉比降低，而导致高血压症上升。镉毒性是潜在性的，潜伏期可长达 10～30 年，且早期不易觉察。因此，多种食品接触材料都有镉含量限制。不锈钢食具容器中镉的溶出量可采取原子吸收光谱法进行测定。

1. 原理

把 4%乙酸浸泡液中镉离子导入原子吸收仪中被原子化以后，吸收 228.8nm 共振线，其吸收量与测试液中的含镉量成比例关系，与标准系列比较定量。

2. 材料与试剂

4%乙酸；镉标准溶液。准确称取 0.1142g 氧化镉，加 4mL 冰乙酸，缓缓加热溶解后，冷却，移入 100mL 容量瓶中，加水稀释至刻度。此溶液每毫升相当于 1.00mg 镉。应用时将镉标准稀释至 10.0μg/mL。

3. 仪器与设备

火焰原子吸收分光光度计。

4. 操作方法

（1）取样方法

用肥皂水洗刷样品表面污物，自来水冲洗干净，再用水冲洗，晾干备用。器形规则便于测量计算表面积的食具容器，每批取 2 件成品，计算浸泡面积并注入水测量容器容积（以容积的 2/3～4/5 为宜），记下面积、容积，把水倾去，滴干。不规则、容积较大或难以测量计算表面积的制品，可取原料（板材）或同代表性批制品裁割一定面积板块作为样品，浸泡面积以总面积计，板材的总面积不要小于 50cm²，每批取样 3 块，分别放入合适体积的烧杯中，加浸泡液的量按每平方厘米 2mL 计。如两面都在浸泡液中，总面积应乘以 2。把煮沸的 4%乙酸倒入成品容器或盛有板材的烧杯中，加玻璃盖，小火煮沸 0.5h，取下，补充 4%乙酸至原体积，室温放置 24h。

（2）标准曲线的绘制

吸取 0、0.50、1.00、3.00、5.00、7.00、10.00（mL）镉标准使用液，分别置于 100mL 容量瓶中，用 4%乙酸稀释至刻度，每毫升各相当于 0、0.05、0.10、0.30、0.50、0.70、1.00（μg）镉，根据对应浓度的峰高，绘制标准曲线。

（3）测定

样品浸泡液或其稀释液，直接导入火焰中进行测定，与标准曲线比较定量。

5.结果计算

$$X = A \times 1000V \times 1000$$

式中：X——样品浸泡液中镉的含量，mg/L；

A——测定时所取样品浸泡液中镉的质量，μg；

V——测定时所取样品浸泡液体积（如取稀释液应再乘以稀释倍数），mL。

（三）砷的测定

不锈钢食具容器中砷的溶出量可采用砷斑法进行测定，其方法原理及所用试剂、仪器等均与食品包装原纸中砷的测定相同，只是具体操作步骤应按下述方法进行。

1.操作方法

取 25.0mL 样品浸泡液，移入测砷瓶中，加 5mL 盐酸、5mL 碘化钾溶液及 5 滴酸性氯化亚锡溶液，摇匀后放置 10min，加 2g 无砷金属锌，立即将已装好乙酸铅棉花及溴化汞试纸的测砷管装上，放置于 25℃～30℃的暗处 1h，取出溴化汞试纸和标准比较，其色斑不得深于标准。同时另取 1.0mL 砷标准使用液（相当于 1.0μg 砷），置于测砷瓶中，加乙酸（4%）至 25mL，加 5mL盐酸、5mL 碘化钾溶液和 5 滴酸性氯化亚锡溶液，摇匀后放置 10min，加 2g无砷金属锌，立即将已装好乙酸铅棉花及溴化汞试纸的测砷管装上，放置于25℃～30℃的暗处 1h，做标准砷斑，与试样浸泡液结果进行比较。

2.结果说明

在报告中应表述为大于或小于 0.04mg/L。

二、铝制品包装的检测

铝制品包装的检测对象包括以铝为原料冲压或浇铸成型的各种炊具、食具及其他接触食品的容器、材料。铝制品食具容器的感官指标应满足表面光洁均匀、无碱渍、油斑，底部无气泡外，其浸泡液应无色、无异味并对其各种理化指标进行规定，包括锌、铝、镉、砷。

（一）取样方法

进行铝制食具容器卫生指标的检测时，需按产品数量的1‰抽取检验样品，小批量生产，每次取样不少于6件。分别注明产品名称、批号、取样日期。样品一半供化验用，另一半保存2个月，备作仲裁分析用。取样时首先应进行外观检查，成品应器型端正，表面光洁均匀，无碱渍、油斑，底部无气泡。

（二）试样处理

铝制食具容器的试样处理同样采用4%的乙酸浸泡，具体步骤为：先将样品用肥皂洗刷，用自来水冲洗干净，再用蒸馏水冲洗，晾干备用；对于炊具，检测时每批取2件，分别加入乙酸（4%）至距上边缘0.5cm处，煮沸30min，加热时加盖，保持微沸，最后补充乙酸（4%）至原体积，室温放置24h后，将以上浸泡液倒入清洁的玻璃瓶中供测试用；而对于食具，检测时则直接加入沸乙酸（4%）至距上口沿0.5cm处，加上玻璃盖，室温放置24h；对于不能盛装液体的扁平器皿的浸泡液体积，以器皿表面积每平方厘米乘2mL计算。即将器皿划分为若干简单的几何图形，计算出总面积；如将整个器皿放入浸泡液中时，则按两面计算，加入浸泡液的体积应再乘以2。

（三）铝的测定

铝制食具容器铝溶出量的测定与不锈钢食具容器一样，可采用原子吸收光谱法，也可采用二硫腙法。

（四）砷的测定

铝制食具容器砷溶出量的测定与不锈钢食具容器完全一样，也是采用砷斑法进行，具体步骤可参照不锈钢食具容器砷的测定方法进行。

（五）锌的测定

铝制食具容器锌溶出量的测定采用二硫腙比色法，其测定原理为：铝制食具容器 4%乙酸提取液中的锌离子可在 pH 4.0～5.5 时与二硫腙形成紫红色络合物，溶于四氯化碳，加入硫代硫酸钠，防止铜、汞、铝、铋、银和镉等离子干扰，与标准系列比较，即可定量。

三、食品罐头内壁涂料的检测

常用罐头内壁涂料有抗酸、抗硫涂料、冲拔罐涂料、接缝补涂涂料、其他专用涂料。取样时，对同时出厂的、同规格的若干包涂料铁皮（称为一个货批），随意地按 20 包称为若干货组，不足 20 包的余数应称作一个货组。每货组随意地取一包进行检验。货批不足 20 包时，应抽两包进行检验。应在被检验的每一包上、中、下三部位分别随意连续各抽 7 张（共 21 张），分别注明产品名称、批号、取样日期、货批合格证号，进行涂料铁皮卫生、理化检验和外观检验。在外观检验的试样中留 3 张保存 3 个月，以备作仲裁分析用。

（一）食品罐头内壁环氧酚醛涂料检测

检测前，应对试样进行一定处理，通常处理程序如下：将涂料铁皮裁成一定尺寸，用肥皂水或洗衣粉在涂层表面刷 5 次；在露铁面（无涂层面）来回刷 10 次，用自来水冲洗 0.5min，再用蒸馏水清洗 3 次，晾干备用，浸泡液量按涂层面积每平方厘米加 2mL 计算。

取同批号被测空罐 3～4 个，用肥皂水或洗衣粉转刷 5 次，用自来水冲洗 0.5min，再用蒸馏水清洗 3 次，晾干。加入浸泡液至离罐口 0.6～0.7cm，盖好罐盖，外加锡纸扎紧，然后保温浸泡，完成浸泡倒入硬质玻璃容器备用。浸泡条件为，水：95℃，30min；乙醇（20%）：60℃，30min；乙酸（4%）：60℃，30min；正己烷：37℃，2h。以上含水浸泡液以及分析用水不得含酚和氯。一般用活性炭吸附过的蒸馏水（1000mL 蒸馏水加入 1g 色层分析用的活性炭，充分搅拌，静置 10min 后过滤用）。感官检查时，涂料膜应呈金黄色，光洁均匀，经模拟液浸泡后，色泽正常，无泛白、脱落现象；涂料膜浸泡后的浸泡液应无异色、无异味，不混浊。

1. 游离酚检测

（1）滴定法

原理。利用溴与酚结合成三苯酚，剩余的溴与碘化钾作用，析出定量的碘，最后用硫代硫酸钠滴定析出的碘，根据硫代硫酸钠溶液消耗的量，即可计算出酚的含量。适用于树脂涂料。

（2）比色法

原理。在碱性溶液（pH 9～10.5）的条件，酚与 4-氨基安替吡啉经铁氰化钾氧化，生成红色的安替吡啉染料，红色的深浅与酚的含量成正比。用有机溶剂萃取，以提高灵敏度，与标准比较定量。适用于浸泡液的微量游离酚。

（二）食品罐头内壁聚酰胺环氧树脂涂料检测

1. 感官检查

感官检查包括使用容器和制成样品等，食品容器内壁用聚酰胺环氧树脂涂料涂膜固化成膜后，应表面光洁、均匀、无气孔，经浸泡后涂膜应无龟裂、不起泡、不脱落，涂膜浸泡液应为无色、无异嗅、无异味、无沉淀的透明液。

2. 理化检验

（1）取样方法

用 100mm×50mm 的铝板（厚度 0.5～1mm）或玻璃板（厚度约 2mm）为底材，按实际施工工艺涂成样板供浸泡试验用（单面或两面涂膜可分别计算涂膜面积）。

（2）浸泡条件

样板 1cm 以 2mL 浸泡液计算。分别采用：60℃的蒸馏水；4%乙酸；65%乙醇；室温下正己烷。浸泡 2h。

（3）蒸发残渣

按照《食品罐头内壁环氧酚醛涂料检测的分析方法》中的蒸发残渣测定方法进行。

（4）高锰酸钾消耗量

按照《食品罐头内壁环氧酚醛涂料检测的分析方法》中的高锰酸钾消耗量测定方法进行。

（5）重金属（以 pb 计）

按照《食品罐头内壁环氧酚醛涂料检测的分析方法》中的重金属测定方法进行。

第十三章　重金属污染的检测技术

第一节　重金属现场快速检测

食品中重金属现场快速检测是保证重大活动及日常饮食安全的重要手段，通常作为实验室检测的现场快速初筛，由于其检测方法、检测技术及检测设备的特殊性，一般只能做到定性或半定量。

一、铅的快速测定

（一）水质检铅试剂盒

适用范围：用于水中铅（主要为游离铅）含量的定性或半定量检测。

检测原理：样品经处理后其中铅与反应试剂显色，与标准色板比色定量。

仪器与试剂：5mL注射器，吸附管（硬质塑料管），铅试剂管，巯基棉，洗脱液（0.01mol盐酸），比色板。

1.操作步骤

（1）将0.1g巯基棉塞入吸附管内，切勿过紧，取5mL注射器，吸取水样5mL后弃去水液，重复十次（合计50mL水样）。

（2）取试剂管一支（内装毛细管三支），用镊子将毛细管捏碎。

（3）将注射器与吸附管细头相接，取洗脱液2mL，倒转吸附管，将洗脱液1.5mL注入试剂管，摇匀后与标准色板比色定量。

2.注意事项

（1）国家标准规定：生活饮用水中铅含量不得大于0.01mg/L。

（2）本方法为现场快速检测方法（检出限为 0.05mg/L）的半定量检测方法。

（3）对有机铅测定时需按常规实验室方法进行消解。

（4）试剂盒放在阴凉干燥处保存，有效期 24 个月。

（二）果蔬中重金属铅快速检测

1.适用范围

用于果蔬中游离铅及水中铅含量的定性或半定量检测。

2.检测原理

样品经处理后铅与反应试剂显色，与果蔬铅含量快速检测色阶卡进行比较，即可读出被测样品中铅含量的参考浓度。

3.主要仪器

剪刀、电子秤、塑料试管。

4.试剂

（1）试剂 A。浓酸溶液。

（2）试剂 B。0.2mol/L 三羟甲基氨基甲烷溶液。

（3）试剂 C。20mL 1%邻二氮菲与 50mL 2.8%醋酸铵混合溶液。

（4）试剂 D。0.10g 铅试剂（二硫腙）置于 100mL 2%吐温 20 溶液中，于 70℃恒温水浴中加热 300min。

（5）蒸馏水等。

5.操作步骤

（1）将待测样品先用蒸馏水或纯净水冲洗一下（洗去表面泥土，以免干扰检测），晾干，用刀或剪刀将样品剪成 1cm 左右的小块，称取处理好的样品 1g 置于 20mL 塑料取样管中，加水 10mL。

（2）加入 4 滴试剂 A，用搅拌针将样品压在液面下，盖上取样管盖，上下摇动 10 次，放 1min，再上下摇动 10 次，取出果蔬样品，溶液作为待测液备用。

（3）移取样品液 1mL 于一支空白样品管中。加入 3 滴试剂 B，盖上取样管盖，上下摇动 5 次，再分别加入 2 滴试剂 C 和 2 滴试剂 D，上下摇动 5 次，室温显色 5min。

6.结果判定

将样管与果蔬铅含量快速检测色阶卡进行比较，即可读出被测样品中铅含量的参考浓度。

7.注意事项

（1）当样品中含有铁离子、钙离子、镁离子等金属离子时可能会对溶液显色造成假阳性。

（2）此方法适用于游离铅测定，对有机铅测定时需按常规实验室方法进行消解。

（三）食品中重金属铅检测试剂盒

1.适用范围

用于白糖、皮蛋及果蔬中铅含量的检测。

2.检测原理

样品经处理后铅与反应试剂显色，与空白对照管比较，不得更深。

3.操作步骤

（1）样品处理

①白糖样品准确称取约 2.5g 置于取样杯中，加入蒸馏水或纯净水 10mL，再加入 1 滴指示剂 A，搅拌溶解，待测。

②蔬菜、水果样品称取适量样品，用剪刀剪碎，从中准确称取约 2.5g 置于取样杯中，加入蒸馏水或纯净水 10mL，再加入 1 滴指示剂 A 浸泡 10min，待测。

③皮蛋样品取适量剥壳皮蛋蛋白部分，用剪刀稍剪碎，从中准确称取约 2.5g 置于取样杯中，加入蒸馏水或纯净水 10mL，再加入 1 滴指示剂 A 浸泡 10min，待测。

（2）测定

取待测液 1mL 于 1.5mL 离心管中，依次加 3 滴指示剂 B、1 滴指示剂 C、1 滴指示剂 D，摇匀后放置 3min，观察颜色变化。同时用蒸馏水或纯净水做一个空白对照管。

（3）结果判定

比较样品与空白对照管显色结果。如果与空白对照管比较明显深，呈橙红色或红色，即说明样品中铅含量超过国家限量标准。若样品与空白对照管颜色一样或接近，呈黄色，则说明样品中铅未检出。

4.注意事项

（1）本试剂盒为现场快速检测方法，主要检测样品中离子铅的含量，实际样品中离子铅和有机铅总量可能会比本检测结果高。检测为阳性的样品需送实验室用标准方法加以确认。

（2）检测过程中，依次加入指示剂 B、指示剂 C、指示剂 D 时，每加一种试剂应摇匀后再加下一种。

（3）测试用水要求。稀释用水建议采用蒸馏水或纯净水，不能用自来水或矿泉水。

（4）用过的离心管清洗干净后，可重复使用。

（5）检测下限：0.2mg/kg。

（6）试剂盒置通风干燥室温环境中保存，保质期 6 个月。

（四）水中重金属铅的快速检测试剂盒

1.适用范围

用于水中铅（主要为游离铅）含量的定性或半定量检测（图 13-1）。

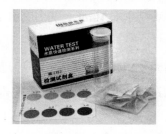

图 13-1　水中重金属铅的快速检测试剂盒

2.检测原理

样品经处理后铅与反应试剂显色，观察氯仿层呈色情况。如果仍为绿色、淡绿色或无色则表示铅阴性。

3.操作步骤

（1）样品处理。取粉碎的食物样品 10g 加浓硫酸 20mL 浸泡振摇数分钟，过滤浸液供检。

（2）测定。取样品浸泡液或消化液 2mL 于 5mL 比色管中，用碱调 pH 值至中性，加 B 0.02g（4 号勺一勺）、C 0.04g（4 号勺二勺）、D 0.04g（4 号勺一勺），溶解后加试剂 A 约 200mg（1 号勺一平勺），再加二硫腙氯仿液 1mL（10～20μg/mL 为宜，临时配成，溶液呈浅绿色为宜），振摇 50 次，观察氯仿层呈色情况。

4.结果判定

上述反应的氯仿层由绿色变为紫红色，表示铅有 1μg 左右；若变红色，表示为 $Pb \geqslant 2\mu g$，如果仍为绿色、淡绿色或无色则表示铅阴性。

5.注意事项

（1）本法检测下限：0.5mg/kg。规格 50 次/盒。本法用试剂应选高纯度的，否则会影响结果。

（2）临时配制二硫腙氯仿液时，以每毫升氯仿含二硫腙 10～20μg 为宜，溶液呈浅绿色、深绿色者再稀释。

（3）铅限量的国家卫生标准（mg/kg）：全脂乳粉≤0.5；酱、酱油、醋等≤1；皮蛋≤3。根据不同食品的卫生标准，样品测定液可按需调整用量，在测定酱、酱油、醋时，测定取样量为 2mL，测定全脂乳粉取 4g，测定皮蛋取 0.7mL，若反应呈色为无色或淡绿色、绿色时均为阴性。

二、砷的快速测定

（一）检砷管速测盒法

1.适用范围

本方法适用于食物、水及中毒残留物中砷的快速检测。

2.检测原理

氯化金与砷相遇产生反应，可使氯化金硅胶柱变成紫红或灰紫色，在装有氯化金硅胶的柱中，砷含量与变色的长度成正比，以此可达到半定量的目的。

3.仪器与试剂

检砷管速测盒[内含检砷管、反应瓶（图 13-2）、酒石酸、二甲硅油消泡剂、产气片等]。

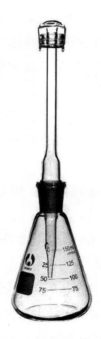

图 13-2　检砷管测定装置

4.操作步骤

取粉碎后的固体样品 1g（油样取 2g，水样取 20mL）于反应瓶中，加入 20mL 蒸馏水或纯净水（水样不再稀释），固体样品需要振摇后浸泡 10min，加入两平勺（约 0.2g）酒石酸，摇匀，富含蛋白质的样品需加入 5～10 滴消泡剂，摇匀。取一支检砷管，将较长的空端头朝下，在台面上轻敲几下后，剪去两端封头，将空端较长的这头插入带孔的胶塞中。向反应瓶中加入一片产气片，立即将胶塞插入反应瓶口中（此反应最好在 25℃～30℃下进行，天冷可用手温或温水加热），待产气停止，观察并测量检砷管中氯化金硅胶柱变成紫红或灰紫色的长度。

5.结果计算

根据变色长度，查表求出样品含砷量，对照表是以取样量为 1g 时的结果值，若为油样，查表得出的结果需要除以 2，水样需要除以 20。对于限砷量较低的食物，可适当加大取样量，在计算结果时除以加大取样量的倍数。如对于卫生标准要求含砷量在 0.05mg/kg 以下的食品（如鲜乳、蔬菜、水果、畜禽肉类等样品），取样量可为 2g，变色范围长度在 1.4mm 以下时可视为合格产品。为了便于观察颜色长度情况，可做阳性对照实验，即在样品中滴加一定量的砷标液，对比操作。

6.注意事项

（1）本法为检砷管变色半定量；检出限 0.05mg/kg。

（2）操作应在 20℃ 以上温度中进行，必要时可用手握住反应瓶助温。

（3）加入产气片后应立即将带有检砷管的胶塞插入反应瓶口中。

（4）可用下述方法对试剂进行质量控制：取 1.0mg/L 的砷标准溶液 1mL 加入反应瓶中，按方法操作，变色长度应在 3.5～4.4mm 范围以内。

（5）试剂避光常温保存，有效期为 2 年。

（二）水质检砷管速测盒法

1.适用范围

用于水中砷含量的定性或半定量检测。

2.检测原理

利用检砷管的变色长度，由定量尺求得砷含量。

3.仪器与试剂

检砷管 30 支，反应瓶和塞 1 个，酒石酸 1 包，产气片 1 瓶，量尺 1 把。

4.操作步骤

（1）取 1 支检砷管，剪掉两端密封头，将有棉花的一端插入橡皮塞中心孔中。

（2）取水样 20mL 于反应瓶中，加入两平勺（约 0.2g）酒石酸，向反应瓶中加入一片产气片，立即将带有检砷管的胶塞插入反应瓶口中并塞紧防止漏气（此反应最好在 25℃～30℃ 下进行，天冷可用手温或温水加热），待产气停止（大约 10min），取下检测管，用尺子量出变成紫红色或灰紫色的长度（mm），由砷定量尺来求得砷含量。

5.注意事项

（1）国家标准规定：生活饮用水中砷含量不得大于 0.01mg/L。小型集中式供水和分散式供水中砷含量不得大于 0.05mg/L。

（2）本方法检出限 0.01mg/L，为现场快速检测方法，精确定量应以国标法为准。

（3）本速测盒应在阴凉干燥处保存，有效期 24 个月。

（三）铜片变色定性法

1.适用范围

本方法适用于食物中毒残留物中砷、锑、铋、汞、银、硫化物的快速检测，以及保障性监测。

2.检测原理

在酸性条件下，某些无机化合物可与金属铜作用产生颜色变化，由此推测可能存在的某些有害化合物。主要起定性作用。

3.主要仪器

电热板（也可用酒精灯等其他加热装置）；三角烧瓶；99.99% 以上纯度的铜片。

4.试剂

优级纯盐酸、氯化亚锡等。

5.操作步骤

取 5g 样品于三角烧瓶中，加入 25mL 蒸馏水或纯净水，加入 5mL 盐酸，加入约 0.5g 氯化亚锡混合试剂，将三角烧瓶放在加热装置上，使样液微沸约 10min（目的是驱除可能存在的硫化物或亚硫化物），加入 2 片铜片，保持样液微沸约 20min。如果液体蒸发较快，注意补加一些热的蒸馏水或纯净水。

6.结果判定

若加热 30min 后铜片表面变色,可推测样品中可能存在的化合物,并保留样品,有条件时分别加以确证。

三、汞的快速测定

(一)检汞速测盒法

1.适用范围

本方法适用于食物、水及中毒残留物中汞的快速检测。

2.检测原理

汞与载有碘化亚铜的试纸产生反应,使试纸变为橘红色。

3.仪器与试剂

测汞试纸 30 条(60 次测定量),反应瓶 1 个,检汞管 5 支,试剂棉 2 瓶,酒石酸 1 袋(7g),消泡剂 1 瓶(3mL),产气片 1 瓶(60 片)。

4.操作步骤

(1)固体样品。取粉碎后的固体样品 5g 于反应瓶中,加入 20mL 蒸馏水或纯净水(如果样品为饮用水,直接取 20mL 于反应瓶中),固体样品需浸泡 5min 以上(富含蛋白质的样品需加入 5～10 滴消泡剂),摇匀后加入两平勺(约 0.2g)酒石酸(如果固体样品取样量为 10g 以上,加入三平勺的酒石酸),摇匀,取一支检汞管,在下端(细端)松松塞入试剂棉少许,插入 1/2 条测汞试纸,在检汞管上端再塞入少许试剂棉,将检汞管的下端插入带孔的胶塞中。向反应瓶中加入一片产气片(如果固体样品的取样量为 10g 以上,加入两片产气片),立即将带有检汞管的胶塞插入反应瓶口中,待产气停止,观察测汞试纸变化情况。

(2)水样。取 40mL 水于反应瓶中,加入两平勺(约 0.2g)酒石酸,摇匀,从"取一支检汞管"后步骤同上。

5.结果判定

试纸不变色为阴性,橘红色为阳性,检出限 0.2μg,按取样量 5g 计算,最低检出量为 0.04mg/kg。饮用水的限量标准为≤0.001mg/L，如果试纸上出现橘红色时，即已超出国家标准规定值的 10 倍以上。国家标准对不同的食品有着不同的汞限量标准，可按标准称取取样量进行检测，不得出现阳性反应，由此加以监控。

6.注意事项

（1）本法为试纸显色半定量；检出限 0.04mg/kg。

（2）操作应在 20℃以上温度中进行，必要时可用手握住反应瓶助温。

（3）加入产气片后应立即将带有检汞管的胶塞插入反应瓶口中。

（4）当样品出现强阳性结果时，可降低取样量再行测试。

（5）试剂有效期 2 年，阳性对照试验无反应时不可再用。

（二）铜片变色定性法

同砷的快速测定方法 3。

第二节　食品中镉及有机镉化合物的检测技术

一、镉的形态分析

镉是一种银白色金属，在自然界中分布广泛，但含量甚微，地壳丰度为 0.11mg/kg，主要以正一价和正二价形式存在。镉元素较易挥发，稍经加热就会挥发，并与空气中的氧结合。在还原条件下，土壤中的硫离子与镉离子形成不溶于水的硫化镉，因而不易被农作物吸收；但在氧化条件下，硫离子先被氧化成硫酸根，再与镉离子起作用，形成易溶于水的硫酸镉，被农作物吸收，镉的这一特性对农作物质量有一定影响。

在自然环境中，镉的含量相当低，一般不会对人体健康造成危害。食品中的镉主要来自环境污染，而污染环境的镉主要来自冶炼、电镀、塑料、颜料、印刷等行业排放的废水、废气、废渣。环境中的镉与人类的健康密切相关，镉在生物体内可以蓄积，通过食物链的生物富集作用，使镉在海产品、动物肾脏中浓度每千克高达十至数百毫克。镉对肾、肺、睾丸、脑、骨髓等均可产生毒性，美国毒物管理委员会将镉列为第 6 位危及人体健康的有毒物质。镉在人体内的半衰期长达 10～30 年，为已知的最易在人体内蓄积的毒物，所以机体摄入很微量的镉，也会对肾脏产生危害。镉对人体的主要危害是引起近曲小管上皮细胞的损害，临床上出现高钙尿、蛋白尿、糖尿、酸尿等，最后导致负钙平衡，引起骨质疏散症。自从日本发生因过多摄入镉导致的"骨痛病"这一新的公害病以后，世界各国对镉污染问题均给予极大的关注。

镉的检测方法有很多，有紫外可见分光光度法、原子吸收分光光度法、溶出伏安法等。

二、食品中总镉的原子吸收光谱法检测技术

（一）方法目的

了解掌握原子吸收光谱法分析食品中镉的技术原理及特点。

（二）原理

样品处理后，注入原子吸收分光光度计中，镉原子化后吸收 228.8nm 共振线，在一定浓度范围，其吸收值与镉含量成正比，与标准系列比较定量。

（三）试剂

（1）硝酸-高氯酸（4∶1），0.5mol/L 硝酸（16mL 硝酸加入 50mL 水中，稀释至 500mL），盐酸（1∶1），2%磷酸铵溶液。

（2）镉标准储备液（1mg/mL）：准确称 0.100g 金属镉（99.99%），加约 2mL 盐酸—水（1∶1）溶解，加 2 滴硝酸，移入 100mL 容量瓶，加水至刻度，混匀。工作时用 0.5mol/L 硝酸将镉标准储备液稀释至 100ng/mL 左右。

（四）仪器

原子吸收分光光度计，马弗炉，电热板。

（五）分析步骤

（1）干法灰化：称取 1.00～5.00g 样品于瓷坩埚中，先小火在电炉上炭化至无烟，移入马弗炉 500℃ 灰化 6～8h 时，冷却。若个别样品灰化不彻底，加 1mL 混合酸在电热板上小火加热，反复多次直到消化完全，放冷，用 0.5mol/L 硝酸将灰分溶解，样品消化液转入 25mL 容量瓶中，用水少量多次洗涤瓷坩埚，洗液合并于容量瓶中，定容，混匀；同时作试剂空白。

（2）湿式消解法：称取样品 1.00～5.00g 于三角瓶中，放数粒玻璃珠，加 10mL 混合酸，加盖浸泡过夜，次日置于电炉上消解，若变棕黑色，补加混合酸直至消解完全。消化液的样液呈无色透明或略带黄色，放冷后转入 25mL 容量瓶中，用水少量多次洗涤三角瓶，转入容量瓶中定容，混匀；同时作试剂空白。

（3）仪器参考条件：波长 228.8nm；狭缝 0.5～1.0nm；灯电流 8～10mA；干燥温度 120℃，20s；灰化温度 35℃，15～20s；原子化温度 1700℃～2300℃，4～5s；背景校正氘灯或塞曼效应。

（4）标准曲线绘制：分别吸取镉标准使用液 0.0mL、1.0mL、2.0mL、3.0mL、5.0mL、7.0mL、10.0mL 于 100mL 容量瓶中稀释至刻度，相当于 0.0ng/mL、1.0ng/mL、3.0ng/mL、5.0ng/mL、7.0ng/mL、10.0ng/mL，各吸取 10μL 注入石墨炉，测得其吸光值并求得吸光值与浓度关系的一元线性回归方程。

分别吸取样液和试剂空白液各 10μL 注入石墨炉，测得其吸光值，代入标准系列的一元线性回归方程中求得样液中镉含量。样品如有干扰，需注入 5μL 的 2%磷酸铵溶液基体改进剂以消除干扰。绘制镉标准曲线时也要加入与样品测定时等量的基体改进剂。

（六）方法分析与评价

（1）镉元素在 500℃ 开始挥发，因此采用石墨炉测定时灰化温度不能太高。

（2）对基质复杂的样品，可加入磷酸铵、硫酸铵等作为基体改进剂，生成镉的硫酸盐。硫酸盐的熔点在 1000℃ 以上，可使灰化温度达到 900℃。

三、食品中总镉的原子荧光光谱法检测技术

（一）方法目的

了解掌握原子荧光光谱法分析食品中镉的原理及方法特点。

（二）原理

样品消化后，样品中的镉与硼氢化钾反应生成镉的挥发性物质。由氩气带入原子化器中，在特制镉空心阴极灯的发射光激发下产生原子荧光，其荧光强度在一定条件下与被测定液中的镉浓度成正比。与标准系列比较定量。

（三）试剂

（1）硫酸、硝酸、高氯酸、过氧化氢。

（2）二硫腙-四氯化碳溶液（0.05%）：称取 0.05g 二硫腙用四氯化碳溶解于 100mL 容量瓶中，稀释至刻度，混匀。

（3）0.2mol/L 硫酸溶液：将 1.1mL 硫酸小心倒入 90mL 水中，冷却后稀释至 100mL。

（4）5%硫脲溶液：称取 5g 硫脲用 0.2mol/L 硫酸溶解并稀释至 100mL，混匀，现用现配。

（5）含钴溶液：称取 0.4038g 六水氯化钴（$CoCl_2 \cdot 6H_2O$），或 0.220g 氯化钴（$CoCl_2$），用水溶解于 100mL 容量瓶中，稀释至刻度。此溶液每毫升相当于 1mg 钴，临用时逐级稀释至含钴离子浓度为 50μg/mL。

（6）3%硼氢化钾溶液：称取 15g 硼氢化钾，溶于 0.5%氢氧化钾溶液中。并定容至 1000mL，混匀，临用现配。

（7）镉标准储备液（1mg/mL）：准确称取 0.100g 金属镉（99.99%），加 2mL 盐酸—水（1:1）溶解，加 2 滴硝酸，移入 100mL 容量瓶，加水至刻

度，混匀。工作时用 0.5mol/L 硝酸将镉标准储备液稀释至 100ng/mL 左右。

（四）仪器设备

原子荧光光谱仪，电热板。

（五）分析步骤

（1）样品处理。水分含量高的样品应先置于 80℃鼓风烘箱中烘至近干。称取 0.50～5.00g 样品，置于三角瓶中，加入 10mL 硝酸-高氯酸（4∶1），放置过夜。次日在电热板上加热消解，至消化液呈淡黄色或无色，放冷，加水煮沸赶尽硝酸，用 0.2mol/L 硫酸约 25mL 将样品消解液转移至 50mL 容量瓶中，精确加入 5.0mL 二硫腙-四氯化碳，剧烈振荡 2min 加入 5%硫脲 10mL 及 1mL 含钴溶液，用 0.2mol/L 硫酸定容至 50mL，混匀待测，同时做试剂空白试验。

（2）标准系列配制。分别吸取 50ng/mL 镉标准使用液 0.0mL、0.5mL、1.0mL、2.0mL、4.0mL、6.0mL 于 50mL 容量瓶中，各加入 0.2mol/L 硫酸约 25mL，精确加入 5.0mL 二硫腙-四氯化碳溶液，剧烈振荡 2min，加入 5%硫脲 10mL 及 1mL 含钴溶液，用 0.2mol/L 硫酸定容至 50mL。

（3）仪器参考条件。负高压 380V；镉空心阴极灯电流 60mA；原子化器；炉温 760℃；炉高 12mm；氩气流速 700mL/min；屏蔽气 1100mL/min；读数时间 10.0s；延迟时间 0.0s。测量方式：标准曲线法。读数方式：峰面积。进样体积：1.0mL 或连续进样。

（六）方法分析及评价

（1）镉形成氢化物的酸度范围很窄，要严格控制标准及样品的酸度。

（2）加二硫腙-四氯化碳和硫脲-钴的先后顺序不能错。

（3）如果样品基质复杂，应尽可能排除铅、铜的干扰。

四、镉-金属硫蛋白酶联免疫吸附分子生物学法检测技术

（一）方法目的

了解掌握 Cd-MT 的聚合及抗体制备、酶联免疫技术方法原理。

（二）原理

金属硫蛋白（Metallothionein，MT）是一种小分子富含巯基的蛋白质，可以与多种金属结合，并可被多种金属（镉、锌、汞、银等）诱导产生，是体内唯一结合镉的蛋白质，具有重金属解毒、清除自由基等作用。用 Cd-MT 免疫家兔，获得 Cd-MT 抗血清并以此建立了 MT 含量测定的酶联免疫吸附方法。

（三）试剂材料

（1）200～250g 雄性大鼠和 2kg 雄性家兔。Sephadex G-25 层析柱 2cm×50cm，卡介苗（上海生化制品研究所）。纯化的特异性抗体或抗 Ig 抗体。辣根过氧化物酶 HRP（RZ 值＞3.0）。

（2）0.1mol/L pH 6.8 磷酸缓冲盐水（PBS）：取 0.2mol/L NaH_2PO_4 9mL，0.2mol/L NaH_2PO_4 51mL，1.8 克 NaCl，加蒸馏水至 200mL。

（3）1.25%戊二醛液：取 25%戊二醛 50mL 与 pH 6.8 的 PBS 1mL 混合。

（4）1mol/L pH 9.5 碳酸盐缓冲液：取 1mol/L 碳酸钠 3mL 与 1mol/L 碳酸氢钠 7mL 混合。

（5）0.2mol/L 赖氨酸溶液：称赖氨酸 29.2mg 溶于 0.01mol/L pH 9.5 碳酸缓冲液 1mL 中。

（6）0.15mol/L pH 7.4 PBS 及生理盐水。

（7）pH 7.8 饱和硫酸铵溶液及半饱和硫酸铵溶液。萘氏试剂及聚乙二醇（PEG，MW2000）。

（四）仪器

酶标仪，搅拌器，分光光度计，离心机，透析袋，烧杯，试管，吸管等。

（五）方法步骤

（1）Cd-MT 的聚合及抗体制备。以自制的 Cd-MT 作为抗原采用戊二醛法交联制得 Cd-MT 聚合体。取 Cd-MT 聚合体加完全弗氏佐剂，乳化，于家兔趾间、皮下、皮内及大腿肌肉多点注射，剂量为 1～2mg/次，每 2 周注射 1 次，共 6 次。用琼脂糖免疫双扩散法进行效价检测，12 周后麻醉家兔，颈动脉采血，37℃孵育 1h，4℃、1000r/min 离心 15min，取血清分装后贮存于 -20℃。

（2）羊抗兔第二抗体的辣根过氧化物酶（Horseradish Peroxidase，HRP）标记。辣根过氧化物酶（HRP）广泛分布于植物界，辣根中含量高，它是由无色的酶蛋白和棕色的铁卟啉结合而成的糖蛋白，糖含量 18%。HRP 由多个同工酶组成，相对分子质量为 40000，等电点为 pH 3～9，酶催化的最适 pH 因供氢体不同而稍有差异，但多在 pH 5 左右。酶溶于水和 58%以下饱和度硫酸铵溶液。HRP 的辅基和酶蛋白最大吸收光谱分别为 403nm 和 280nm，一般以 403nm/280nm 比值表示酶的纯度。高纯度的酶比值应在 3.0 左右，值越小非酶蛋白就越多。值得注意的是，纯度并不表示酶活性，当酶变性后，比值仍可不变。HRP 的催化反应需要底物过氧化氢（H_2O_2）和供氢体（DH_2）。供氢体多为无色的还原型染料，通过反应可生成有色的氧化型染料（D）。酶促反应的过程如下：

$$DH_2 + H_2O_2 \xrightarrow{\text{HRP}} D + 2H_2O$$

戊二醛为一种双功能试剂，通过其醛基分别与酶和免疫球蛋白上的氨基共价结合，形成酶-戊二醛-免疫球蛋白结合物。

标记方法为：称取 HRP 25mg 溶于 1.25%戊二醛溶液中，于室温静置过夜；反应后的酶液经 Sephadex G-25 层析柱，用生理盐水洗脱，流速控制在 1mL/min，收集棕色流出液，如体积大于 5mL，则浓缩至 5mL，放置 25mL 小烧杯中，缓慢搅拌；将待标记的抗体 12.5mg 用生理盐水稀释至 5mL，搅拌下逐滴加入酶溶液中；用 1mol/L pH 9.5 碳酸缓冲液 0.25mL，继续搅拌 3h；加 0.2mol/L 赖氨酸 0.25mL，混匀后，置室温 2h；搅拌下逐渐加入等体积饱和硫酸铵，4℃放置 1h；3000rpm 离心 30min，弃上清，沉淀物用半饱和硫酸铵洗二次，最后沉淀物溶于少量 0.15mol/L pH 7.4 的 PBS 中；将上述溶液装入透析袋中，于 0.15mol/L pH 7.4 的 PB 缓冲盐水透析，去除铵离子后（用萘氏试剂检测），10000r/min 离心 30min 去除沉淀，上清液即为酶结合物，分装后，冰冻保存。

（3）ELISA 方法的建立。在 96 孔微孔板上加入不同剂量的标准 Cd-MT，对照试验加 PBS，替代试验加正常兔血清替代一抗，4℃过夜。用含 0.05%吐温-20 的 0.01mol/L PSB（pH 7.4）洗涤 3min×3，拍干；用 1%牛血清白蛋白 0.1mol/L 封闭非特异位点，室温至 30min；直接加入兔抗鼠抗体，置湿盒中 37℃，1～1.5h，抗体分别用 0.01mol/LPBS（pH 7.4）稀释，洗涤液洗 3 次；加 HRP 标记的羊抗兔二抗，置 37℃湿盒中 1～1.5h，二抗同样以 0.01mol/L PBS（pH 7.4）稀释，洗涤液洗涤；加底物邻苯二胺（OPD）-H_2O_2 显色，避光放置 20min 后加入 2mol/L 的硫酸终止反应；10min 后用酶标仪测定 492nm 处的吸光值。

（4）组织中 Cd-MT 的测定。大鼠随机分组，用 CdCl 尾静脉注射建立镉中毒模型，剂量 2.5mg Cd^{2+}/kg 体重，分别在注射后 0.5h、1h、3h、6h、24h 和 48h 处死，取无血的肝脏组织 1g 加 10mL0.25%蔗糖溶液，4℃离心（15000g×30min），取上清，80℃水浴 5min，4℃离心（15000g×15min），取上清用 0.01mol/L PBS（pH 7.4）稀释 1 倍，加入微孔板中，4℃过夜，加 30%甲醇过氧化氢 30min，去除内源性过氧化氢酶，按上述方法进行检测。

（六）方法分析与评价

（1）Cd-MT 抗体的制备中，鉴于 MT 的弱抗原性，在家兔的免疫过程中加大了佐剂卡介苗的量，结果可在第 5 周出现抗体，并且抗体效价升高较快，在第 10 周抗体效价可达 1∶32，此后效价基本恒定，且免疫双扩散实验呈单一沉淀线。

（2）羊抗兔二抗的 HRP 标记参考值 A_{403nm} 1.057，A_{280nm} 1.604，标记率 $A_{403nm}/A_{280nm}=0.659$。

（3）当兔抗鼠 Cd-MT 抗体稀释至 256 倍、HRP 标记的羊抗兔二抗稀释至 500 倍时，对照组背景染色最低，而标准 MT 的测定具有良好的线性相关关系。最低检测限为 100ng/mL，最佳检测范围为 1000～25000ng/mL，加入已知量的标准 MT 测定回收率为 90.5%。

（4）制备的 Cd-MT 抗体具有特异性，并且效价较高。因为 MT 的弱抗原性，如在家兔免疫中，加大卡介苗与 MT 的比例，由原来的 1∶3 改为 1∶8，抗体产生可比原来提前 1 周，并且效价在第 10 周可达 1∶32。MT 是富含巯基的小分子蛋白，含有 20 个半胱氨酸残基，每 3 个巯基可与一个金属配位结合。镉可诱导肝脏组织的 MT 产生，MT 的产生对肝脏内的镉具有掩蔽作用，它的 7 个金属结合位点均可被镉饱和，从而减轻镉对细胞的毒性作用。镉的诱导发生在转录水平，MT 的 mRNA 从诱导 1h 起就有上升，4～6h 达最高峰，而 MT 的合成升高发生在诱导后 3h，6h 时为最高峰。

（5）用 ELISA 方法测定 MT 含量比以往的汞结合法、银饱和法和镉-血红蛋白饱和法等更快速灵敏、简便易行，无须经过柱层析收集 MT，避免了 MT 的丢失，增加了实验的精确性，无须特殊的试剂和检测仪器，避免了同位素的危害。

第三节　食品中硒及有机硒化合物的检测技术

一、硒的形态分析

硒属于稀有元素，地壳丰度为 0.05mg/kg，在自然界中以多种形式存在，分布在大气、水体、土壤和底泥中。自然界中硒主要以微量形式分散于重金属硫化矿物中，它的化学性也与硫相似。硒元素的存在形式主要有硒元素、硒化物、亚硒酸盐和硒酸盐等。有机硒化物主要以硒代半胱氨酸和硒代蛋氨酸等形式存在。在生物体内，含硒的化合物常被还原生成硒化物或甲基化二甲基硒和三甲基硒，通常认为生物甲基化是一种解毒机制。

土壤的 pH 和透气性在很大程度上决定着植物对硒的利用率。在酸性和透气差的土壤，硒成为不溶性的硒化物或元素硒的形式，不能被植物所利用。在酸性、透气良好和 pH 为可溶性的土壤，硒是以亚硒酸盐的形式被利用，而当土壤呈碱性、疏松和透气良好时，硒则成为可溶性的硒酸盐，容易被植物所利用。

早期研究认为，硒是一种毒性元素，甚至有致癌性，因此对硒的研究主要是集中于毒向研究。后来的研究发现，硒是人体必需的微量元素之一，具有抗癌作用。硒在生物体内要以有机硒化合物形式存在。主要有两类：一类是含硒氨基酸，另一类是含硒蛋白质。含硒氨基酸最主要的是硒代胱氨酸和硒代蛋氨酸，硒蛋白质中最主要的是谷胱甘肽过氧化物酶。

二、食品中硒的原子荧光光谱法检测技术

（一）方法目的

了解掌握原子荧光光谱法分析食品中硒的技术原理及特点。

（二）原理

样品消化后，在 6mol/L 盐酸介质中，样品中六价硒还原成四价硒，用硼氢化钠或硼氢化钾做还原剂，将四价硒还原成硒化氢，由载气带入原子化器中进行原子化，在硒特制空心阴极灯照射下，基态硒原子被激发至高能态，在去活化回到基态时，发射出特征波长的荧光，其荧光强度与硒含量成正比。与标准系列比较定量。

（三）试剂

（1）硝酸、高氯酸、盐酸、氢氧化钠。

（2）混合酸：硝酸-高氯酸（4：1）。

（3）0.8%硼氢化钠溶液：称取 4.0g 硼氢化钠，溶于 0.5%氢氧化钠溶液中，定容至 1000mL。

（4）10%铁氰化钾：称取10.0g铁氰化钾，溶于100mL蒸馏水中，混匀。

（5）硒标准储备液（1mg/mL）：准确称取高纯硒粉1.000g，用20mL硝酸—水（1：1）水浴加热溶解后，去离子水定容。工作时将标准储备液稀释0.1μg/mL左右。

（四）仪器设备

原子荧光光度计，电热板或微波消化仪。

（五）分析步骤

（1）称取0.5～2.0g样品于100mL三角瓶中，加10.0mL混合酸及数粒玻璃珠，盖上表面皿冷消化过夜。次日于电热板上加热消解，如溶液变棕色及时补加混酸。当溶液变为清亮无色并伴有白烟时，再继续加热至剩余体积2mL左右，切不可蒸干。冷却后加入6mol/L盐酸5mL，继续加热至溶液变为清亮无色并伴有白烟出现，将六价硒完全还原成四价硒。冷却，转移至50mL容量瓶中，定容。同时做空白试验。

（2）标准曲线的配制：分别取0mL、0.5mL、1.0mL、2.0mL、4.0mL、5.0mL标准工作液于15mL离心管中，用去离子水定容至10mL，再分别加浓盐酸2mL，铁氰化钾1mL，混匀，制成标准工作曲线。

（3）吸取10mL样品消化液于15mL离心管中，加浓盐酸2mL，铁氰化钾1mL，待测。

（4）仪器参考条件：负高压220～350V；灯电流50～100mA；原子化温度200℃；炉高8mm；载气流速500mL/min；屏蔽气流速1000mL/min；测量方式标准曲线法；读数方式峰面积；延迟时间1s；读数时间15s；加液时间8s；进样体积2mL或连续进样。

（六）方法分析与评价

（1）硫酸中含有较多的硒，所以消解时尽量避免用硫酸做介质。

（2）硒受热易挥发，消解时温度不易过高。

（3）六价硒不与硼氢化钾反应，测定总硒时需将六价硒还原成四价硒。

三、食品中硒的荧光光度法检测技术

（一）方法目的

掌握荧光光度法分析食品中硒的原理方法及样品处理技术。

样品经混合酸消化后，硒被氧化为四价硒（Se^{4+}），与 2，3-二氨基萘反应生成 4，5-苯并苯硒脑，然后用环己烷萃取。在激发光波长 376nm、发射光波长 520nm 条件下测定光强度，从而计算出样品中硒的含量。

（二）试剂

（1）环己烷，盐酸—水（1：9），氨水—水（1：1），硝酸—高氯酸（2：1），10%盐酸羟胺溶液。

（2）去硒硫酸：取浓硫酸 200mL，加于 200mL 水中，再加入 48%氢溴酸 30mL，混匀，至沙浴上加热至出现浓白烟，此时体积应为 200mL。

（3）0.2mol/L EDTA：称取 EDTA 二钠 7.4g，热水溶解，冷却后稀释至 100mL。

（4）0.02%甲酚红指示剂：称取甲酚红 20mg 溶于少量水中，加几滴氨水—水（1：1），待完全溶解后，用水稀释至 100mL。

（5）EDTA 混合液：取 0.2mol/L EDTA 和 10%盐酸羟胺溶液各 5mL，加 0.02%甲酚红指示剂 0.5mL，加水稀释至 100mL，混匀。

（6）0.1% DAN：称取 200mg DAN 于具塞三角瓶中，加入 0.1mol/L 盐酸 200mL，振摇约 15min 使其全部溶解。加入约 40mL 环己烷，继续振荡 5min，将此液转入塞脱脂棉的分液漏斗中，待分层后滤去环己烷层，收集 DAN 溶液层，反复用环己烷纯化 DAN 直至环己烷中的荧光降至最低时为止。将纯化后的 DAN 溶液储存于棕色瓶中，加入约 1cm 厚的环己烷覆盖表层，至冰箱内保存。

（7）硒标准溶液（100μg/mL）：准确称取元素硒 10mg，溶于少量浓硝酸中，加入 0.2mL 高氯酸，至沸水浴中加热 3～4h，冷却后加入 0.1mol/L 盐酸 10mL，再放到沸水浴中煮 2min。准确稀释至 100mL，此为储备液。应用时用 0.1mol/L 盐酸将储备液稀释至 0.5μg/mL 硒。

（三）仪器

荧光分光光度计，水浴锅。

（四）分析步骤

（1）称含硒量为 0.01～0.5μg 的粮食或蔬菜及动物性样品 0.5～2.0g 于磨口三角瓶内，加 5%去硒硫酸 10mL，待样品湿润后，再加 20mL 混合酸液放置过夜。次日于电热板逐渐加热。当剧烈反应发生后，溶液呈无色，继续加热至白烟产生，溶液逐渐变成淡黄色即达终点。某些蔬菜样品消化后常出现浑浊，难以确定终点，这时可注意瓶内出现滚滚白烟，此刻立即取下溶液冷却后又变为无色，含硒较高的蔬菜需要在消化完成后再加入 10%盐酸 10mL，继续加热，使再回终点以完全还原 Se^{6+} 为 Se^{4+}，否则结果将偏低。

（2）硒标准曲线绘制：准确量取硒标准使用液（0.05μg/mL）0.0mL、0.2mL、1.0mL、2.0mL 及 4.0mL，加水至 5mL 后，加入 20mL EDTA 混合液，用氨水—水（1∶1）或盐酸调至淡红橙色（pH 1.5～2.0）。以下步骤在暗室进行：加 DAN 试剂 3mL，混匀后，置沸水浴中煮 5min，取出冷却后，加环己烷 3.0mL，振摇 4min，将全部溶液移入分液漏斗，待分层后弃去水层，将环己烷层转入具塞试管中。取消化液及试剂空白，按标准测定步骤进行处理。

（3）仪器条件：激发光波长 376nm，发射光波长 520nm。

（五）方法分析与评价

（1）DAN（2，3-二氨基萘）需在暗室内配制。此试剂有一定毒性，使用本试剂的人员应有正规实验室工作经验。DAN 如有荧光干扰，可用环己烷纯化。

（2）环己烷使用前应测试有无荧光杂质，必要时重蒸后使用。

（3）玻璃仪器要用无荧光干扰物质的洗涤剂清洗。

（4）硫酸中含少量的硒，因此尽量避免使用硫酸做介质，必要时将硫酸去硒处理。方法为：取浓硫酸200mL，加于200mL水中，再加入48%氢溴酸30mL，混匀，至沙浴上加热出现浓白烟。

四、食品中硒的示波极谱法检测技术

（一）方法目的

学习掌握示波极谱法分析食品中硒的方法原理与技术。

（二）原理

在0.2mol/L的甲酸-甲酸钠缓冲液（pH 3.5）中，硒（Ⅳ）于 - 0.70V处有一灵敏的极谱波。在$1 \times 10^{-5} \sim 0.5$g/L范围内峰电流与样品浓度呈线性关系，检出限为$1 \times 10^{-6}$g/L，加标回收率为95.0%～114.5%，相对标准偏差为4.44%～7.39%。

（三）试剂

（1）0.2mol/L甲酸-甲酸钠缓冲液（pH 3.5），硝酸，硫酸，盐酸。

（2）硒标准 10μg/mL。

（四）仪器设备

示波极谱，酸度计。

（五）分析步骤

1.标准曲线的绘制

分别配制浓度为0.0ng/mL、1.0ng/mL、5.0ng/mL、10.0ng/mL、20.0ng/mL的硒标准溶液于10mL比色管中，加甲酸-甲酸钠缓冲溶液至刻度，摇匀。于示波极谱仪用三电极系统阴极化，进行单扫描示波极谱测定，记录二阶导数还原波。原点电位为-0.40V，Ep为-0.70V。

2.试剂制作与定量分析

称取 1～5g 样品于三角瓶中，加 5%去硒硫酸 10mL，待样品湿润后，再加 20mL 混合酸液放置过夜，次日于电热板逐渐加热。当剧烈反应发生后，溶液呈无色，继续加热至白烟产生，溶液逐渐变成淡黄色即达终点。某些蔬菜样品消化后常出现浑浊，难以确定终点，这时可注意瓶内出现滚滚白烟，此刻立即取下溶液冷却后又变为无色，含硒较高的蔬菜需要在消化完成后再加入 10%盐酸 10mL，将硒（Ⅵ）还原为硒（Ⅳ），定容。

根据标准曲线进行定量分析。

（六）方法分析与评价

（1）0.1μg/mL 的硒（Ⅳ）标准管中，分别加入不同 pH 值的缓冲溶液，试验结果，随 pH 的升高，峰电位负移，当 pH 在 3.2～3.8 时，峰电流最大且稳定。

（2）分析时最好在室温条件下工作。

参考文献

[1]刘冬梅，邓桂兰．食品营养与卫生[M]．北京：中国轻工业出版社，2015．

[2]王立，段维，钱海峰，等．糙米食品研究现状及发展趋势[J]．食品与发酵工业，2016，42（2）：236-243．

[3]康鹏伟．食品安全监督管理中快速检测技术的应用[J]．首都食品与医药，2018（1）：99-100．

[4]中国营养学会．中国居民膳食指南（2016）（科普版）[M]．北京：人民卫生出版社，2016．

[5]刘爱月，李玉荣．食品营养与卫生[M]．3版．大连：大连理工大学出版社，2015．

[6]孙长颢．营养与食品卫生学[M]．7版．北京：人民卫生出版社，2013．

[7]王竹天，樊永祥．食品安全国家标准常见问题解答[M]．北京：中国质检出版社，2016．

[8]徐娇．《中华人民共和国食品安全法》解读[M]．北京：中国质检出版社，2015．

[9]王竹天，王君．食品安全标准实施与应用[M]．北京：中国质检出版社，2015．

[10]任筑山，陈君石．中国的食品安全过去、现在与未来[M]．北京：中国科学技术出版社，2016．

[11]邹志飞．食品添加剂使用标准之解读（第二版）[M]．北京：中国质检出版社，2016．

[12]国家食品安全风险评估中心，中国食品工业协会．《食品安全国家标准预包装 食品标签通则》实施指南[M]．北京：中国标准出版社，2014．

[13]中国疾病预防控制中心营养与健康所，国家食品安全风险评估中心．《食

品安全国家标准预包装食品营养标签通则》实施指南及示例解析[M]．北京：中国标准出版社，2016．

[14]国家市场监督管理总局科技和标准司．食品安全标准应用实务[M]．北京：中国医药科技出版社，2017．

[15]中国法制出版社．中华人民共和国食品安全法[M]．北京：中国法制出版社，2015．

[10]郭迎，王群，等．餐饮服务从业人员食品安全培训教材[M]．北京：中国劳动和社会保障出版社，2014．

[11]张嫚．食品安全与控制[M]．大连：大连理工大学出版社，2015．

[12]迟景利，高铁夫．餐饮服务食品安全操作规范[M]．北京：人民卫生出版社，2016．

[13]熊敏，王鑫．餐饮食品安全[M]．南京：东南大学出版社，2015．